JN041259

標準保健師講座

Standard textbook

1

公衆衛生看護学概論

標美奈子　前国際医療福祉大学教授
尾島俊之　浜松医科大学教授
田口敦子　慶應義塾大学教授
渡部月子　松蔭大学教授
臺　有桂　神奈川県立保健福祉大学教授
中谷淳子　産業医科大学教授
新井香奈子　滋賀県立大学教授
近藤麻理　関西医科大学教授
中村裕美子　大阪公立大学客員教授
山崎真帆　湘南医療大学講師
藤内修二　大分県福祉保健部理事(兼)審議監
吉岡京子　東京大学大学院准教授
島田美喜　社会福祉法人至誠学舎立川　至誠児童福祉研究所副所長
鳩野洋子　九州大学大学院教授
牛尾裕子　山口大学大学院教授
柳生文宏　吉備国際大学大学院客員教授
近藤明代　札幌保健医療大学教授
野地有子　姫路大学大学院特任教授

医学書院

標準保健師講座・1
公衆衛生看護学概論

発　行　2004年12月15日　第1版第1刷
　　　　2007年 1月 6日　第1版第7刷
　　　　2008年 2月 1日　第2版第1刷
　　　　2010年 2月 1日　第2版第4刷
　　　　2011年 1月 6日　第3版第1刷
　　　　2014年 2月15日　第3版第5刷
　　　　2015年 1月 6日　第4版第1刷
　　　　2018年 2月 1日　第4版第6刷
　　　　2019年 1月 6日　第5版第1刷
　　　　2021年 2月 1日　第5版第4刷
　　　　2022年 1月 6日　第6版第1刷©
　　　　2024年 2月 1日　第6版第3刷

著者代表　標(しめぎ)　美奈子(みなこ)
発 行 者　株式会社　医学書院
　　　　代表取締役　金原　俊
　　　　〒113-8719　東京都文京区本郷1-28-23
　　　　電話　03-3817-5600（社内案内）
　　　　　　　03-3817-5657（販売部）

印刷・製本　三美印刷

ISBN978-4-260-04707-4

はしがき

少子高齢社会のなか，保健師活動では予防の重要性が強くうたわれ，健康な地域づくりが重要な課題となっています。さらに，在宅看護の需要の拡大から療養支援には生活の視点が重要になっています。公衆衛生看護学は，保健師だけでなく看護師にとっても必要不可欠なものです。多くの看護職が公衆衛生看護の志向をもつことが求められています。

いま保健師教育の場は，これまでの３年制の看護学に１年制の保健師教育を付加する養成所や短期大学専攻科における養成に加え，看護学に統合された４年制大学および大学院修士課程など多様化しつつあります。なかでも多くの４年制大学では，公衆衛生看護学について限られた時間内で講義や臨地実習をしており，教員が信頼して学生に読ませることのできるテキストが必要とされています。また，大学生には看護師と保健師の２つの国家試験を受験するため，保健師国家試験にむけて短時間で効率よく，自己学習できるテキストが求められています。

本講座は，教員や学生のニーズに応え標準的な保健師教育のための教科書として，保健師に求められる基本的な知識と技術を修得することを目ざし企画されました。

本講座の特色は，保健師国家試験出題基準の項目をすべて網羅したかたちで，保健師として押さえておくべきことをコンパクトにまとめたことです。

本来，保健師の仕事は，応用が必要で創造的なものですが，基本がおろそかでは，応用的な課題に対応できないといえます。「理念や理論を押さえたうえでの基本の理解と，実践能力豊かな専門職の教育」を本講座のねらいとしました。

本講座は，『公衆衛生看護学概論』『公衆衛生看護技術』『対象別公衆衛生看護活動』の３巻と，『保健医療福祉行政論』『疫学・保健統計学』の別巻２巻の全５巻の構成です。

本巻の３冊は保健師の基本として理念や考え方を述べた１巻『公衆衛生看護学概論』，保健師にとって公衆衛生看護を実践するうえで必要とされる技術をまとめた２巻『公衆衛生看護技術』，対象別・課題別の活動を展開する３巻『対象別公衆衛生看護活動』です。

さらに，保健師の習得しておくべき基本的知識として，主たる活動の場の理解を深める『保健医療福祉行政論』，保健活動をデータで方向づける『疫学・保健統計』を，別巻の2冊としてコンパクトにまとめました。

執筆者は保健師として現場経験豊富な看護大学教員や，地域保健に詳しい公衆衛生医師らで構成しました。

本巻は，保健師国家試験出題基準(平成30年版)の次の内容に対応しています。

・公衆衛生看護学概論(1. 公衆衛生看護の基本，2. 公衆衛生看護における倫理，3. 公衆衛生看護の対象，4. 公衆衛生看護の活動方法と特性，5. 人々の健康に影響する背景・要因と健康課題)
・公衆衛生看護方法論Ⅰ(1. 対象の理解とアセスメントに基づく支援)
・公衆衛生看護方法論Ⅱ(1. 地域保健活動の基本，2. 地域アセスメント〔地域診断〕，3. 地域保健活動，地区活動，5. 保健医療福祉における事業化と施策化)
・健康危機管理
・公衆衛生看護管理論

本書は，公衆衛生看護学の基礎となる理念・概念および活動展開について学べるように編集しました。すなわち本書では，公衆衛生看護の理念・対象，公衆衛生看護を実践するさまざまな場，健康に影響を及ぼす社会環境，公衆衛生看護の活動展開の概要，地域アセスメント(地域診断)に基づいた公衆衛生看護活動の計画・実践・評価，計画策定と施策化，公衆衛生看護管理，公衆衛生看護に関連する法令，研究，健康危機管理および日本・米英における公衆衛生看護の歴史について解説します。とくに地域アセスメント(地域診断)の展開については，具体的な解説と事例を用いた誌上演習により実践的な学習ができるように編集しました。

本書を活用された皆さんが，公衆衛生看護を担う保健師として活躍されることを願っています。

2021年11月

筆者ら

公衆衛生看護学概論

目 次

1章 公衆衛生看護の基本理念

2章 公衆衛生看護の対象　渡部月子

3章 公衆衛生看護の場

4章 社会環境の変化と健康課題　尾島俊之

5章 公衆衛生看護活動の展開の基盤

7章 保健医療福祉における施策化と事業化 藤内修二

8章 公衆衛生看護管理

9章 健康危機管理

10章 公衆衛生看護の歴史

1章

公衆衛生看護の基本理念

A 公衆衛生看護の理念

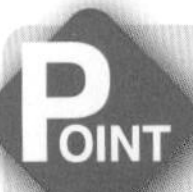

- 公衆衛生看護とは，公衆衛生を基盤にした看護活動である。
- 公衆衛生看護は，対象集団全体の健康増進と疾病予防を目ざす。
- 公衆衛生看護は，対象者の健康問題を構造的に明らかにすることが求められる。
- 公衆衛生看護は，対象者の主体性にはたらきかける。

1 公衆衛生看護へのニーズと保健師の活動

いつの時代にあっても公衆衛生・地域保健の活動は，変化する社会的背景や住民の健康課題，そのときどきの行政施策に対応しながら実践されてきた。公衆衛生看護を担う保健師の活動も同様に，地域に顕在化・潜在化している健康問題の原因を社会的背景と関連づけて明らかにし，意図的・組織的な問題解決の取り組みや予防活動を行ってきた。

近年は，少子高齢社会の進展や単身世帯の増加など家族関係・形態の変化などに加え，地域のつながりの希薄化，経済状況の低迷および雇用環境の変化，経済格差・健康格差の拡大などを背景に，児童虐待，うつ病や自殺などのメンタルヘルス，生活習慣病，COVID-19などの新興感染症や自然災害などの健康危機管理など，公衆衛生・地域保健に求められるものが変化してきた。

多様化する住民のニーズに対応するために，**地域保健法**の規定に基づいて，2023(令和5)年3月に「**地域保健対策の推進に関する基本的な指針**」が一部改正された。また，「**地域における保健師の保健活動に関する指針**」は2013(平成25)年に15年ぶりの改訂がなされ，保健師の保健活動の基本的な方向性が示された。これらの指針をみると，地域の健康問題とその複雑な背景を分析し，個人だけでなく地域全体の健康課題をとらえた地区活動や，多職種・多機関・住民とともに解決の方策を考えていく実践力と問題解決能力など，保健師に期待される役割は多岐にわたっている。

一方，2020(令和2)年に「保健師助産師看護師学校養成所指定規則」が改正され，看護職の基礎教育についても充実がはかられた。保健師基礎教育については，対象集団の問題把握能力，施策化や健康危機管理能力などの内容が強化され，看護師基礎教育においては療養の場の多様化な

プラス・ワン

健康問題と健康課題

本書では健康問題と健康課題について原則として次のように使い分ける。

健康問題：目標(あるべき姿)と現状のギャップであり，すでにおこっていること(おこりうること)。

健康課題：健康問題を解決するために取り組むべきこと(対策・行動)。その解決には健康問題の原因・背景を明確にし，取り組むべき内容を明らかにすることが不可欠になる。

地域保健法の規定

地域保健法第4条第1項に「厚生労働大臣は，地域保健対策の円滑な実施及び総合的な推進を図るため，地域保健対策の推進に関する基本的な指針(以下「基本指針」という。)を定めなければならない。」と規定されている。

どから「在宅看護論」が「地域・在宅看護論」に改正された。地域で住民の健康支援を行う職種が増えている現在，あらためて公衆衛生看護を担う保健師の役割や活動が問われている。

公衆衛生看護は，「行政」「学校」「産業」それぞれの場を対象として実践するものである。活動の基本はかわらないが，本項ではおもに行政における公衆衛生看護に焦点をあてる。学校保健・産業保健の活動については3章および本講座3巻を参照されたい。

■公衆衛生看護の定義

公衆衛生看護とは，公衆衛生の理念をもとに，地域で生活するあらゆる人々の健康の保持・増進と疾病の予防，生活の質の向上を目ざし，個人・家族だけでなく，集団・組織，地域社会に対するはたらきかけを意図的・組織的に行う看護活動である。日本公衆衛生看護学会では2014（平成26）年に「公衆衛生看護」「公衆衛生看護学」「保健師」の定義を定めているので，同会のホームページを参照してほしい。

公衆衛生看護活動の実践には，社会的な背景もふまえた地域の健康ニーズの的確な把握が重要であり，住民との協働や住民の主体的な問題解決を支援することが不可欠となる。

プラス・ワン

地域保健対策の推進に関する基本的な指針

2023（令和5）年の改正のポイントとして，保健所，地方衛生研究所などの健康危機への体制強化や地域保健対策の拠点として機能を発揮する必要性が明記され，市町村，都道府県，国などが取り組むべき内容が規定された。

地域保健対策の基本的な方向

地域保健対策の推進として次の5項目が示されている。

①自助および共助の支援の推進
②住民の多様なニーズに対応したきめ細かなサービスの提供
③地域の特性をいかした保健と福祉の健康なまちづくり
④医療・介護・福祉などの関連施策との連携強化
⑤快適で安心できる生活環境の確保
（厚生労働省：告示86号，2023）

2 公衆衛生看護の理念

a 公衆衛生看護は公衆衛生を基盤にした看護活動

本章Bで述べるように，公衆衛生は，日本国憲法第25条により国の責務として規定されている活動である。公衆衛生看護は公衆衛生を基盤にした看護活動であり，住民1人ひとりの健康状態をよりよい状態にすること，および対象集団全体の健康増進と疾病予防を，地域社会の組織化された努力によって実現していく役割を担っている。その目ざすものを実現するためには，地域に出向き個々人の健康状態や生活実態・環境を詳細に把握すると同時に，地域全体に共通した健康課題や生活・環境などの実態を的確にとらえ，地域で優先的に取り組むべき健康課題をアセスメントし，地域の実情に合わせた活動を効果的に行うことが求められる。

問題解決にあたっては，個人の行動変容へのアプローチや主体的な問題解決への支援，住民との健康課題の共有と協働，地域の環境要因の改善とシステムづくり，地区活動に立脚した活動を実践していくことが不可欠となる。これらの看護活動は，公衆衛生看護の特徴である。

以上より，公衆衛生・公衆衛生看護とは，地域住民の生命と暮らしをまもる公共的な活動を住民とともに行うものであるといえる。住民自身が健康課題を自分（たち）のこととして受けとめ，主体的な解決や予防につながる活動に取り組んでいくプロセスを支援していくことが中核になる。

プラス・ワン

地域における保健師の保健活動に関する指針

この指針では，保健師は次の事項について留意し活動することが示された。

①地域診断に基づくPDCAサイクルの実施
②個別課題から地域課題への視点および活動の展開
③予防的介入の重視
④地区活動に立脚した活動の強化
⑤地区担当制の推進
⑥地域特性に応じた健康なまちづくりの推進
⑦部署横断的な保健活動の連携および協働
⑧地域のケアシステムの構築
⑨各種保健医療福祉計画の策定および実施
⑩人材育成
（厚生労働省健康局長：通知「地域における保健師の保健活動について」．健発0419第1号，2013.）

また，顕在化している地域の健康問題だけでなく，みずから訴えることができない人々がかかえる健康問題を発見し，必要があれば住民が求めなくても健康問題の解決への支援を行う。公衆衛生看護は，健康レベルを問わず地域で生活している全住民を対象に，住民の生活の現実を把握し，健康課題への取り組みと予防活動を組織的に行っていく活動である。

b 対象者の生活実態を基盤にした健康問題の構造的理解

前述のように，公衆衛生看護の活動対象は地域で生活する人々である。地域において人々は，さまざまな目的や価値観をもって生活をしており，発達段階や健康レベルも多様である。1人ひとりの健康問題を明らかにしていくためには，対象者の生活実態を具体的に理解していく必要がある。現在の日常生活のあり方だけでなく，いままでの経過も含めて把握し，どのような時期にどのような問題がおこってきたのか，それを対象者がどのようにとらえて判断していたか，その経過に影響を与えた環境要因や保健・医療・福祉サービスなどはなにか，これらを同じ立場の人との共通項や相異点から地域全体の特徴を見いだしていく。

また，健康問題は個人的な問題という側面だけではなく，社会的な問題でもある。社会の経済状態や労働条件が家庭の経済をおびやかし，人々に長時間労働を余儀なくさせたり，ストレスの多い環境が心身に影響を及ぼしたり，レスパイトケアの不十分さが長年にわたって障害児を養育する母親や介護者の健康をそこねたり，コミュニティの関係の希薄さが高齢者や育児する母親の孤立感を助長させたりと，個人を取り巻くさまざまな条件が個人の健康に影響を及ぼしている。これらの健康問題は，個人的な努力だけでは解決しない問題である。

健康問題は，ともすると顕在化している部分だけに着目して解決策を講じがちである。対象者の健康問題を根本的に解決していくには，健康問題がどのような背景や条件と結びつき影響を受けているのか，問題の根源はどこにあるのか，なにが派生的な問題なのか，このままにするとどのような問題がおこってくるのかなど，複雑にからみ合った背景や条件を整理しながら結びつけ，構造的にとらえていくことが重要になってくる。健康問題の構造的理解は，問題解決のための効果的・意図的な取り組みを考えることができるだけでなく，予防活動として取り組むべきことはなにか，現状の対策では解決できないことはなにかを確認することにもなり，事業化・システム化など新たな活動への提案にもつながる。

c 自立的な生活への支援

公衆衛生看護では，地域で生活する対象者がみずからの健康状態を認識し，健康の保持・増進や健康課題に取り組む主体者として，さまざま

プラス・ワン

「在宅看護論」から「地域・在宅看護論」へ

疾病構造の変化や療養の場の多様化などから，地域包括ケアシステムの推進や対象の多様性・複雑性に対応できる能力が看護職に求められている。これらを背景に，2020（令和2）年の「保健師助産師看護師学校養成所指定規則」改正では，看護師基礎教育でも，「在宅看護論」を「地域・在宅看護論」に改めて単位数を増やし，地域で生活する人々の理解と地域における看護，他職種との協働における看護の役割を理解できるように内容の充実がはかられた。

公衆衛生

ウィンスローによる公衆衛生の定義については，1章Bを参照されたい。橋本正己は広義の公衆衛生を「生命と健康を保つための，人間の集団的な努力」ととらえている。（参考　橋本正己：公衆衛生現代史論．光生館，1981.）

日本公衆衛生看護学会の定義

日本公衆衛生看護学会では2014（平成26）年に「公衆衛生看護」「公衆衛生看護学」「保健師」の定義を定め，相互に関連している3つを合せて使用することを推奨している。（https://japhn.jp/wp/wp-content/uploads/2017/04/def_phn_ja_en.pdf）（参照2021-09-13）

な資源を活用しながら，自分がもつ潜在能力を含めた力を十分に発揮できるような支援を大事にしてきた。具体的には，家庭訪問や健康相談，健康学習，組織化活動，自主グループ活動，地域づくり活動などを通し，個々人への支援，他者との相互作用による健康課題の意識化や生活改善への取り組みへの支援，問題に影響を及ぼしている社会的背景に気づいてその問題を改善するための住民との協働活動などである。

人々の自立支援と関連する概念として，**エンパワメント**がある。エンパワメントの意味するところは必ずしも一様ではないが，人々がみずからの健康問題を解決していくことができるよう，その人のもつ潜在的な力を最大限に発揮すること，あるいは他者との相互作用を通してその人自身も意識していなかった力を発揮できるようにすることと考えられる。その意味から，保健師はまさに住民のエンパワメントにかかわる職種であり，公衆衛生看護はエンパワメントを促進していくことを目ざした活動といえよう。

とくに，マイノリティ⊞の人たちの自己決定や健康問題が潜在化している場合など，エンパワメントへの支援は重要になる。概念としてのエンパワメントについては，1章Cを参照されたい。

また，個々の努力だけでは解決がむずかしい問題に対しても保健師のかかわりが期待される。これらの健康問題は，保健師が日常的に行っている保健事業や家庭訪問，電話相談などの活動に加え，地域に出向く活動から民生委員・児童委員や自治会・婦人会などの組織，家族会・患者会などの当事者組織とのつながりを通して把握されるものである。そのうえで，当事者自身がその問題に気づき，問題の背景・要因や社会的な制度の課題などを考えることができるように，また，課題達成に向けて目標を明確にし，解決方法を考え実践していくことができるように，継続的に支援していく必要がある。

d 予防活動の重視

公衆衛生看護における予防活動は，**予防の三段階**(一次予防，二次予防，三次予防)⊞の，いずれの段階においても必要である。健康障害を未然に防ぐという観点からは，一次予防への取り組みはとくに重要となる。生活習慣病予防や子育て支援などの一次予防においては，対象者が必要性を感じていない時期にアプローチする場合がある。そうしたときは，対象者が自分自身の生活や育児，介護などの現状を意識化し，改善・継続していくための取り組みを支援していくことになる。

そのような場合，個別に必要な情報や知識を提供していく方法とともに，同じ立場の人どうしが交流し意見交換することで，自分自身の生活の課題に気づいたり，同じ立場の人が共通する悩み・問題をかかえていることがわかったり，自分自身の経験が他者の役にたつ経験をしたりす

プラス・ワン

マイノリティ
集団のなかの少数派で差別や排除の対象となる人たち(障害者，エイズ感染者，同性愛者など)をマイノリティとよぶ。数は多くても，社会のなかで権力をもたない場合にはマイノリティの位置におかれうる。
(参考　石川准：マイノリティ．庄司洋子ほか編：福祉社会事典．p.948，弘文堂，1999.)

予防の三段階
レヴェル(Leavell, H. G.)とクラーク(Clark, E. G.)による分類である。
- **一次予防**：健康増進・特異的予防
- **二次予防**：早期発見・早期治療
- **三次予防**：障害発生予防・リハビリテーション

詳細は5章を参照。

るなど，改善の糸口や継続へのきっかけをつかめるような支援をしていく。

家庭訪問など日常の活動から対象者の生活の実態や健康状態をていねいに聞きとり，その構造を明らかにすることを通して，どの時期にどのような支援があれば問題がおこらずにすむのか，健康障害を未然に防ぐ意図的な活動へとつなげていくこともある。また，生活の実態や健康問題が潜在化している人たちの実態を顕在化させていくことも，予防活動として重要となる。

プラス・ワン

対象者からの聞きとりから予防活動につないだ例

たとえば若年認知症の人を介護する家族の介護経験のプロセスを聞きとった結果，一番困った時期，ストレスが多かった時期は，本人の言動の変化がなにによるものかわからない，診断されるまでの期間であることがわかった。地域には早期に相談できる場がないことから，若年認知症に対する啓発活動を行った。同時に早期相談の窓口をつくる取り組みを始めた。

e 対象集団や関係機関との連携・協働による問題解決

前項でも触れたが，健康問題は個人的な問題という側面だけではなく，社会的な問題でもある。個人を取り巻くさまざまな背景が個人の健康に影響を及ぼしており，個人的な努力だけでは解決しない問題である。

たとえば，働き盛りの人のメンタルヘルスや生活習慣病などの健康課題は，個人の日々の生活習慣だけでなく労働条件や職場の人間関係が深く関与している。解決に向けたアプローチには家族や産業保健との連携・協働が欠かせない。児童虐待や障害をかかえた乳幼児と家族，ひとり暮らしの高齢者など，多様で複雑なニーズに対応するためには，児童相談所・療育機関・保育所などの福祉サービスと，保健サービスとが健康課題を共有し，解決に向けて一体的に取り組んでいくことが不可欠である。

しかしそれだけでは十分ではない。日常的なサポートや見まもりなど，きめの細かい支援を充実していくためには，地域のキーパーソン（民生委員，主任児童委員，保健活動推進委員など）やNPOなどの民間団体，ボランティア団体，自助グループなどといった地域に根ざした共助の取り組みとの間にネットワークを築いていくことが求められている。個々人のかかえる問題が複雑になれば，解決のための方策も手厚く多岐にわたる必要がある。

保健師には，みずからが支援者であるだけでなく，解決に向けた支援チームづくりや，地域に根ざした信頼・社会的規範の醸成，ネットワークづくり，核となる人材育成などに取り組む役割が求められている。

●参考文献

・Friedmann, J. 著，斉藤千宏・雨森孝悦監訳：市民・政府・NGO――「力の剝奪」からエンパワメントへ．新評論，1995.
・厚生労働省：看護基礎教育検討会報告書（令和元年10月15日）．2019.
・日本公衆衛生看護学会：日本公衆衛生看護学会による公衆衛生看護関連の用語の定義．（https://japhn.jp/wp/wp-content/uploads/2017/04/def_phn_ja_en.pdf）（参照2021-05-13）
・文部科学省・厚生労働省：通知「保健師助産師看護師学校養成所指定規則の一部を改正する省令の公布について」（医政発1030第15号，令和2年10月30日）．2000.

B 公衆衛生の理念

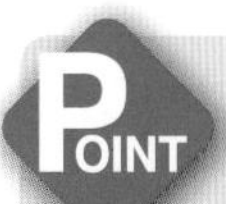

- 健康とは，身体的，精神的，社会的に良好な状態である。
- ヘルスプロモーションとして，健康を支援する環境づくりなどが重要である。
- 国際生活機能分類(ICF)では，心身機能・身体構造，活動，参加に着目する。

1 公衆衛生とは

公衆衛生は，すべての人々が健康でいることができるための活動である。より詳しい公衆衛生の定義として，アメリカの公衆衛生学者**ウィンスロー**（Winslow, C. E. A)は，「組織的な地域社会の努力を通じて疾病を予防し，寿命を延伸し，身体的および精神的健康と，能率(efficiency)の増進をはかる科学であり，技術である」としている。

日本国憲法第25条には，「すべて国民は，健康で文化的な最低限度の生活を営む権利を有する。」と定められていて，基本的人権のなかの，国民の健康権・生存権を保障している(基本的人権は1章C節でも詳しく説明しているので参照してほしい)。ついで，憲法第25条第2項では，「国は，すべての生活部面について，社会福祉，社会保障及び公衆衛生の向上及び増進に努めなければならない。」と規定されている。公衆衛生の向上は国，さらには地方公共団体の重要な仕事である。

2 健康の概念

健康の定義として，1946年のWHO(世界保健機関)憲章の前文では「健康とは身体的・精神的・社会的に完全に良好な状態であり，単に疾病のない状態や病弱でないことではない」⊞と説明している。医療では身体的・精神的健康までを考慮することが多いが，さらに社会参加などの社会的健康も含む概念である。

この定義は，もとの英文では，「complete physical, mental and social well-being」となっている。well-beingは，良好な状態ということであるが，「幸福」という意味で使われることもある。completeは，「完全に」という翻訳のほかに，「調和のとれた」という翻訳もある。人は誰でも，どこかがちょっと痛かったり，気持ちが落ち込んだりすることはあり，

プラス・ワン

身体的健康

physicalの翻訳として，「身体的」が使われることが多いが，日本国政府による公式訳では「肉体的」となっている。

表 1-1　プライマリヘルスケアの具体的な活動項目

①健康教育	⑤予防接種
②食料確保と栄養改善	⑥地域での感染症対策
③安全な飲み水と環境衛生	⑦簡単な病気やケガの治療
④母子保健(家族計画を含む)	⑧必須医薬品の供給

完全に良好な人はいないかもしれない。「身体的・精神的・社会的に調和がとれて良好な状態」という翻訳は納得感がある。

3 プライマリヘルスケア

プラス・ワン

アルマ-アタ宣言

1978年，現在のカザフスタン共和国アルマティ（当時は，ソビエト連邦アルマ-アタ）で開催された，WHOとUNICEFの主催による第1回プライマリヘルスケアに関する国際会議で採択された。この宣言では，「すべての人々に健康を」として，健康を全世界の人々の基本的人権と位置づけ，プライマリヘルスケアの理念を打ち出した。

プライマリヘルスケアは，実践的で，科学的に有効で，必要不可欠な保健医療サービスのことである。「すべての人々に健康を」の目標に向けて，健康を基本的な人権と考え，住民参加や自己決定権を保障する理念でもある。1978年の**アルマ-アタ宣言**で定義づけられた。

プライマリヘルスケア実施上の5原則は次に示すとおりである。①住民のニーズに基づく方策，②地域資源の有効活用，③住民参加，④他の分野（農業，教育，通信，建設，水など）との協調・統合，⑤適正技術の使用（⑤は②に含めて数え，4原則とすることもある）。

また，プライマリヘルスケアの具体的な活動としては**表 1-1**に示す項目が含まれる。

なお，似た言葉として，**プライマリケア**がある。そちらは，主として臨床医を含む医療スタッフによって提供される総合的な保健医療サービスである。食糧確保や安全な飲み水までは含まないことが多い。

4 ヘルスプロモーション

プラス・ワン

ヘルスプロモーションの5つのプロセス

ヘルスプロモーションの5つのプロセスが，バンコク憲章で示されている。①唱道（アドボケート：健康の重要性を伝える），②投資，③能力形成，④法的規制と法制定，⑤パートナーと同盟形成

オタワ憲章

1986年，カナダの首都オタワで開催された，WHOによる第1回健康づくり国際会議にて採択された。全世界の人々の健康に関する憲章として，ヘルスプロモーションの定義・方法・基本戦略などが示された。

ヘルスプロモーションとは，個人技術，住民活動，環境づくりを含めた「健康づくり」のことである。ヘルスプロモーションはWHOによる1986年の**オタワ憲章**で提唱された。また，その後2005年にWHOから再提唱された**バンコク憲章**で，「人々が自らの健康とその決定要因をコントロールし，改善することができるようにするプロセス」と定義されている。

ヘルスプロモーションとしては，**図 1-1**に示すように，次の3つが重要である。

①**個人技術の向上**：たとえば，効果的な体操ができるようになること。

②**住民組織活動の強化**：たとえば，地域のなかで健康づくり推進員などの住民組織活動が盛んに行われたり，さまざまな趣味の会の活動が行われたりすること。

③**健康を支援する環境づくり**：たとえば，ウォーキングしやすい道路が

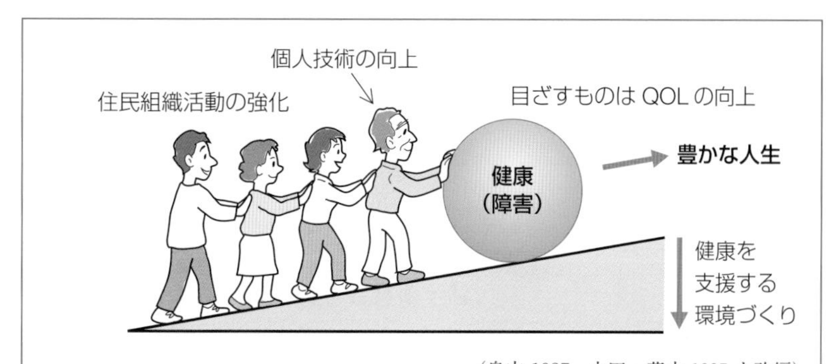

（島内 1987，吉田・藤内 1995 を改編）
（文部科学省：健康な生活を送るために（平成 20 年度版）（高校生用）．p.4，2008 による，一部改編）

図1-1　ヘルスプロモーションの理念

あること，ついつい買ってしまうタバコやお酒の自動販売機がないこと。

また，健康は，それ自体が目的ではなく，豊かな人生を過ごすための資源であることがオタワ憲章において示されている。

日本では，オタワ憲章よりも早く，アルマ-アタ宣言と同じ 1978（昭和 53）年に，「第一次国民健康づくり対策」が発表され，市町村保健センターの設置や，保健師の確保による基盤整備などによる健康づくりが推進された。その後，「国民健康づくり対策」は約 10 年ごとに改定され，「健康日本 21」にいたっている。

5 障害者の権利と平等社会の実現

a 障害者の権利に関する条約

「障害者の権利に関する条約」（**障害者権利条約**）は，障害者の人権と基本的自由を確保し，障害者の尊厳の尊重を促進することを目的に，障害者の権利を実現するための措置を定めた条約である。この条約では，平等・無差別（差別をしない），合理的配慮（過度な負担でない配慮は行う），障害当事者の声の重視，社会参加，教育・健康・労働・雇用に関する権利，社会的な保障，文化的な生活・スポーツへの参加，国際協力，締約国による報告などが定められている。

条約は，2006（平成 18）年に国連総会で採択された。日本は翌 2007（平成 19）年に署名したのち，障害者基本法の改正，障害者の日常生活及び社会生活を総合的に支援するための法律と障害を理由とする差別の解消の推進に関する法律の制定，障害者の雇用の促進等に関する法律の改正などにより実施態勢を整えて，2014（平成 26）年に条約を締結した。

b 障害者に関するキーワード

1 ノーマライゼーション

障害者に関連して，いくつかの重要な言葉がある。ノーマライゼーションは，障害をもつ人と，もたない人とが，区分されることなく平等に生活する社会を実現させることである。障害は特別なことではなく，個性の1つという考え方でもある。たとえば，障害がある人は必ずしも施設に入所するわけではなく，地域で生活したり，また施設に入所する場合も地域の人たちと交流しながら生活したりなどである。

2 バリアフリー

バリアフリーは，障害者などの社会参加を妨げているものを取り除くことである。物理的バリアフリー（段差にスロープやエレベーターをつけるなど），コミュニケーションのバリアフリー（手話通訳や，外国人に対して多言語表示をするなど）がある。

3 ユニバーサルデザイン

ユニバーサルデザインは，障害の有無や年齢・性別・人種などにかかわらず，どのような人でも利用しやすいように製品やサービス，建物や環境などをデザインする考え方である。たとえば，車椅子の人も，大きなトランクをもった人も通りやすい改札口にする，絵文字を使うなど誰にでもわかりやすい表示にするなどがある。

4 国際生活機能分類（ICF）

国際生活機能分類（ICF）⊞は，WHOによる，人間の生活機能と障害

プラス・ワン

国際生活機能分類（ICF）

ICFはInternational Classification of Functioning, Disability and Healthの略である。ICFは，それまでの国際障害分類がマイナス面を分類するという考え方であったのに対し，生活機能というプラス面からみるように視点を転換して，2001年にWHOが作成したものである。

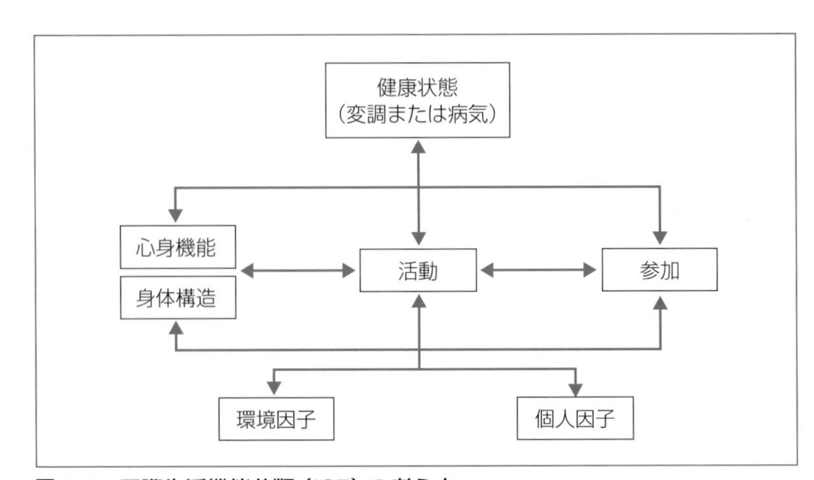

図1-2　国際生活機能分類（ICF）の考え方

の分類法である。ICFでは人間の生活機能と障害を①心身機能・身体構造，②活動，③参加の3つの次元と，これらに影響を及ぼす環境因子・個人因子などの背景因子からみる(図1-2)。すなわち，身体機能・身体構造とは，左手が動かない，右足がないなどである。活動とは，移動できるか，日常生活ができるかなどである。たとえば，右足がなくても，車椅子を使うことで，外出できる。参加は，仕事や社会参加などである。右足がないなどの障害があっても，受け入れるしくみや配慮があれば，仕事や社会参加が十分にできる。

このようにICFでは障害について，心身機能・身体構造，活動，参加の3つの視点で分類していく。また本人の個人因子だけではなく，周囲の環境因子によって，活動や参加を良好にすることができる。生活機能と障害の状況は，健康状態と相互に関連があるとされる。

C 公衆衛生看護の基盤となる概念

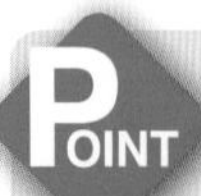

- 公衆衛生看護は住民の暮らしと健康をまもる公共的な活動である。
- 公衆衛生看護を支える概念として，基本的人権，権利擁護，エンパワメントは重要である。

保健師は国家資格の専門職であり，公衆衛生看護の実践には，科学的な根拠に基づいた知識と技術，専門職としての態度，その質を保証し高めていく努力が求められる。保健師としての知識・技術をどのように駆使して公衆衛生看護の目的を達成していくか，その態度が問われる。

本節では，公衆衛生看護を実践していくうえで基盤になる概念について概説する。

1 基本的人権の尊重

プラス・ワン

日本国憲法

第11条　国民は，すべての基本的人権の享有を妨げられない。この憲法が国民に保障する基本的人権は，侵すことのできない永久の権利として，現在及び将来の国民に与へられる。（基本的人権の享有）

第13条　すべて国民は，個人として尊重される。生命，自由及び幸福追求に対する国民の権利については，公共の福祉に反しない限り，立法その他の国政の上で，最大の尊重を必要とする。（個人の尊重・幸福追求権・公共の福祉）

第25条　すべて国民は，健康で文化的な最低限度の生活を営む権利を有する（生存権，国民生活向上に対する国の義務）

公衆衛生看護は，公衆衛生の目的を看護の視点から達成しようと実践されるものである。日本国憲法は第11条において基本的人権の享有を，第13条では個人の尊重，幸福追求権および公共の福祉を，第25条では生存権と国民生活向上についての国の義務を定めている。国は憲法のこの規定に従い，基本的人権としての生存権・健康権を保障する責務がある。

丸山は[1]，「公衆衛生は人権をまもる社会政策」であり，「社会的弱者をまもる思想の上に成り立つ」ものだと述べている。公衆衛生看護もその活動を担う立場にある。とくに，障害者・高齢者および小児など人権を侵害されやすい人々に対する人権尊重への意識的な支援が重要となる。

その実現には，住民の生活と密着して活動できる強みをいかし，住民の声や生活の現実とそこでの要求をくみ取っていくことが不可欠となる。公衆衛生および公衆衛生看護は，住民の生命と暮らしをまもる公共的な活動であることをあらためて確認しておきたい。

2 公衆衛生看護における公的責任

前項で述べたように，公衆衛生・公衆衛生看護は公共的な活動である。公共性の定義は，時代や分野によりさまざまである。宮本[2]は，公共事業・

公共サービスの公共性の基準として，①生産や生活の一般的・共同社会的条件であること，②特定の個人や企業の私的利益のためではなく，すべての国民に平等かつ公平に利用されるものであること，③すべての住民の基本的人権をまもるものであること，④住民の同意を得るための民主的手続き，住民参加と自主的管理を保障するものであること，を示している。

公衆衛生看護の目的として基本的人権の実現を目ざすなかで，行政の保健師は，住民の健康をまもるために「公的責任」を果たす役割がある[3]。公衆衛生看護における公的責任とは，時代とともに変化する社会情勢をふまえ，複雑化・多様化する健康課題を，政策や組織の施策・事業の取り組みを通して住民と協働して解決することである。また，潜在化している健康問題を明らかにして解決していくことや個々人の努力（自助）だけではまもることができない問題に対し，その解決のために個人や集団に対する支援だけでなく，地域全体にはたらきかけ，社会資源やシステムを形成し，環境を改善していく取り組みも公的責任に含まれる。

また，公共的な活動は住民とともに行うものであり，住民自身が健康問題を自分（たち）のこととして受けとめ，主体的な解決や予防につながる活動に取り組んでいくプロセスを支援していくことが中核になる。地域保健法・介護保険法の施行以降，多くの地方公共団体（自治体）において保健医療福祉行政の組織が領域別・疾病別の部署に改変された。保健師の配置も，介護保険部門，児童・福祉部門などの分散配置が増え，多様な部署で多様な業務を担うようになり，さらに地区担当制（地区分担制）から業務担当制（業務分担制）に変更するところが増加した。また，これまで保健師が担ってきた家庭訪問・健康診査・健康教育などの直接サービスが民間委託された結果，地域に責任をもち，地域全体の健康課題を把握するという保健師の専門性が発揮しにくくなっている。

「地域における保健師の保健活動に関する指針」[4]では，保健活動の基本的な方向性として「地区活動に立脚した活動の強化」や「地区担当制の推進」をあげている（3ページ参照）。担当地域の住民の健康に責任をもつという公的責任を果たすうえで，他部署や他機関との連携を強化し，地域全体の健康問題をとらえ，解決に向けて協働していくことが重要である。

3 権利擁護（アドボカシー）

保健師はその実践を通し，対象となる人々の権利と尊厳をまもる存在である。アドボカシーは，人々が最も適切で最良の利益に向けて行動することであり，「単に本人の意思を代弁するだけでなく，自分自身で権利を主張できない者に対し，自己決定を援助するとともに，本人の自己決定に基づき本人に代わって本人の権利を擁護するためのさまざまな仕組みや活動の総体」[5]である。

実際の公衆衛生看護の活動では，家庭訪問や相談活動を通し，個人・家族がよりよい生活の実現に向けて自己決定・選択ができるように情報提供や支援を行い，結果的に個人や家族がエンパワメントするようはたらきかけていくことが重要となる。また，障害者や認知症高齢者，難病患者などが，ほかの住民と同じような生活が実現するように，地域におけるセルフヘルプグループの活動への支援や協働，社会システムや新たな体制を変革していく取り組みも大切である。

現在，公益社団法人として全国組織となっている「認知症の人と家族の会」は，専門家でさえも認知症に対する理解が乏しかった時代に発足し，認知症の人とその家族に対する相談活動や集いを通した個別支援と，住民への啓発活動や保健医療福祉サービスの実現に向けた国や自治体への提言を続け，制度改革に影響を与えてきた。また，障害児の親の会が，子どもの障害を理解してもらうために親自身が地域に出向いて行う啓発活動や相談活動もアドボカシーのための活動といえる。

保健師は，このような住民の活動からどのような生活上の実態があるのか，解決すべき課題はなにか，解決のためにはどのような条件を整えていけばいいかを学びながら，専門職としての力を発揮していく必要がある。

4 エンパワメント

a エンパワメントとは

エンパワメントは，「権威や権限を与える」という法律用語として使われはじめ，北米の黒人差別反対運動や開発途上国の貧困などの開発援助，アメリカの公民権運動など被抑圧者の社会変革運動と連動して使われてきた[6]。近年は幅広い分野で活用が広がったが，統一された定義はまだない。久木田は[7]，多様な領域のエンパワメントの定義を検討し，共通した価値基盤として「すべての人間の潜在可能性を信じ，その潜在能力の発揮を可能にするような人間尊重の平等で公正な社会を実現しようとする価値」があり，プロセスの共通性として「社会的に差別や搾取を受けたり，自らコントロールしていく力を奪われた人々が，そのコントロールを取り戻すプロセス」があることを示した。

また森田は[8]，「エンパワメントとは，自分の内なるパワーの存在に気がつき，そのパワーを豊かに育てることにほかならない」と，エンパワメントが外部からのはたらきかけだけによっておこるのでなく，内在している潜在力への気づきや，自信の回復などによっておこるものであり，プロセス志向の強い概念であるとしている。

公衆衛生看護の視点からエンパワメントをとらえなおすと，地域の人々がライフサイクルのなかで経験する出産や育児，病気，障害，加齢などのできごとに対して，社会的サービスの不足，経済的問題，偏見，孤立などさまざまな影響を受けて無気力に陥ったとき，外部からの支援を得ながらその問題構造に気づき，自分自身に内在している力を信じて問題解決への行動をおこしていくプロセスであり，その過程を通して自信を回復し，みずからの生活と心身をコントロールする力を取り戻していくことである。

さまざまな問題をかかえ，無気力に陥っていたり，どうしていいかわからずに混迷している人たちがいる。このような人たちのエンパワメントを実現していくために，外部からの介入者として保健師のはたらきかけが重要になる。

b 保健師による住民のエンパワメント

住民のエンパワメントを推進していく保健師に期待されることは，地域に埋もれている健康問題の顕在化である。とくに問題の渦中にあり，みずからその状況を発信できないでいる人たち，マイノリティであるがゆえにその問題が取り上げられない人たちの健康問題を顕在化していくことである。具体的には，その人自身も意識していないことを意識化していくための方法，あるいは問題解決の必要を感じていない人へのアプローチを考えていくことになる。

フレイレ（Freire, P.）[9]は，文盲の人たちが自分たちのおかれている状況を理解し変化させていくパワーを獲得する方法論として，「傾聴」「対話」「行動」の３段階の発展過程をあげている。

- **傾聴**：参加者が互いに人生経験を聞き合うことで，コミュニティの問題を共有する。
- **対話**：共有された問題について第１段階で不明確であった部分について話し合いを通し理解を深める。対話により現在の社会状況の基礎的原因を分析するための批判的思考や理論上の問題解決が可能になるとともに，批判的思考により参加者に社会的関係を変革するための連帯感を生み出す。
- **行動**：自分のコミュニティにおいて，なにがほかのコミュニティと違うのかがわかるようになり，行動にいたる。

フレイレのエンパワメントのプロセスでは，第２段階の対話が大事にされていた。

久木田[7]もエンパワメントを求める個人が組織化された活動に参加すると，個人レベルでは可能でなかったことが可能になり，エンパワメントがおこりやすいと述べている。また，地域で行われている難病患者会や認知症者家族の会など，同じ立場の人たちが集う場は，話し合いを通して自分自身のおかれている現状や問題を意識化していく方法として効果的であるとしている。

保健師自身も，話し合いを通して参加者の生活実態を学ぶことで問題の構造の理解を深める機会となる。問題解決のためにはどのような方法が必要か，参加者とともに考え，必要に応じて学習機会をもつことや，ほかの組織との交流，最新情報の提供などの継続的な支援を行っていく。話し合いでは結論を急ぐのではなく，参加者が十分に意見を出し合い現状認識を深め，活動の目的を共有しながら自分たちで意思決定をしていく過程を大事にしていく。

また保健師は，組織としてのエンパワメントを支援しながら，地域における組織の位置づけや地域において組織の力を発揮できるような見通しをもつことも求められるのではないだろうか。持続的なエンパワメントの獲得を実現していくには，地域社会の環境づくりも大切な要素であり，そこへのはたらきかけも不可欠となる。

●引用・参考文献

1）丸山博著，自治体に働く保健師のつどい編：復刻・解説版　保健婦とともに——21世紀の保健婦を考える．pp.8-9，せせらぎ出版，2000.
2）宮本憲一編著：公共性の政治経済学．pp.35-36，自治体研究社，1989.
3）中沢正夫ほか編：公衆衛生の心．医学書院，1992.
4）厚生労働省健康局長：通知「地域における保健師の保健活動について」（健発0419第1号，平成25年4月19日）．2013.
5）秋元美世：アドボカシー．庄司洋子ほか編：福祉社会事典．p.14，弘文堂，1999.
6）久木田純・渡辺文夫編：エンパワーメント．現代のエスプリ 376：5-9，1998.
7）久木田純：概説・エンパワーメントとは何か．現代のエスプリ 376：10-34，1998.
8）森田ゆり：癒しのエンパワメント——性虐待からの回復ガイド．p.42，築地書館，2002.
9）パウロ=フレイレ著，小沢有作ほか訳：被抑圧者の教育学．亜紀書房．1979.

D 公衆衛生看護における倫理

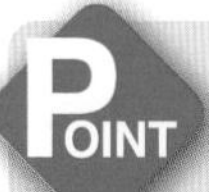

- 公衆衛生看護の実践において倫理を学ぶことは重要である。
- 公衆衛生看護の実践において生じるジレンマは，個人と個人間だけでなく，集団や地域間においても生じるという特徴がある。
- 公衆衛生看護学における重要な概念に社会的公正がある。
- いくつかの哲学的な考え方を学んでおくことで，さまざまな倫理的な問題に対処しやすくなる。

1 倫理とはなにか

倫理というとむずかしい印象をもつかもしれないが，私たちは日常的に倫理的な問題に遭遇している。たとえば，あなたの通学途中で，認知症と思われる人が車にぶつかりそうになり，運転手からどなられている。まわりに人はいないこの状況で，あなたはどうするだろうか。交番に連れていくなどしてたすけていると講義に遅れてしまうので，先を急いだとする。講義には間に合ったものの，先ほどの認知症と思われる人がどうなったか気になってしまう。

なぜ，そのように感じてしまうのだろうか。それはたすけることが正しいという自分の価値判断があるからだ。いったいその価値判断はなにを基盤にしているのだろうか。その基盤となるものが倫理である。

看護職は国家資格であり，免許によって看護実践の権限を与えられた専門職である。専門職とよばれる職種は，専門的な知識や技術だけでなく，高い倫理性をもつことが求められる。医療の進歩や人々の価値観の多様化により，看護職は倫理的問題に直面することが増加した。たとえば，新型コロナウイルス感染症（COVID-19）の罹患患者の増加によって病床やマンパワーが不足する事態に陥り，病院は誰を優先的にケアすべきかといった問題が生じた。このように，倫理は看護職の日常の行動1つひとつにかかわっている。質の高い看護を提供するために，看護職が倫理を学ぶことは必要不可欠である。

2 看護職の倫理綱領

看護職の倫理については日本看護協会によって倫理綱領が定められて

いる[1)]。この綱領には看護職がどのような義務をもち，どのような価値観を重視しているかが示されている。初版は，1988（昭和63）年の発行であったが，時代背景に応じて改訂を重ね，2021（令和3）年3月に改訂版が公表された。おもな見直しの背景の1つに，近年，病院完結型医療から地域完結型医療への転換が進んできたことがある。看護職が，どのような場においても適切な保健・医療・福祉を提供し，人々の生活の質が高まるように機能できるように見直された。公衆衛生看護も看護職が行うものであり，この倫理綱領は活動の基盤である。ここではいくつかの項目を取り上げるが，一度，全文に目を通していただきたい。

a 社会的信頼を高める

看護は社会からの信頼が不可欠である。そのため，看護職は「職業の社会的使命・社会的責任を自覚し，専門職としての誇りを持ち，品位を高く維持するように努める」とある（綱領の「本文15」）。看護に対する信頼は，専門的な知識や技術だけでなく，誠実さ，礼節，清潔さ，謙虚さなどに支えられた行動によるところが大きい。日々の看護のなかで，対象となる人々に十分な説明を行うことや理解を得ることによって信頼関係を築くことが重要である。

b 自己研鑽の責務

人々の健康と福祉に寄与するために，看護職は，免許を受けたあとも自己研鑽し，能力を維持･向上していくことはみずからの責務である（綱領の「本文8」）。継続学習には，雑誌や図書で情報を得ることや，現任教育プログラム，学会・研修会への参加がある。最近では，e ラーニングで自分の都合のよい時間や場所で受講できるしくみもできてきた。

行政保健師については，「保健師に係る研修のあり方等に関する検討会　最終とりまとめ」[2)]のなかで，自治体保健師に求められる能力が整理され，標準的なキャリアラダーが示された（192ページ参照）。これに基づき，各自治体の状況に合わせた保健師の人材育成計画の策定が求められており，組織的な取り組みが進められている。

c 保健・医療・福祉などの政策や制度への関与

看護職は質の高い看護を提供する使命を担い，「保健・医療・福祉及び看護にかかわる政策や制度が社会の変化と人々のニーズに沿ったものになるよう，制度の改善や政策決定，新たな社会資源の創出に積極的に取り組む」とある（綱領の「本文15」）。このように，看護職のかかわる領域は保健・医療・福祉と広範囲である。とくに行政保健師は，制度の改善や政策決定にかかわる立場にあり，施策化・政策化の教育を受けている。病院看護職以上に，制度の改善や社会資源の創出を担いやすいといえよう。

d 看護学の発展への寄与

「研究や実践に基づき，看護の中核となる専門的知識・技術の創造と開発，看護政策の立案に努めることで看護学の発展及び人々の健康と福祉に寄与する責任を担っている」と記されている（綱領の「本文 11」）。社会的価値の変化や科学の進歩に伴い，いま習っている知識や技術は永続的に正しいものとは限らない。そのため，専門的知識・技術は習得するだけでなく，看護職には，研究や実践に基づき，看護学を発展させていくことが課せられている。公衆衛生看護学は看護学の１つである。専門的知識・技術の創造と開発には，大学・学会・職能団体に限らず，公衆衛生看護実践に携わる看護職１人ひとりが，日ごろから意識し関与することが重要である。

3 公衆衛生看護活動における倫理とは

本巻１章Ｃ節では，公衆衛生看護における公的責任について，公衆衛生看護は公共的な活動であり，公共とは，すべての国民に平等かつ公平に利用されるものであることが記されている。狭義の倫理は，個人と個人の関係を扱うが，公衆衛生看護活動における倫理では，個人に限らず，集団や地域，公共といった概念が重要になる[3)]。

感染症が流行するなか，外出などをどこまで国や自治体が規制してよいかという問題もその一例である。これは公衆衛生上，外出制限は重要なことであっても，それと同じかそれ以上に個人の自由は重要な価値をもつため，倫理的な問題が生じるのである。

公共的な事業を行う場合は，公衆衛生看護実践者が１人で判断して決定できない。住民や多職種と合意を形成するプロセスが必要になるため，そこではしばしば対立が生じる。公衆衛生学や公衆衛生看護学は健康に価値をおく学問であるが，そうでない考え方も存在する。そのため，活動のなかでジレンマをいだくことも少なくない。そこで，社会にとって最善となるような答えにたどり着くために，公共哲学や政治哲学とよばれる哲学の知識を備える必要があるだろう。ここでは，社会的公正の概念をとり上げ，説明する。

a 社会的公正

看護職の倫理における重要な概念に**社会的公正**（social justice）がある。

社会的公正は**社会正義**ともよばれ，国語辞典によると「社会における正しい道理であること，公平であること」を意味する。

社会的公正は，アメリカ看護協会[4]やカナダ看護協会[5]の看護職の倫理綱領でも中核的な概念として扱われており，「社会の利益と責務の公正な分配」と定義されている[4-6]。前述した日本看護協会の倫理綱領[1]の「本文14」においても「看護職は，人々の生命，尊厳及び権利をまもり尊重する立場から，生命と健康に深く関わるあらゆる差別，貧困，さまざまな格差，気候変動，虐待，人身売買，紛争，暴力などについて，地球規模の観点から社会正義の考え方をもって社会と責任を共有する」とある（引用内の下線筆者。前述のように社会正義と社会的公正は同じ意味）。また，公衆衛生看護学会が定めた公衆衛生看護の定義でも，社会的公正は公衆衛生看護活動の規範とされている[7]。

では，次に公正な配分とはどういうことか，具体的に考えてみたい。

b 平等と公正

次のような状況において，公正にワクチンを供給するとはどういうことだろうか。果たして先着順でよいだろうか。

感染症が大流行した。ワクチンの供給を順番待ちしている人が5人いる。その後，もう1人が申し込みをしてきた。あとから来た1人は，先に待っている5人より早くワクチンを打たなければ何倍も重症化するリスクがある人だった。この場合，あとから来た1人と，先に順番待ちをしていた5人とでは，どちらを先にワクチンを供給すべきだろうか。

社会的公正の定義とされる「公正な分配」とはどのようなことかを考えるのに，ここでは，アメリカの哲学者ロールズ（Rawls, J. 1921-2002年）の格差原理[8-10]にある平等（equality）と公正（equity）の考え方の違いを理解しておきたい。格差原理とは，「社会的・経済的不平等は，それが最も恵まれない人たちにとって利益となるときのみ，正当化されうる」というものである。

日本語だとあまり違いを感じずに用いることも多いが，平等（equality）というのは，どんな人にも同じ資源を分配すべきという考え方である。公正（equity）とは，不遇な人に多くの資源を分配し，結果として達成する水準が同じになるということである。**図1-3**に示すように，塀ごしにサッカーを見たい3人がいる。身長差が格差をあらわしている。サッカーを見るのに，3人に同じ踏み台を与えるのが平等（equality）で，3人が公平に観戦できる高さまで踏み台を与えるのが公正（equity）であ

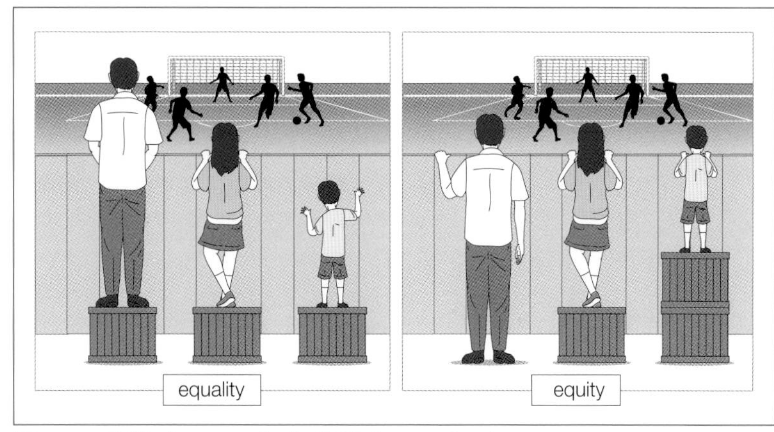

図 1-3　平等（equality）と公平（equity）

る。

先に示したワクチン供給の例に戻る。格差原理は，最も恵まれない人たちの利益を優先させるという考え方である。健康に価値をおいて考えると，5人より先に重症化リスクの最も高い1人にワクチンを供給することが公正となる。一方で，ワクチン供給の待ち時間という観点で見ると，先の5人のほうが長く待っているわけであり，不平等ということになる。

ロールズの考え方がつねに最善解を与えるとは限らないが，考え方の1つとして知っておくことで，どちらを優先させるかといった倫理的ジレンマに陥った際の説明が可能になる。このように，ロールズに限らず，左のプラスワンで紹介したいくつかの哲学的な考え方を学んでおくことで，さまざまな倫理的な問題に対処しやすくなる。

これまでの説明をもとに，次の事例について考え，周囲の人と話してみよう。どのような違いがあっただろうか？　また，ロールズの格差原理だけでなく，功利主義や自由至上主義の場合についても考えてみよう。

> 精神疾患の発病をきっかけに仕事をやめてしまったAさんは，10年前から家に引きこもり，生活保護を受けて生活している。Aさんは外出をあまり望んでいない。保健師は内服薬の管理や社会復帰支援を目的に訪問している。ある日，その状況をみた近隣住民から，「Aさんは働かずに税金もおさめてないのに，行政から手厚い支援を受けている」と，保健師に不公平感を訴えた。保健師であるあなたは，公正であることをどのように説明できるだろうか。

これまで紹介した事例から，どこに価値をおくかによって公正とする

プラス・ワン

功利主義(utilitarianizm)[9, 10]

「最大多数の最大幸福」を標語にベンサム(Bentham, J.1748-1832年)らによって論じられた(山岡, 2020)。道徳的・政治的判断の基準は，より多くの人々のより多くの幸福の実現である。個々が裕福であるか貧しいかは考慮せず，すべての人を等しく扱うべきという考え方である。

自由至上主義(libertarianism)[9, 10]

個人の自由を最大限に尊重し，政府による個人への干渉は最小限であるべきといった考え方である。ノージック(Nozick, R., 1938-2002年)らによって論じられた。個人の権利を最優先するため，社会的公正を目的とした医療保険制度などの富の再配分には反対する。

ことが異なるのは理解できただろうか。また，自身の過去の育ちや経験によって価値観は異なるため，哲学の知識をもつことは自分の価値観を客観的に理解するのにも役だつ。集団や社会にとってより最善解にいきつくために，自分がなにに価値をおく傾向があるのか，その特性を知ったうえで倫理的問題に取り組むことは重要である。

●引用文献

1）日本看護協会：看護職の倫理綱領．日本看護協会，2021．(https://www.nurse.or.jp/home/publication/pdf/rinri/code_of_ethics.pdf)(参照 2021-09-09)
2）厚生労働省：平成 28(2016)年　保健師に係る研修のあり方等に関する検討会最終とりまとめ．2016．(https://www.mhlw.go.jp/file/05-Shingikai-10901000-Kenkoukyoku-Soumuka/0000120070.pdf)(参照 2021-09-09)
3）赤林朗・児玉聡編：入門・医療倫理 3　公衆衛生倫理．pp.115-119，勁草書房，2015．
4）American Nurses Association［ANA］：Code of ethics for nurses. 2017.
5）Canadian Nurses Association［CNA］：Code of ethics for registered nurses. 2009.
6）Matwick A., Woodgate R.：Social Justice：A Concept Analysis. *Public Health Nursing*. 34(2)：176-184, 2017.
7）日本公衆衛生学会：日本公衆衛生看護学会による公衆衛生看護関連の用語の定義．日本公衆衛生学会，2014．(https://japhn.jp/wp/wp-content/uploads/2017/04/def_phn_ja_en.pdf)(参照 2021-09-09)
8）ジョン・ロールズ著，川本隆史ほか訳：正義論．紀伊國屋書店，2010．
9）神島裕子：正義とは何か．中央公論社，2018．
10）山岡龍一・齋藤純一編著：公共哲学，改訂版．放送大学大学院文化科学研究科．2017．

2章

公衆衛生看護の対象

A 公衆衛生看護の対象としての個人・家族

POINT
- 公衆衛生看護の対象は地域で生活するすべての人々である。
- 公衆衛生看護においては，地域で生活する人々を，個人･家族，グループ，組織，地域(コミュニティ)という要素に分けてとらえる。
- 公衆衛生看護の活動対象としての個人の特徴を理解する。
- 個人のかかえている健康問題を生活と関連づけてとらえる。
- 家族を１つの単位として家族周期や家族システムを考えて支援する。

1 公衆衛生看護の対象の特徴

a 公衆衛生看護の対象

公衆衛生看護の対象者は，地域で生活するすべての人々である。その人々は，健康な人からなんらかの病気で療養している人や終末期の人まで，さまざまな健康レベルが対象になる。また，新生児から乳幼児，学童，思春期，成人，高齢者まですべての年齢層が対象になる。

地域社会を構成する要素には，家庭，学校，職場などがある。これらのなかで，人々は健康を維持・増進し，病気のときは必要に応じて療養する。保健師は，地域の人々が健康な生活を営めるように支援する。

b 個人・家族，集団・組織，地域を活動の対象とする

公衆衛生看護は個人･家族だけでなく，近隣や集団(小集団･グループ)，組織(自治会・学校・企業・組合)と，これらを含む地域(コミュニティ)を対象とする。人々の健康は，社会との密接な関係があることから，対象となる人々が帰属している家庭や，集団・組織へのはたらきかけが必要になる。家族の１人が健康問題をかかえると，その本人だけでなく，ほかの家族も生活の変更が必要となり，家族全員の健康への影響が生じる。そのため，家族への支援も重要になる。

また，共通の健康問題をもつ人々や仲間とともに取り組むことで，その問題解決に効果がある場合も多い。そこで集団や組織を公衆衛生看護の活動対象と位置づけ，同じ健康問題をもつ集団や組織が主体的に活動

を展開するための支援を行う。

健康問題には，個人では対応できないことがらも多く存在し，その対策としてソーシャルキャピタル[+]の醸成が課題となっている。そのため地域社会を対象に健康な生活に関する人々の意識・つながり・文化をはぐくむようにはたらきかける。そうしてポピュレーションアプローチを主軸に，個人・家族，集団・組織，地域がそれぞれの機能をいかした健康づくりの展開を目ざす。

2 活動対象としての個人・家族

a 活動対象としての個人

1 法的根拠に基づいた個別支援対象者

公衆衛生看護においては，すべての健康レベル・年齢層の人々を対象に活動する。そのなかでも，法や制度で規定されている支援ニーズの高い個人から優先的に支援していく。たとえば，母子保健法による，妊産婦や新生児，低出生体重児・未熟児などへの家庭訪問などの支援が該当する。これらは社会保障やハイリスクアプローチの観点から，いずれも健康管理上，疾病の管理や療養生活上の支援を個別に行うことが必要と考えられる対象者である。

法律や制度などで規定されている対象については**表 2-1** にまとめた。

2 健康レベルからみた対象者

健康レベルからみた対象者は特徴から次のようにまとめられる。

■現在は健康状態に問題がなく，健康の保持・増進に努めるレベル

新生児や乳幼児は，健やかな成長を目ざすという視点でこのレベルの対象となる。子どもに問題がなくても母親が育児不安をもっている場合は，その母親を健康問題が顕在化し早期発見・治療が必要なレベルの対象として，個別に支援する。

■なんらかの健康問題が顕在化し，疾病の早期発見や治療が必要なレベル

健康診査などで異常が発見された人々がこのレベルに該当する。成人の生活習慣病などは自覚症状がなく，日常生活の問題認識がむずかしいことが多いため，病気を早期に発見し早期治療を行うための情報提供や保健指導が重要である。

■疾病や障害により自立した生活が営めない状況にあるレベル

疾病や障害により要介護状態で在宅療養する人，社会復帰しようとしている人などがこのレベルに該当する。地域での生活をスムーズにおくるための療養指導とともに，社会資源の紹介などの支援が必要である。

+ プラス・ワン

ソーシャルキャピタル

2012 年の「地域保健対策の推進に関する基本的な指針」では「地域に根ざした信頼や社会規範，ネットワークといった社会関係資本（ソーシャルキャピタル）等を活用した住民との協働により，地域保健基盤を構築した地域住民の健康の保持増進並びに地域住民が安心して暮らせるようなまちづくりを推進する必要がある」と示されている。

表 2-1 公衆衛生看護活動における個別支援の対象者

分野	対象(根拠法)	内容
母子	新生児 (母子保健法)	生後28日までの新生児に対して,育児上必要があるとみとめられた場合には保健師・助産師などが家庭訪問して相談に応じ,子ども・保護者に対する保健指導を行う。
	低出生体重児・未熟児 (母子保健法)	低出生体重児(2,500g未満)・未熟児に対して,療育支援のために保健師・助産師などが訪問し,保健指導を行う。対象者の情報は,親が市町村に提出した出生届および,母子健康手帳などの出生通知票により市町村保健センターが把握する。
	妊産婦 (母子保健法)	妊産婦健康診査の結果,ハイリスク妊婦を対象に保健師・助産師などが家庭訪問し,保健指導を行う。対象者の情報は,市町村に提出される妊娠届および医療機関から提出される妊産婦健康診査の報告書により市町村保健センターが把握する。
	小児慢性特定疾病の患者 (児童福祉法)	小児慢性特定疾病の患者に対して,必要に応じて家庭看護や福祉制度の紹介などの療養指導を行う。
	障害児 (児童福祉法)	身体障害者手帳や療育手帳を有している乳幼児や児童など,とくに重症心身障害児に対して保健師が家庭訪問し,療養指導を行う。対象者の情報は,乳幼児健康診査での発達障害などの発見報告,手帳の交付情報,病院や施設からの連絡などで把握する。
	被虐待児 (児童虐待防止法)	乳幼児や児童への早期支援と保護者への育児支援を行い,関係機関と連携して虐待の発生予防に努める。対象者の情報は,児童相談所からの連絡,乳幼児健康診査からのフォローにより把握する。
成人	特定保健指導の対象者 (高齢者医療確保法)	特定健康診査の結果,個別保健指導が必要とみとめられた人(40歳以上)に対し,糖尿病などの生活習慣病の予防を目的として,医師・保健師などが特定保健指導を行う。
障害者や療養者	結核患者 (感染症法)	保健所の結核登録票に登録された結核患者に対して,保健所保健師が家庭訪問や面談を行い,療養指導とともに家族や接触者への健康診断を企画・実施する。
	難病患者 (難病法)	難病の患者に対する医療等に関する法律(難病法)の受給者に対して,医療費公費負担申請のために保健所に来所したときに面接を行い,患者の状態を把握する。療養指導や連携・調整のための支援を行う。
	精神疾患患者,精神障害者(精神保健福祉法,障害者総合支援法)	精神疾患患者・精神障害者に対して,市町村保健師が地域での生活支援のために,家庭訪問や相談を行う。対象者の情報は,医療機関からの連絡,通院医療費公費負担申請時の面談などで把握する。
	要介護高齢者・認知症高齢者	要介護高齢者・認知症高齢者に対して,市町村保健師が地域での生活支援のために,家庭訪問や相談を行う。対象者の情報は,医療機関や,介護保険制度の居宅介護支援事業所などのサービス提供事業所,警察からの連絡で把握する。

3 潜在的な対象者の把握

公衆衛生看護の対象者は,必ずしもみずから支援を求めてくるとは限らない。健康問題をかかえていながらそれを問題と認識していない人や,問題の解決を自分自身で行い,保健師に相談や支援を求めようとしない人がいる。また,難病や精神疾患の患者で適切な医療機関が見つからず困っている人,子育てがうまくいかず悩んでいる親など,地域には必要な支援をどこに求めればよいのかわからない人々も多く存在する。このような潜在的な対象者を把握し,支援することが公衆衛生看護では重要である。

また,健康問題の悪化が予測される対象者には,健康診査で発見された要治療者,精密検査未受診者などがある。

プラス・ワン

潜在的な対象者を把握する

たとえば,母子保健の活動では,乳幼児の家庭訪問の機会を利用し,育児や生活上の困難などに直面している親を把握し,支援の対象とする。このような親は,虐待をおこす可能性のある潜在的な対象者だからである。このように潜在している虐待の兆候を早期に発見し,予防していくことが重要である。

4 対象者の生活の把握と健康問題

個人が疾病や健康問題を引きおこす背景には，その人の心身の要因以外に，長年にわたる生活における家族の関係性や，所属している集団・地域の特性に伴う習慣などが複雑にからんでいる場合が多い。対象者の健康問題の原因が地域の環境にあるか，社会サービスの量的・質的な不足などの問題が生じていないか，ほかに共通した健康問題で悩んでいる個別の対象者がいないかなど，つねに地域の健康問題との関連をとらえる。

また，対象者の過去のライフイベントや一日の生活実態などの暮らし方と健康問題との関係性で経年的に把握することも重要である。各ライフステージのなかで解決できていない問題は，成長とともに新たな課題としてあらわれることが多い。こうした予測できる健康問題をかかえている個人も対象として，現在の顕在化している健康問題への直接的な支援をするとともに，潜在化している課題への気づきを促す。

b 活動対象としての家族

1 家族の定義

家族の定義について，代表的なものをみてみよう。

「家族とは，お互いに情緒的，物理的，そして／あるいは経済的サポートを依存し合っている2人かそれ以上の人々のことである。家族のメンバーとは，その人たち自身が家族であると認識している人々のことである。」[1)]

「絆を共有し，情緒的な親密さによって互いに結びついた，しかも，家族であると自覚している，2人以上の成員である。」[2)]

「夫婦・親子・きょうだいなど少数の近親者を主要な構成員とし，成員相互の深い感情的係わりあいで結ばれた，幸福(well-being)追求の集団である。」[3)]

上記の家族の定義は，いずれも情緒的なつながりや家族として認識しているという点が共通している。

2 家族の機能

フリードマン(Friedman, M. M.)は，家族の機能を①情緒機能，②社会化と社会付置機能，③生殖機能，④経済機能，⑤ヘルスケア機能の5つ✚に整理している[4)]。すなわち，家族は，その成員の精神的安定，生殖関係，経済的収入の獲得，家庭全体の管理，重要な意思決定，家事・炊事，健康的なライフスタイルの維持，健康問題への対応など家族の機能を果たすことから始まる。さらに，子どもの誕生などを機に生活の再

✚ プラス・ワン

フリードマンの家族の機能[4)]

①情緒機能
成人のパーソナリティの安定をもたらす。家族員の心理的ニーズに応じる。

②社会化と社会付置機能
生産的な社会人を輩出するために子どもに対して初期の社会化を担う。

③生殖機能
家族の連続性を世代から世代へと保証し，人間社会を存続させる。

④経済機能
十分な経済的資源を提供し，有効に配分する。

⑤ヘルスケア機能
食物，衣類，住居，ヘルスケアなどの人間が生きていくうえで最低限必要なものを提供する。

表 2-2　平均的な家族の発達段階と課題(Carter, McGoldrick, 1988, 1999)

家族のライフサイクル	段階に移行するにあたっての情緒的経過	成長するために達成すべき家族の第2段階の変化
〔ステージ1〕 結婚前期：大人として独立する	情緒的・経済的責任を受容する	1）定位家族(源家族・実家)との情緒的な絆を保ちながらも，自己のアイデンティティを確立する 2）親密な人間関係を築く 3）職業的・経済的独立により自己を確立する
〔ステージ2〕 結婚：結婚初期	新しいシステムがうまく軌道に乗るよう専心する	1）夫婦としてのアイデンティティを確立する 2）拡大家族と夫婦の関係を調整し直す 3）いつ親になるかの意思決定を行う
〔ステージ3〕 出産：小さい子どものいる家族	新しい家族員をシステムに受け入れる	1）新たに子どもが家族システムに参入することにより家族システムを調整し直す 2）子育ての役割が新たに加わり，家族，仕事の役割を調整し直す 3）夫婦による子育てと祖父母による子育ての役割を調整する
〔ステージ4〕 思春期の子どものいる家族	子どもの独立と両親の世話に対応できるように，家族の境界を柔軟にする	1）思春期の子どもが物理的に親に依存しながらも，心理的に独立を求めることによる親子関係の変化に対応する 2）結婚生活と職業生活を再度見直すことに焦点をあてる 3）年老いた世代を夫婦が世話する
〔ステージ5〕 子どもが独立する	子どもが家族システムに出たり入ったりすることを受け入れる	1）2人だけの夫婦システムとして調整し直す 2）成長した子どもと親が大人としての関係を築く 3）成長した子どもとその配偶者と配偶者の家族との関係を調整する 4）祖父母の病気，障害や死に対応する
〔ステージ6〕 老後を迎えた家族	世代・役割交代を受け入れる	1）身体的な衰えに直面しながら，自身あるいは夫婦の機能と興味を維持する：家族・社会での新たな役割を探求する 2）家族や社会のシステムのなかで，高齢者の知識と経験をいかす場を見つける 3）配偶者，兄弟や友人の喪失に対処しながら，自身の死の準備をする

(森山美知子編：ファミリーナーシングプラクティス――家族看護の理論と実践．p.87，医学書院，2001による，一部改変)

構築をはかり，家族構成員との関係調整，子どもの養育・教育，地域の同世代の親との交流などを体験しながら，社会性を拡大させていく。

3 家族システム⊕と健康との関係

家族は，その構成員のライフステージの発達課題とともに，家族としての発達段階と課題をもち，社会の構成員としての役割を担っている。家族を対象として支援するうえで，家族の発達段階ごとの課題についても理解しておく(**表 2-2**)。

健康にかかわる保健行動，病気に対する対処行動などは，基本的な単位である家族のなかでの習慣や地域の伝統・慣習によって習得することが多い。そのため，家族構成員の健康問題は，当事者のみならず，ほかの家族にも介護を担うなど生活の変更を余儀なくさせ，家族構成員の健康に影響を及ぼす。家族構成員それぞれが役割を果たしながら協力して問題解決に取り組むことにより，家族が安定化し，当事者が1人で解決するよりも効果的である。

近年は，家族機能のなかでも家族のヘルスケア機能のうち養育・介護

プラス・ワン

家族という健康システム

アンダーソン(Anderson, K. H.)は，家族を健康に関する重要なシステムとしてとらえ，家族看護が家族という健康システムがもつ次の5つのプロセスにアプローチすることの重要性を示した。

①家族力量などの発達のプロセス
②健康習慣などの保健プロセス
③危機への適応などの対処プロセス
④家族関係の相互作用のプロセス
⑤価値観・体験の共有などの総合のプロセス

機能が低下してきているといわれている。家族の意識の変化，女性の就労，勤務・通勤時間の伸長，狭い住宅事情，地域医療体制，近隣との相互援助の希薄化，親族の相互扶助の減少など，さまざまな要因が指摘されている。そこで，人の基本的なつながりである家族を相互に作用し合うシステムとしてとらえ，家族単位で支援していくことが重要である。

4 家族を活動対象とする意味

児童虐待・高齢者虐待，引きこもり，認知症高齢者，生活習慣病，自殺など公衆衛生看護の対象者のもつ課題は，個人の力量だけで解決できるものばかりではない。家族に健康問題が生じると，役割の代行，生活リズムの変更など，家族内の役割を再構築して対応していくことが必要となる。しかし，それまでの家族の関係性のバランスがくずれたことで大きなストレスを引きおこし，家族としての課題をのりこえられない状況もおこる。少子高齢化が進み，家族機能が弱体化しているいま，家族の支援体制を整えることが公衆衛生看護の支援として重要である。

また，公衆衛生看護が家族を支援対象とするのは，当事者の療養生活を支えるためだけではない。家族周期や家族の発達課題，家族システムにおける家族員の成長と家族内の関係性の調整，地域との関係性の拡大などの視点から家族を1つの単位としてとらえ，支援の対象とすることで予防的にかかわっていくことが重要である。

●引用・参考文献

1）Hanson, S. M. H., Boyd, S. T. 著，村田恵子ほか監訳：家族看護学——理論・実践・研究. p.5，医学書院，2001.

2）鈴木和子ほか：家族看護学——理論と実践，第5版. p.29，日本看護協会出版会，2019.

3）森岡清美・望月嵩：新しい家族社会学. p.4，培風社，1993.

4）Friedman, M. M. 著，野嶋佐由美監訳：家族看護学——理論とアセスメント. pp.74-77，へるす出版，1993.

B 公衆衛生看護の対象としての集団・組織，地域

POINT
- 公衆衛生看護の活動対象としての集団・組織，地域について理解する。
- 集団・組織，地域を対象とした公衆衛生看護活動では，支援の対象の住民がみずから問題を解決する力をつけていくことを目ざし支援する。

1 活動対象としての集団（グループ）

a 集団の分類

地域の中にはさまざまなレベルの集団がある。地域の健康問題解決のための対象集団は，特定集団･不特定集団および目的集団に分類できる。**特定集団**は同じ年代，性別，文化的特徴など共通の要素をもつ集団である。**不特定集団**は明確な基準が定まっていない人の集団である。また，**目的集団**とは，共通の目的や関係・利害などをもつ集団をいう。

b 公衆衛生看護の集団（グループ）支援

公衆衛生看護では，個人では解決できない健康問題をもつ特定集団や，同じ課題や目的をもって集まった目的集団を支援し，その集団のメンバーに共通する健康問題をともに解決するような活動を行う[+]。子育て中の親が参加する育児グループなど従来型のグループの育成・支援に加え，新しい健康問題に対する活動を行うグループも対象として育成・支援を行う。不特定集団を対象としたさまざまな健康イベントや健康教育も集団を対象とした活動である。グループへの支援方法としてポピュレーションアプローチとハイリスクアプローチがある（5章B参照）。

＋ プラス・ワン

グループ支援の意義

共通する健康課題をもつ当事者がグループで話し合うことは，当事者どうしだからこそ，わかり合えることができ，また共通の課題についての情報の共有の場となる。そのようなグループのなかで自己の健康問題に気づいたり，自己のこれからの生活改善や障害受容のためのモデルとなる人に出会ったりするなど価値観の変容を経験をすることは，そのメンバーが今後どのように生きていきたいかという人生を再構築する場としても重要な意味をもつ。

またグループでの意識の変革・成長などを経験することで，いままで支援を受ける側だった当事者が，支援する側（ピアカウンセリング）としての役割をもつ場ともなる。このような集団における当事者の変化は地域でのリーダー育成にもつながり，地域の健康資源になる。

2 活動対象としての組織

組織とは集団の一形態であり，共通の目標をもち，その目標達成のために複数の人々が集まり，ルールを設定して継続的に活動するものをいう。学校・企業・保健医療福祉関連機関・健康保険組合・農業協同組合・漁業協同組合，労働組合などや，自治会など地域組織・住民組織も，公

衆衛生看護の活動対象となる組織である。

公衆衛生看護では，組織を対象にしたはたらきかけを次の2つのレベルで行う。1つは，グループの組織化である。すなわち，地域で暮らす住民がみずからの健康問題を解決するためにグループづくりを行い，さらにそのグループが主体的な問題解決のための活動に取り組めるように育成・支援する。たとえば，ある保健センターで行われた両親教室に参加した父親たちは，教室終了後に「パパの会」を結成し，定期的に集まっては育児における父親の役割を考え合う組織として活動している。これは地域組織の典型的な例である。

公衆衛生看護が組織を対象に行う活動のもう1つは，地域の健康問題を解決するために，既存のさまざまな組織･機関との連携を促すことである。地域における課題解決のためにさまざまな組織・機関との連携・協働を展開している例としては，市内の各地域で自主的な活動をしている育児グループの連携を促し，市全体の子育て支援グループの組織化をはかり，子育て支援の充実を目ざす活動がある。

3 活動対象としての地域(コミュニティ)

公衆衛生看護が対象とする「地域」と類似することばに，「共同体」＋や「コミュニティ」＋がある。公衆衛生看護は地域に暮らす人々の健康問題の解決が中心課題であり，地域とは人々が生活する一定の物理的空間としてとらえる。公衆衛生看護を実践する行政においては，所属している部署により，地域として行政機関単位の区域を設定し，さまざまな保健衛生サービス体制を整えていることが多い。

集団・組織による活動は健康問題の解決に効果的であるが，こうした取り組みでも解決がむずかしいものもある。そこで，地域のさまざまな関係機関による支援体制の整備が重要となる。すなわち，関係機関の認識の変革や各機関の連携を促したり，住民によるサポート体制をつくったりすることで，地域の支援システムを整備するのである。

認知症高齢者や難病患者の災害時支援体制の整備を例に考えてみよう。災害時の要配慮者・避難行動要支援者の搬送システムや難病患者の避難所での支援体制づくりは行政だけ，あるいは保健部門だけで行うことはむずかしい。そこで支援が必要な人の避難ルートの確保や避難所生活での療養環境の整備にあたり，本人・家族とともに近隣の人々，市役所・保健所と訪問看護ステーション，消防署，自治会・民生委員などの関係機関・関係職種が加わり連携したシステムとなるようにはたらきかけることが重要である。

＋ プラス・ワン

共同体
地域コミュニティ
市町村などの地方自治体など地域住民が生活している場所をいい，市町村の地区単位で組織化された町内会や自治会などがある。消費，労働，教育，保健・医療・福祉，スポーツや伝統行事などの住民どうしの交流が行われている地域社会や住民集団をさすこともある。

ゲマインシャフトとゲゼルシャフト
社会学者テンニース(Tönnies, F.)は，人間の集団や社会の集団をゲマインシャフトとゲゼルシャフトという2つの概念に分類した。
- **ゲマインシャフト(共同体組織)**：地縁や血縁など伝統的な人間関係が重視される社会集団である。
- **ゲゼルシャフト(機能体組織，利益社会)**：特定の目的や利害関係に基づき機能面を重視して人為的に作られた利益社会である。ゲマインシャフトの対立概念として提唱された。

3章

公衆衛生看護の場

A 行政機関

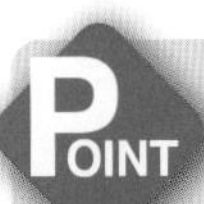

- 保健師の就業場所で最も多いのは，市町村および保健所などの行政機関である。
- 行政の保健師は，公衆衛生の専門職かつ行政職員としての役割を担う。
- 行政の保健師は，所属する部門や機関により，異なる業務の特徴，役割・機能をもつ。

1 行政機関

a 公衆衛生看護実践の場となる行政機関

行政機関とは国・地方公共団体など行政の基礎的な組織である。地方公共団体(自治体)は，都道府県・市町村および特別区などをさし，「住民の福祉の増進を図ることを基本として，地域における行政を自主的かつ総合的に実施する役割を広く担う」(地方自治法第1条の2)ことを趣旨とする。保健師がおもに勤務するのは**図 3-1** に示した厚生労働省をはじめとする行政機関である。

プラス・ワン

起業保健師

本節で解説しているように，保健師のおもな就業場所は行政機関であるが，近年では保健師の資格を基盤に，既存の組織に属さず，会社や個人事業所を設立・開業している起業保健師がみられるようになった。2007(平成19)年に日本看護協会は「保健師の起業促進」を掲げており，最近では，起業保健師が保健指導，事業所支援，産後ケア，病児保育，障害者支援など多岐にわたる分野で活躍している。

なお，保健師は，起業する所在地の税務署に届け出をすることで，一般開業ができる。

b 保健師の就業場所と就業数

2020(令和2)年度における就業保健師数は5万5595人(男1,598人，女5万3997人)である。就業場所では保健所・市町村などの行政機関の割合が高い。行政機関のうち，市町村の就業者の割合がもっとも高い。就業保健師数の推移をみると，総数ならびに市町村・保健所いずれも増加傾向である(**表 3-1**)。

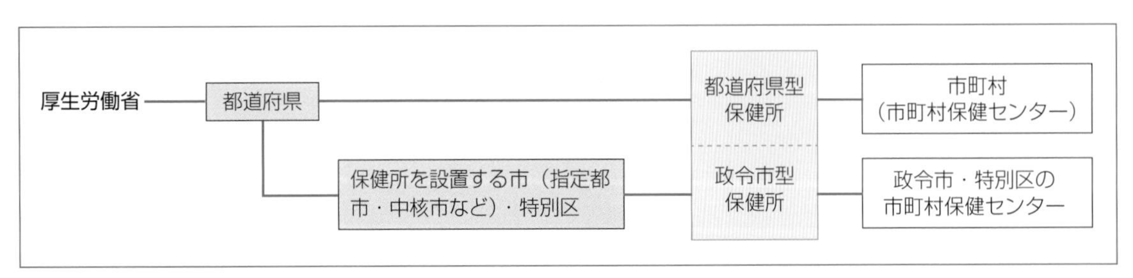

図 3-1　地域保健にかかわる組織

プラス・ワン

本庁における保健師活動

都道府県・保健所設置市・特別区・市町村の本庁において保健師は，管轄下の保健所や管内市町村などの保健活動に対して技術的・専門的側面からの指導・支援を行う。また，人材育成や，健康危機管理時の連絡・調整および当該地方公共団体の地域保健関連施策の企画・調整・評価を行う。

自治体における所属部門別常勤保健師数(表3-2)をみると，保健所設置市(指定都市，中核市，その他の市および特別区)においては，市町村保健センターと保健所の合計がいずれも70%をこえており，本庁は15%前後である。一方，上記以外の市町村では，本庁への配置が市町村保健センターよりも多く約40%を占めている。

行政機関において保健師は，多様な住民のニーズや健康課題に対応し，地域包括ケアシステムを構築し，その一員として保健サービスを提供する役割を担うことが期待されている。そのため，保健部門だけでなく福祉・介護・医療・保険など，多岐にわたる部門に配属されている。

C 行政機関における保健師活動の特徴

行政機関に所属する保健師は，保健分野の専門職である一方，公務員として「全体の奉仕者として公共の利益のために勤務し，且つ，職務の遂行にあたっては全力を挙げてこれに専念しなければならない」(地方公

表3-1 就業場所別に見た就業保健師数の年次推移(各年末時点) (単位：人)

年度	2014(平成26)年	2016(平成28)年	2018(平成30)年	2020(令和2)年
保健所	7,266	7,829	8,100	8,523
都道府県	—	1,375	1,351	1,429
市区町村	27,234	28,509	29,666	30,450
看護師等学校・研究機関	1,210	1,188	1,148	1,194
病院・診療所	4,832	5,201	5,310	5,860
介護保険施設等	460	1,027	1,336	1,603
訪問看護ステーション	275	315	259	307
社会福祉施設	490	412	421	519
事業所	4,037	3,079	3,349	3,789
その他	2,647	2,343	2,014	1,917
合計	48,452	51,280	52,955	55,595

(厚生労働省：令和2年衛生行政報告例(就業医療関係者)の概況．2020による，一部改変)

表3-2 所属部門別常勤保健師数(2023年5月1日時点) (単位：人)

	総数	本庁	保健所	市町村保健センター	その他
都道府県(n=47)	5,795 (100.0%)	1,016 (17.5%)	4,222 (72.9%)	—	557 (9.6%)
市区町村(n=1,741)	32,733 (100.0%)	11,650 (35.6%)	4,186 (12.8%)	11,640 (35.6%)	5,257 (16.1%)
うち 保健所設置市(n=87)	9,982 (100.0%)	1,834 (18.4%)	3,566 (35.7%)	3,473 (34.8%)	1,109 (11.1%)
特別区(n=23)	1,615 (100.0%)	235 (14.6%)	620 (38.4%)	670 (41.5%)	90 (5.6%)
市町村(n=1,631)	21,136 (100.0%)	9,581 (45.3%)	—	7,497 (35.5%)	4,058 (19.2%)
合計	38,528 (100.0%)	12,666 (32.9%)	8,408 (21.8%)	11,640 (30.2%)	5,814 (15.1%)

(厚生労働省：令和5年度保健師活動領域調査(領域調査)．2023による，一部改変)

務員法第30条)，「その職務を遂行するに当つて，法令，条例，地方公共団体の規則及び地方公共団体の機関の定める規程に従い……（以下，省略)」(地方公務員法第32条)服務することが求められる。したがって，保健師としての専門性に加え，公務員としての倫理観や，法令などを解釈し起案書の作成や予算獲得などができる行政職としての力量を兼ね備えることが求められる。

行政機関における公衆衛生看護活動を実践する基盤となる「地域保健対策の推進に関する基本的な指針」では，都道府県や市町村は地域包括ケアシステムの構築や，地域におけるソーシャルキャピタルの核となる人材の育成や積極的な活用をはかることが示されている。

行政機関における公衆衛生看護活動は，各種法令を根拠とするトップダウン式の活動と，地域の実情や課題に応じた独自のボトムアップ式のものとに大別できる。両者は別々に展開するものではなく，法令に基づいた活動もその地域なりの工夫が求められるように，両者を組み合わせ連動することで公衆衛生看護活動は展開されている。その活動の対象選定や展開方法は，一次予防～三次予防，ポピュレーションアプローチとハイリスクアプローチなど，健康課題や支援の目的に応じて重層的である。

具体的な活動では，訪問指導・健康診査・健康相談・健康教育など，個人や家族に対する直接的な保健をサービス提供する。また，住民みずからが主体的に健康づくりに取り組めるようにグループ・地域組織の育成や，保健・医療・福祉の関係機関との連携・ネットワーク化などの地域全体を視野に入れた展開を行う。近年は，住民どうしの交流や地域コミュニティが希薄化しており，地域におけるソーシャルキャピタルを育成・活用し，地域の課題解決力の向上をはかるようなアプローチが欠かせない。保健師は，行政計画策定への参画や保健事業の施策化，感染症対策や災害などの健康危機管理のための広域的な体制整備など，公衆衛生看護活動の基盤を整備する役割も担う。

プラス・ワン

公的役割

公衆衛生は，基本的人権としての健康をまもるための組織的取り組みであり，国の責務である社会保障の1つに位置づけられている。公衆衛生を基盤とする公衆衛生看護を実践する保健師は，広く公共の利益(健康・QOLの実現)のために，個々人の努力(自助)だけでは解決できない健康問題を把握し，その解決のために，公共サービス(共助・公助)につなぐ役割を担う。さらに，行政機関の保健師においては，公務員として公共の利益のために勤務する側面も加わる。

ソーシャルキャピタル

ソーシャルキャピタルは，住民の健康度や地域の課題解決能力に関連するものして地域保健分野では着目されている。保健活動におけるソーシャルキャピタルの醸成とは，地域における住民の孤立を防止するために，住民や組織どうしのつながりとしての「人と人との絆」を，地域に根ざした信頼やネットワークなど，「社会関係としての“人と人との支え合い”」を構築していくことを意味する。ソーシャルキャピタルについては4章を参照されたい。

2 保健所

a 設置主体と保健所数

保健所は，都道府県・政令指定都市・中核市その他の政令で定める市および特別区が設置する(地域保健法第5条)。

1997(平成9)年の地域保健法の全面施行以降，保健所の集約化が進み，2023(令和5)年4月時点で，全国に都道府県立352か所，政令市立(87市)93か所，特別区立(23区)23か所の総計468か所の保健所が設置されている。近年では，福祉事務所と統合し，「保健福祉事務所」「保健福祉センター」などの名称で運営されているところもある。

プラス・ワン

保健所設置市および特別区の保健師活動

保健所設置市および特別区における保健師活動は，保健所と市町村の保健活動をあわせて展開する。

表 3-3　保健所の業務

1	地域保健に関する思想の普及および向上に関する事項	8	母性および乳幼児ならびに老人の保健に関する事項
2	人口動態統計その他地域保健にかかる統計に関する事項	9	歯科保健に関する事項
3	栄養の改善および食品衛生に関する事項	10	精神保健に関する事項
4	住宅，水道，下水道，廃棄物の処理，清掃その他の環境の衛生に関する事項	11	治療方法が確立していない疾病その他の特殊の疾病により長期に療養を必要とする者の保健に関する事項
5	医事および薬事に関する事項	12	エイズ，結核，性病，伝染病その他の疾病の予防に関する事項
6	保健師に関する事項	13	衛生上の試験・検査に関する事項
7	公共医療事業の向上および増進に関する事項	14	そのほか住民の健康の保持・増進に関する事項

（地域保健法第 6 条による，一部改変）

b 保健所の業務

保健所は，地域における公衆衛生の向上と増進の役割を担っており，地域保健法で定める事項に関する企画・調整・指導および必要な事業を実施する。具体的には，表 3-3 に示したものに関する事業が規定されている。これらの業務を遂行するために，保健所には医師・歯科医師・獣医師・保健師・薬剤師・管理栄養士・診療放射線技師・臨床検査技師などの専門職が配置されている。

c 保健所における保健師の業務

保健所保健師は，管内の市町村や医療機関などと連携し，その機関の他職種と協働して，管内の健康問題を把握し，その解決に向けた実践として，公衆衛生看護活動の企画・調整，広域的・専門的な保健サービスの提供，実施したサービスの評価を行う。以下では，保健所保健師のおもな業務を，「地域保健対策の推進に関する基本的な指針」にそって整理する。

1 健康なまちづくりの推進

地域アセスメント（地域診断）で明らかにした健康問題の解決に向け，保健福祉サービスを包括的に提供できるよう，関係職種や関係機関との連携のための連絡会・協議会などを企画・運営し連絡・調整をすることにより，地域のネットワークやケアシステムの構築に努める。このプロセスを通して広域的に地域のソーシャルキャピタルを醸成する。

2 専門的かつ技術的業務の推進

保健所保健師は，次のような健康問題のある対象に直接的な保健サービスを提供する。すなわち，生活習慣病の発症および重症化の予防対策，精神保健福祉対策，自殺予防対策，難病対策，結核・感染症対策，エイズ対策，肝炎対策，母子保健対策（虐待防止対策を含む），生活困窮者対策における保健サービスなどである。これら対人サービスのほかに，生活衛生および食品衛生対策や，医療施設などに対する指導などについても，保健所内の他職種と連携・協働して公衆衛生看護活動を行う。

また，対象への直接的な保健サービスを提供するだけでなく，管轄する市町村に対して健康課題に関する事業の企画・調整・指導などの支援を行うことも役割である。

3 情報の収集・整理および活用の推進

保健所は管轄地域(都道府県型保健所の場合は管内の市町村)に関する保健医療福祉の情報を幅広く収集・管理・分析・評価し，関係機関や住民に対して，把握した情報の提供を積極的に行う。

4 調査・研究などの推進

保健所は，把握した感染症発生状況を地方衛生研究所に報告するなど，その地域の健康問題について，管内住民の生活に密着した調査・研究を国や都道府県の調査部門と連携し推進する。

5 市町村に対する支援，市町村相互間の連絡・調整の推進

管内の市町村の求めに応じて，専門的かつ技術的な指導・支援および協力を積極的に行う。市町村の保健関連職種に対する研修などの現任教育を推進する。管内市町村の地域保健対策の実施に関して必要な市町村間の連絡・調整を実施する。

6 地域における健康危機管理の拠点としての機能の強化

集団感染や災害などの健康危機に対し，平常時から地域の保健医療福祉の提供体制の整備・確保，関係機関との連絡・調整，危機管理に関する住民や関係機関への啓発や情報提供(リスクコミュニケーション)に努め，発生予防や防災・減災のための備えを行う。健康危機が発生した場合には，専門的かつ広域的なネットワークを活用し，適切な医療を確保し，被害者の人権に配慮しながら関係機関とともに支援を提供し，支援者や管内市町村に対する支援や調整を行う。

また，日ごろから，新たな健康問題に対する先駆的な公衆衛生看護活動について情報収集し，管轄する地域における事業化・施策化や情報の普及を行うことも大切な役割である。

7 企画・調整の機能の強化

都道府県などが策定する医療計画，介護保険事業支援計画，がん対策推進計画，健康増進計画，老人保健福祉計画，障害者計画などの策定作業に保健師としての立場で参画する。また，地域における在宅サービスや障害者福祉などの保健医療福祉のシステムの構築，医療機関の機能分

プラス・ワン

保健所保健師のおもな業務

保健所における保健師は専門性が高く，かつ広域的な健康問題に対する保健活動を担う。すなわち保健所保健師のおもな業務は，小児慢性特定疾病や指定難病の医療給付申請業務，難病・感染症・精神疾患を有する療養者やハイリスク母子に対する相談および療養や医療継続のための支援業務，地域ケアシステムの構築などである。また，医療安全などの専門性の高い業務や，市町村と連携して管轄地域全体の健康施策推進のための企画・調整も行う。

地方衛生研究所

公衆衛生の向上・増進のために，感染症(食中毒，インフルエンザなど)，毒性化学物質(ダイオキシンなど)，食品・飲料水汚染をおもな対象として，調査・研究，試験検査，研修・指導および公衆衛生情報などの収集・解析・提供を行う。都道府県や政令指定都市，中核市および特別区の一部に設置されている。

リスクコミュニケーション

リスク(感染症など)についての情報を，危険を未然に防いだり被害を最小限にするため，個人・行政機関・関係機関・地域社会などの関係者間で，情報および意見を相互に交換すること。

担と連携，医薬分業など医療提供体制の整備，ソーシャルキャピタルを活用した健康づくりの支援，食品安全および生活衛生にかかるサービスの提供など，幅広い観点から健康課題をとらえ，管轄する区域内での公衆衛生看護活動の企画・調整を推進する。

さらに，保健師学生の実習の調整や指導，管内の保健・医療・福祉および介護などに従事する者に対する研修を企画・実施し，地域のソーシャルキャピタルの醸成や，保健サービスの向上に貢献する。

3 市町村保健センター

a 設置主体と市町村保健センター数

市町村は，住民に対し，健康相談・保健指導および健康診査その他地域保健に関し必要な事業を行うことを目的とする市町村保健センターを設置することができる（地域保健法第 18 条）。

国は地域保健活動の拠点となる市町村保健センターの整備を推奨しており，全国に 2,419 か所設置されている（2023〔令和 5〕年 4 月時点）。「保健課」「健康課」などの名称を用い，市町村保健センターに類する施設として保健活動を展開している市町村もある。

b 市町村保健センターの業務

「地域保健対策の推進に関する基本的な指針」では，市町村保健センター（類似施設を含む。以下同じ）の運営に関する基本事項を次のように定めている。

・地域保健の事業（健康相談・保健指導および健康診査など）を住民のニーズに応じ計画的に実施する。
・保健医療福祉の連携のため，市町村保健センターには保健と福祉の総合的な機能を備える。具体的には，①社会福祉施設などとの連携・協力体制の確立，②市町村保健センターに総合相談窓口の設置，③在宅福祉サービスを担う施設と市町村保健センターの複合的な整備，④保健師とホームヘルパーに共通の活動拠点化，などをはかる。
・地域の NPO・民間団体などにかかるソーシャルキャピタルを活用した事業の展開に努める。
・精神障害者の社会復帰対策，認知症高齢者対策，歯科保健対策などで，身近で利用頻度の高い保健サービスを実施する。

これらの役割を遂行するために，市町村保健センターには保健師に加え，自治体により管理栄養士・歯科衛生士や作業療法士・理学療法士・言語聴覚士・臨床心理士などが配属されている。

c 市町村保健センターにおける保健師の役割・機能

市町村保健センターに所属する保健師は，母子から成人・高齢者まですべての年代の住民を対象に，地域に根ざした保健サービスを提供する。保健活動の展開にあたっては，地域を「○町△丁目」などの区域で分けた地区を，各保健師が担当して保健活動を実施する「地区担当制」を基盤とすることが推奨されている。

ここでは，市町村保健センターにおける保健師のおもな業務を，「地域における保健師の活動指針」を参考に整理する。

1 地域アセスメントに基づく実態把握と健康課題の明確化

日ごろの公衆衛生看護活動を通して把握した地域の情報をもとに地域アセスメントを実施し，健康問題を明らかにする。その結果，把握した健康課題や健康に関する情報を住民と共有する。

2 保健医療福祉計画の策定および施策化

地域の健康課題の解決に取り組むための保健医療福祉計画を策定し，その施策を事業化するための企画・立案や予算の確保を行い，公衆衛生看護活動の実施体制の基盤を整える。実施した活動は，PDCA サイクルにそって評価を行い，さらなる活動の充実や施策に反映させる。

3 保健サービスなどの提供

策定した保健医療福祉計画に則した保健サービスを直接的に提供する。提供にあたっては訪問指導・健康相談・健康教育など公衆衛生看護の活動方法を適切に組み合わせ，必要な地域組織を育成・支援しソーシャルキャピタルの醸成・活用をはかる。具体的な事業は次のとおりである。

- 相談事業・地区活動により住民の主体的な健康づくりを支援する。
- 生活習慣病の発症・重症化予防のため一次予防に重点をおき，健康診査・保健指導を実施する。
- 介護予防・高齢者医療福祉・母子保健・児童福祉・精神保健福祉・障害福祉・女性保護などの各種保健サービスを提供するなか，必要な者には適切な受療をするような指導を実施する。
- ソーシャルキャピタルの醸成につながる事業を実施し，そのための住民組織・ボランティア組織・自助グループ などを育成・支援し協働する。
- 健康危機管理に関し，平常時から保健所と連携して適切な体制づくりを行い，健康危機の発生時には地域の実態に即した支援や住民の健康管理などを実施する。
- 社会経済状況の違いにより健康状態の差が生じないよう，生活困窮者などへの健康管理支援を行う。

プラス・ワン

市町村保健センター保健師のおもな業務

市町村保健師は，管轄地域の住民に対し，法定の保健事業から住民のニーズに応じた支援まで地域に密着した活動を行い，管轄地域全体の健康づくりを担う。具体的な支援対象は，妊婦・乳幼児から成人・高齢者まですべての年代の人であり，健康な人から病や障害をもつ人までの幅広い健康レベルの人である。

これらの対象に，母子保健では乳幼児健康診査や子育て支援を，成人保健ではがん対策を含む生活習慣習慣病の予防や悪化防止を，高齢者保健では介護予防や認知症対策などを実施する。このような個別支援だけでなく，住民全体に対する正しい知識の普及・啓発，地域に共通する健康問題の解決に向けた住民・関係機関との連携や地域ケアシステムの構築についても行う。

・近年増加している予防接種・健康診査などの民間業者への外部委託(アウトソーシング)について，外部委託されたサービスの内容や質が適切かどうかを定期的にモニタリング・評価する。

4 連携および調整

市町村保健師が連携・協働する対象には，保健所をはじめ，当該市町村の保健・医療・医療保険・福祉・環境・教育・労働衛生などの関係部局のほか，行政以外の関係機関がある。市町村保健師はこれらの関係機関の担当者と連携・調整して効果的な公衆衛生看護活動を実施する。最近では，福祉分野や学校保健などの関連部門にも保健師が分散配置されている。これら保健分野以外の保健師とも密接な連携をとり，効果的な公衆衛生看護活動を推進することが期待されている。

プラス・ワン

市町村保健師の連携・調整活動

連携・調整についての具体的な活動は次のものがある。

- ・高齢者，母子，児童福祉，障害者や女性保護などに関する地域包括ケアのしくみづくり。
- ・健康増進や地域保健を推進するための地域団体の運営・活用。
- ・地域と職域・学校保健との連携推進。
- ・行政の各部門が保有する健康データの共有による施策への反映。
- ・保健師学生実習の指導，など。

4 福祉部門

近年は，行政における保健と福祉の一元化が推進され，対象者に包括的にサービスを提供するしくみづくりが重視されている。これらの実現のために，保健師の福祉部門への配属は，児童福祉，介護保険，障害福祉，国民健康保険など多岐にわたる。

福祉部門の保健師は，対象者個人に対するケースワークを通し，地域の健康課題を見いだし，課題解決のための地域の保健医療福祉のネットワークやシステムを構築し，ソーシャルキャピタルの育成・支援を実施する。福祉現場の活動で把握した健康に関する情報や課題を連絡会などを通して共有し，保健部門へと還元する。

a 児童福祉

児童福祉部門は従来，障害児，孤児，母子家庭の児童などの特別に支援を要する子どもや家庭を対象としてきた。具体的には，養育が困難な子どもと保護者，児童虐待やドメスティックバイオレンス(DV)，生活困窮者などに対して，家庭児童相談室などの心理職・保育士および保健師は，児童相談所などの関係機関と連携し支援する。最近では従来の役割に加え，児童虐待の予防・早期発見の強化，ならびに子ども・子育てへの支援が求められ対応しており，担当部署には「子ども課」などの名称が用いられている。児童福祉の担当部署と母子保健部門や，さらには保育関連部門を統合している市町村もある。

児童福祉部門における保健師は，子育て支援として地域の母子全体に対し，育児情報の普及・啓発を行う。また，関連する母子保健部門・子育て支援センター・子育て世代包括支援センター（日本版ネウボラ）などで把握したハイリスクの子どもとその家庭を保健福祉サービスにつ

プラス・ワン

分散配置

従来，保健師は保健衛生部門に集中的に配置されていた。近年では保健師が，保健衛生部門だけでなく，児童・高齢者福祉，障害福祉，介護，保険，医療部門などさまざまな部門に広く配属されるようになった。このことを保健師の分散配置という。分散配置には人口や管轄エリアが大規模な自治体における支所・分駐所への配置も含まれる。

保健師の分散配置は，複雑化・高度化・多様化している住民の保健医療福祉に対するニーズや，新たな健康問題に効果的に対応するために，保健医療福祉の連携やサービス向上をはかるものである。この動きは，保健福祉事業の細分化やいわゆる縦割り化，保健師の業務分担制の採用などと連動している。

ネウボラ

ネウボラは，フィンランドにおける，妊娠から出産・子育て支援にいたる時期の子ども・家族のすべてに対応する包括的な相談機関である。

日本では，2020(令和2)年を目標に，ネウボラの役割を包括した「子育て世代包括支援センター」を各地域に整備し，ワンストップサービスで子育て世代の支援を行うことが期待されている(まち・ひと・しごと創生総合戦略)。

プラス・ワン
療育
障害のある子どもの発達を促し，社会的に自立して生活できることを目ざした，リハビリテーションなどの治療と教育が統合された専門的な支援をさす。

なぐ。なかでも児童虐待を疑わせる事例を要保護児童対策地域協議会や児童相談所へつなぎ，障害児の場合は医療や療育部門とつなぐことは，欠かすことのできない重要な役割である。地域全体に対しては，関連機関が参加する連絡会・協議会などを企画・運営し，地域の子どもが健全に成長・発達できるための支援や環境づくり，子ども・子育て家庭への支援を提供する包括的なしくみづくりへの貢献が求められている。

b 介護保険

市町村は介護保険制度の保険者であり，市町村の介護保険担当部署の保健師は，高齢者や家族の要介護認定申請への対応，非認定者のフォロー，要介護者家族への介護指導を実施する。これらの業務を通して把握した情報を保健部門と共有し，介護予防につながるようにする。各種介護サービスが効果的に提供されるよう，認定調査やケアプラン作成にかかわる介護認定調査員や介護支援専門員ならびに介護保険サービス事業者への指導・助言や研修会の企画・運営を行う。介護認定審査会の準備・調整，介護サービス提供者への指導や事例検討会の開催なども大切な業務である。

c 障害福祉

障害福祉担当部署では，知的・身体・精神障害者(児)に対し，障害者手帳や障害福祉サービスの申請受付，障害福祉サービスの調整，医療や生活に関する相談・指導のための家庭訪問や電話相談などの個別対応などを実施する。関係する他部署と連携し，自助グループや就労支援など，障害者(児)の社会復帰・自立・社会参加を支援する。障害福祉の関係機関や他職種との連携，連絡会や協議会の開催などを通じて，障害福祉についての地域への啓発やネットワークシステムづくりを行う。

精神障害については，自立支援医療費(精神通院医療)関係の事務や，家族や近隣からもち込まれる精神障害者についての相談に対応し，必要に応じて精神障害者の生活や医療の調整を行う。一方，危機介入の場面では，緊急支援や医療保護入院などにかかる通報の受理，診察や入院調整，移送などを実施しており，対象者の人権に配慮しながら，その安全と生命を保護する専門性の高い対応が求められている。

d 国民健康保険

市町村は，国民健康保険(国保)の保険者である。市町村の国保担当部署では，医療費の適正化や削減のために重複の受診・投薬などの改善をはかり，糖尿病などの慢性疾患の重症化予防のために，電話や家庭訪問により対象者に保健指導や受診勧奨を行う。

実施が保険者に義務づけられている特定健康診査・特定保健指導については，国保担当部署に所属する保健師は，特定健康診査の受診率向上の勧奨から，事後のフォローまでを担う。そのほかに，医療機関からのレセプトや，特定健康診査・特定保健指導の外部委託業者からのデータを分析し，その結果からみえる地域の健康問題について，保健部門と情報共有を行い，健康づくり活動につなぐことも行っている。

5 国（厚生労働省）

国家公務員として従事する保健師もいる。最も多いのは，厚生労働省の看護系技官として所属する保健師である。看護系技官は，厚生労働省内の厚生労働大臣官房，医政局の地域医療計画課，労働基準局の労働衛生課，健康局のがん・疾病対策課などのさまざまな部署に配属されており，保健・医療の現場と行政の両方に通じた専門家としての役割を期待されている。

厚生労働省の看護系技官は，日本における看護や保健医療福祉の活動基盤を整備する重要な役割を担う。具体的には，保健医療福祉分野の従事者に対し，関連する国の方針や先駆的な取り組み（モデル事業），法令などの情報について伝達・啓発・研修などを行う。また，文部科学省や国立保健医療科学院などと連携して，最新の情報や知見を入手・分析し，国民や看護・保健・公衆衛生にかかわるさまざまな施設や事業所の実態を調査する。こうして把握したニーズや健康問題の対策を厚生労働行政の施策として反映させる。すなわち実態を分析し，法律や制度の問題点や改善点を抽出し，その改正案や新規制度を提案することで，看護・保健サービスのしくみや政策をつくるという役割を担っている。

●参考文献

・厚生労働省健康局長：通知「地域における保健師の保健活動について（健発0419第1号，平成25年4月19日）」．2013.

B 職域

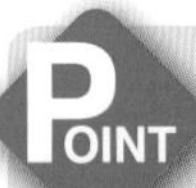

- 産業保健活動は，その活動を通して企業などの継続的な事業運営への貢献と，労働者の健康ならびに働きがいを尊重した支援が求められる。
- 産業保健活動は，①作業環境管理，②作業管理，③健康管理，④労働衛生教育，⑤総括管理という5つの枠組みで行われ，看護職もそれぞれの分野の活動に携わる。
- 治療と仕事の両立支援や第3次産業における労働災害の防止，多様化する労働者および雇用形態への対応など，新たな課題が浮かび上がっている。

1 職域保健(産業保健)が行われる場の理解

職域で行われる保健活動(産業保健活動)は，企業などの場において働く人々の健康の保持・増進を支援・推進することを目的に行う活動である。さらには，その活動により企業などの継続的な事業運営や発展に寄与することを目ざしている。ここでは，産業保健活動の場となる企業などの組織や活動の対象である労働者，そして企業における産業保健活動の位置づけについて解説する。

a 活動の場と対象

産業保健活動が行われるおもな場である企業とは，営利を目的とし，従業員を雇用して継続的に生産・販売・サービスなどの経済活動を行う組織のことである。また，活動の対象である労働者は，自己の労働力を提供しその対価として賃金を得ること，さらにはキャリアの形成や自己実現をはかることを目的として働いている。したがって産業保健活動は，単に「労働者の安全と健康をまもる」ことだけでなく，企業の目的達成や労働者の働きがいを健康面から支援するという視点が重要である。

b 産業保健活動の位置づけ：法令遵守から経営戦略まで

産業保健活動は，産業保健の目的⊕を達成するために，事業者が労働者の協力を得て自主的に行う原則であり，労働安全衛生法においても事業者の責務が規定されている⊕。産業医や保健師をはじめとした産業保

プラス・ワン

ILO/WHO合同会議による産業保健の目的

①職業に起因する健康障害を予防すること
②健康と労働の調和をはかること
③健康および労働能力の保持増進をはかること
④安全と健康に関して好ましい風土を醸成し，生産性を高めることになるような作業組織，労働文化を発展させること

(日本産業衛生学会産業看護部会による要約，2005年)

事業者の責務の規定

労働安全衛生法第3条で，次のように事業者の責務を定めている。

「事業者は，単にこの法律で定める労働災害の防止のための最低基準を守るだけでなく，快適な職場環境の実現と労働条件の改善を通じて職場における労働者の安全と健康を確保するようにしなければならない。また，事業者は，国が実施する労働災害の防止に関する施策に協力するようにしなければならない。」

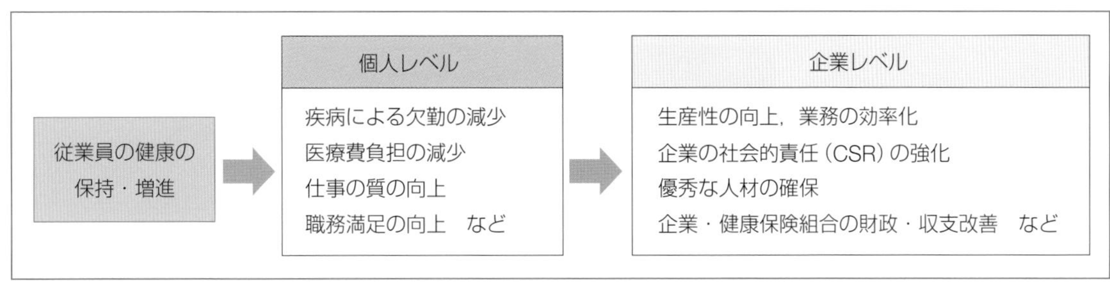

図 3-2　健康経営の概念

健専門職は，事業者が産業保健活動を適切に行うために，専門的な支援を行う立場にある。2019（平成 31）年 4 月に施行された改正労働安全衛生法では「産業保健機能の強化」が大きな柱として明記され，その役割の重要性が増している。近年では，社員の健康の保持・増進に積極的に取り組むことで企業の生産性の維持・向上を目ざす**健康経営**（図 3-2）が広がりをみせ，産業保健活動は重要な経営戦略としても認識されつつある。

プラス・ワン

健康経営

健康経営とは，「従業員等の健康管理を経営的な視点で考え，戦略的に実践すること」（経済産業省）とされている。，企業が従業員などへの健康投資を行うことにより，従業員の活力向上や生産性の向上などのかたちで企業組織が活性化され，結果的に業績向上や株価向上につながることが期待されている。

国の施策として，「健康経営銘柄」の選定，「健康経営優良法人」の認定（大規模法人部門の上位 500 社をホワイト 500，中小規模法人の上位 500 社をプライム 500 として認定）などの制度が創設されている。

c　保健師の所属先

産業保健活動に従事する保健師の就業先は，多くが企業（事業所）で産業保健を担う独立した部門，あるいは総務・人事部門の安全衛生担当課などである。そのほかに健康保険組合や健診機関，労働衛生機関などがある。健康保険組合では従業員やその家族に対する業務を担う場合と，企業に出向して産業保健業務を担う場合がある。健診機関や労働衛生機関では，委託された企業に産業保健・看護サービスを提供している。

2　産業看護職の活動

a　職域における保健・看護活動の特徴

1　労働と健康の調和への支援

労働者は，活動時間の大半を職場で過ごしているため，仕事が健康に及ぼす影響が大きく，その要因もさまざまである（表 3-4）。産業保健専門職は，これらの要因を把握し，職場環境や作業方法，作業内容の改善などに取り組む必要がある。人の側からの仕事への調和をはかることも重要で，労働者 1 人ひとりの心身の特徴を考慮した適正配置への支援や，より快適な状態で仕事ができるよう健康づくりへの支援も行う。

2　産業保健チームにおける看護専門職としての役割

産業看護職は，産業医・衛生管理者・作業環境測定士など看護職以外

表 3-4　健康に影響を及ぼす職業上の要因

分類		具体的な要因
作業環境	物理的要因	異常温湿度，異常気圧，騒音，振動，電離放射線など
	化学的要因	有機溶剤，金属，粉塵，酸素欠乏など
	生物的要因	細菌，ウイルスなど
作業	人間工学的因子	重量物取り扱い，作業姿勢，作業密度など
	時間的要因	交代制勤務，深夜業，勤務時間の長さなど
職種		接待や外食が多い職種など
職場の風土		健康や安全を大切にする風土
職場の環境		立地条件（通勤手段，通勤時間，周辺の飲食店の多さなど），社員食堂のメニュー，喫煙場所など

の専門職や，職場の人事労務担当者・安全衛生担当者などからなる産業保健チームのなかで，“対象者の QOL の向上を目ざし，相手を全人的にとらえ，その自助力にはたらきかけ，気持ちや生きがいを尊重した支援を行う”という看護専門職としての役割を果たすことが求められる。そのため，労働者 1 人ひとりの価値観や性格，生活背景などを考慮し，最適な支援ができるよう，直接的なかかわりに加え，関係者をつなぐコーディネーターとしての役割も求められる。

3 専門職の立場と企業の一員である立場の両立

産業保健活動において，保健医療職としての判断が，必ずしも企業や従業員の利益・希望と一致しない場面がある。たとえば，ある労働者が疾病をわずらい，業務を継続することで疾病悪化のリスクが考えられる場合でも，当該労働者が業務を外れることで職場にとって生産性が低下する可能性があるうえ，本人にとっても収入減につながり，仕事へのやりがいを低下させる可能性がある。本人や関係者・専門職間でよく話し合い，どのようにすれば双方にとって最もよいのかを考える必要がある。

b 産業看護職の活動の実際

産業保健活動は，①総括管理，②作業環境管理，③作業管理，④健康管理，⑤労働衛生教育とよばれる 5 つの枠組み⊞で行われ，看護職もこの 5 つの分野の活動を把握し，参画・協力・提言のいずれかのかたちでかかわる。産業看護職がおもに携わる業務を整理して**表 3-5** に示す。

なかでも，看護職が多くの時間を費やしているのが健康診断の実施とフォローアップ，生活習慣病対策（健康づくり，保健指導，健康教育），メンタルヘルス対策（**ストレスチェック**⊞，メンタルヘルス不調の早期発見と対応，復職支援，心の健康づくり），過重労働対策⊞，喫煙対策などである。近年の産業保健における重要な健康問題への対応において看護職は重要な役割を担っていることがわかる。

⊞ プラス・ワン

労働衛生の 5 管理（分野）

作業環境管理，作業管理，健康管理を合わせて「**労働衛生の 3 管理**」とよぶ。また，労働衛生教育，総括管理を加えて「**労働衛生の 5 管理（5 分野）**」とよぶ場合もある。

ストレスチェック制度

2015（平成 27）年 12 月施行。労働安全衛生法第 66 条の 10 に基づき，常時 50 人以上の労働者を使用する事業者に実施を義務づけたストレスに関する検査である。ストレスチェックの目的は，定期的に労働者のストレスの状況について検査を行い，本人にその結果を通知してストレス状況について気づきを促すことにより，労働者個人のメンタルヘルス不調のリスクを低減させることである。また，集団の検査結果を分析し，その職場環境を改善することによって，労働者がメンタルヘルス不調になることを未然に防止することも目的である。

過重労働対策

近年，競争の激化やスピード化，リストラクチャリングなどにより，労働者 1 人ひとりにかかる業務負担が増し，時間外勤務や休日勤務などを余儀なくされるケースが増加している。高密度・高速度・長時間の過重労働によって，脳血管疾患や精神疾患を発症して休業や在職死にいたる労働者があとを絶たず，対策が急がれている。「過重労働による健康障害防止のための総合対策」（厚生労働省，2016 年改正）では，一定の長時間勤務者に対する産業医の面接が義務づけられ，これらの面接指導に保健師がかかわっている。

表 3-5　産業看護職がおもに携わる業務

産業保健活動の5分野	産業看護職が携わる業務
総括管理	・活動計画の企画立案　・活動推進のための体制づくり ・他職種，他部門間との連絡調整，連携 ・安全衛生委員会への出席や協力　・職場巡視　・活動の評価 ・感染症や災害などのリスク対応　・予算管理 ・個人情報の管理
作業環境管理	・喫煙環境対策（受動喫煙の防止対策）　・快適な職場づくり ・一般環境改善（採光，温湿度，照明，環境音など） ・休憩場所や食堂，手洗い所などの衛生状態改善 ・有害因子の把握や管理
作業管理	・作業方法の改善，作業内容や労働時間適正化への参画 ・適切な保護具使用の支援
健康管理	・健康診断（企画，実施，フォローアップ）　・保健指導 ・健康相談　・健康教育　・健康づくり　・疾病管理 ・救急処置　・メンタルヘルスケア　・長時間労働者へ面接
労働衛生教育	・一般従業員への労働衛生教育の実施 ・経営者や管理職への情報提供

C 産業保健における課題

1 メンタルヘルス対策

近年，仕事や職業生活に関して強い不安，悩みまたはストレスを感じている労働者が5割をこえ，産業保健の大きな課題である。有職者の自殺者数は2022（令和4）年で8,576人であり，過労うつや過労自殺などの労働災害補償申請や認定件数は増加傾向にある。労働者1人ひとりが心身ともに健康で働けることや，企業のリスクマネジメントとしてもメンタルヘルス対策は重要であり，ストレスチェックの効果的な活用，個人や集団，組織への支援や体制づくりを幅広く行う必要がある。COVID-19の流行に伴う生活や働き方の変化によりメンタルヘルス不調者はさらに増加しており，その対策は喫緊の課題である。

2 治療と仕事の両立支援

近年，脳・心臓疾患や精神疾患などをかかえる労働者の増加や，医療の進歩により，かつては予後不良とされた疾病の生存率が向上したことなどを背景に，治療をしながら仕事を続ける労働者のニーズが高まっている。現在国内では治療をしながら仕事をしている人が労働人口の3人に1人と多数を占め，今後もその人数の増加が予測されている。しかし，疾病や障害をかかえる労働者のなかには，仕事上の理由で適切な治療を受けることができない場合や，職場の支援体制や理解の不足などにより離職にいたる場合もある。

こうした現状のなか，政府の「働き方改革実行計画」（2017〔平成29〕年

3月)においても病気の治療と仕事の両立支援が盛り込まれ，会社の意識改革や受け入れ体制の整備，主治医と会社(人事担当者や産業医，産業保健スタッフ)および両立支援コーディネーターによるサポート体制の構築などが進められている。労働者の健康確保のため，産業医・産業保健機能の強化にも期待が寄せられている。

3 多様化する労働者および雇用形態への対応

現在，日本ではパート・アルバイトなどの非正規雇用労働者の割合が労働者の1/3をこえている。また，業務の外部委託が多くの業種に広がっていること，副業を容認する企業が増えていることなどから，労働者の安全衛生管理責任の所在が複雑になってきた。責任の所在を明確にし，非正規雇用や委託先の労働者においても適切な安全衛生管理を実施することが課題である。また，高年齢労働者・女性労働者および外国人労働者の増加，障害者雇用の促進などにより，労働者も多様化している。それぞれの労働者の特性を尊重し，労働能力を最大限に発揮できるよう，適正配置や労働環境の整備など，きめ細かな配慮が求められる。

4 小規模事業場における産業保健活動

日本における事業場の約9割は労働者数50人未満の小規模事業場であり，労働者人口の約6割がこれら小規模事業場に所属している。しかし，小規模事業場には産業医や衛生管理者の選任義務がないことなどから，安全衛生に関する対策が不十分な現状にある。産業保健総合支援センター⊞の地域窓口(地域産業保健センター)⊞や労働災害防止協会などによる支援体制があるものの十分な活用が進んでおらず，これらサポーティングシステムの支援内容や支援方法の検討，広報などが課題となっている。

プラス・ワン

産業保健総合支援センター

独立行政法人労働者健康福祉機構により，産業医・産業看護職・衛生管理者などの産業保健関係者を支援し，事業主等に対し職場の健康管理への啓発を行うことを目的に，全国47都道府県に設置されている。

地域窓口(地域産業保健センター)

地域産業保健支援センター事業の1つであり，労働者数50人未満の小規模事業場に対して，医師や保健師による保健指導や健康教育などの産業保健サービスを無料で提供している。労働基準監督署の管轄区域ごとに設置されている。

●参考文献

・厚生労働省自殺対策推進室・警察庁生活安全局生活安全企画課：令和4年中における自殺の状況．2023．(https://www.npa.go.jp/safetylife/seianki/jisatsu/R05/R4jisatsunojoukyou.pdf)(参照 2023-09-14)
・厚生労働省：第13次労働災害防止計画．2018．(https://www.mhlw.go.jp/stf/seisakunitsuite/bunya/0000197309.html)(参照 2023-09-14)
・厚生労働省：第14次労働災害防止計画．2023．(https://www.mhlw.go.jp/stf/seisakunitsuite/bunya/0000197308.html)(参照 2023-09-14)
・厚生労働省：治療と職業生活の両立について．(https://www.mhlw.go.jp/stf/seisakunitsuite/bunya/0000115267.html)(参照 2023-09-14)
・河野啓子：産業看護学，2022年版．日本看護協会出版会，2022.
・中央労働災害防止協会編：労働衛生のしおり，令和5年度．中央労働災害防止協会，2023.
・中央労働災害防止協会ホームページ．(http://www.jisha.or.jp/)(参照 2021-05-19)
・森口次郎，山瀧一 編，森晃爾 監修：健康診断ストラテジー ―Strategy for improved health surveillance. バイオコミュニケーションズ，2014.
・森晃爾編：看護職のための産業保健入門．保健文化社，2010.

C 学校

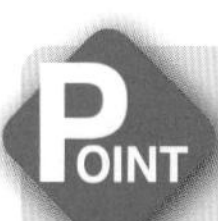

- 学校保健活動を中心的に担う看護職は養護教諭である。
- 学校保健分野における養護教諭は，児童・生徒の多様な健康問題を支援する専門職である。

1 学校保健

a 学校保健の概要

学校保健とは，学校における保健教育と保健管理の活動を通して，児童・生徒の健康増進をはかり，学校教育の目標が達成できるよう活動するものである。学校保健の対象は，幼稚園から小学校・中学校・高等学校・大学にいたる教育機関に学ぶ幼児・児童・生徒・学生および教職員である。

なお，学校とは学校教育法で規定されている，幼稚園・小学校・中学校・義務教育学校⊞・高等学校・中等教育学校⊞，特別支援学校⊞・大学および高等専門学校のことである。

1 保健教育

保健教育は，学校教育法および学校保健安全法に基づいた教育活動として，児童・生徒が健康に関する知識を身につけることや，活動を通して自主的に健康な生活を実践できる資質や能力を育成することを目ざすものである。

保健教育は，体育や保健体育における「保健」および関連教科（保健学習）や特別活動の学級活動，ホームルーム活動（保健指導），道徳での健康教育など，学校教育全体で実施されている。

2 保健管理

学校における円滑な教育活動の実施には，児童・生徒および職員の健康の保持・増進が必要不可欠であり，そのための保健管理として，健康診断・健康相談・感染症予防・学校環境衛生などが規定されている。

プラス・ワン

義務教育学校
義務教育課程（小学校・中学校）を一貫して行う学校のことをいう。

中等教育学校
中高一貫教育を行う学校のことをいう。

特別支援学校
従来の盲学校・聾学校・養護学校が、2007（平成19）年より、特別支援学校という名称に統一され、特別支援教育（後述）を実施することとなった。

プラス・ワン

栄養教諭
児童・生徒の栄養の指導および管理をつかさどり，学校給食の管理や食に関する指導専門職である。

保健主事
保健主事は，学校全体の活動と学校保健との調整を担う者で，小学校・中学校・義務教育学校・高等学校・中等教育学校・特別支援学校におかれる。学校教育法施行規則（第45条）により，「保健主事は，指導教諭，教諭又は養護教諭をもつて，これに充てる」と規定されている。

養護教諭による保健の授業
教育職員免許法の一部改正により，1998（平成10）年7月より，3年以上勤務する養護教諭が，「兼職発令」を受けて保健の授業を教諭または講師という立場で行うことができるようになった。

学校保健計画
学校保健計画は，学校における保健管理と保健教育の関連を明確にし，学校保健委員会などの組織活動など学校保健活動の年間を見通した総合的な基本計画となるように作成する。
学校保健計画では次の事項についての実施計画として策定する。
- 児童・生徒・職員の健康診断
- 環境衛生検査
- 児童・生徒などに対する指導，保健に関する事項

b 学校保健の関係者

学校保健活動を担う者として，学校には校長をはじめ，保健主事・養護教諭や栄養教諭などの教諭がおかれている。非常勤の職種としては，学校医・学校歯科医・学校薬剤師やスクールカウンセラー，心の相談員が学校に配置されており，担任とともにチームとして学校保健経営に携っている。

■校長・教頭

校長･教頭は，学校保健を重視した学校経営，健康に関する危機管理，学校内および地域社会における組織体制づくりのリーダー的役割を担う。

■教科担任・学級担任

教科担任は健康問題の早期発見・早期対応のため，日々の健康観察や保健指導，学校環境衛生の日常的点検などを実施する。学級担任・保健体育教諭・養護教諭などが連携して，保健学習を実施する。

■保健主事

保健主事は，学校保健と学校全体の活動に関する調整や学校保健計画の作成，学校保健委員会の運営など，組織活動の推進にあたる教員である。

■養護教諭

養護教諭は学校教育法（第37条）で，学校における「養護をつかさどる」と定義された健康管理の専門職である。養護教諭は小学校・中学校・義務教育学校・高等学校・中等教育学校・特別支援学校におかれており，学校保健活動の推進において中心的役割を果たす。

■学校医・学校歯科医・学校薬剤師

学校医・学校歯科医・学校薬剤師は，学校と地域の医療機関との橋渡し，専門的な立場からの保健指導，疾病予防や学校保健委員会への参画などの役割を果たす。

■スクールカウンセラー

スクールカウンセラーは，児童・生徒の個別面接，教職員へのコンサルテーション，学校内組織への参画を行い，教職員との共通理解や，地域の専門機関との連携を推進する。

2 学校保健活動と養護教諭の職務

a 学校保健計画・学校安全計画の策定

学校には，児童・生徒などおよび職員の心身の健康の保持・増進をはかるための具体的な実施計画として**学校保健計画**の策定と実施が義務づけられている（学校保健安全法第5条）。養護教諭は，健康診断の結果

や日常の健康観察などにより児童・生徒の心身の健康状態を把握する専門職である。そのため，児童・生徒や地域の実態などの実情にあった計画作成に積極的にかかわることが求められている。

学校には，児童・生徒などの安全の確保をはかるための計画として**学校安全計画**を策定することが義務づけられている（学校保健安全法第27条）。児童・生徒の安全の確保をはかるためには，保護者や住民との連携も重要である。

b 保健管理および保健室の管理

1 保健管理などの業務

養護教諭は，児童・生徒の健康診断や救急処置，健康状態の観察などの保健管理業務や健康相談・保健教育などを行う。学校内の事故防止など環境管理も行っている。養護教諭は心身の健康に関する問題を発見しやすい立場にあり，いじめ・児童虐待・不登校などの早期発見・早期対応に果たす役割は大きい。健康診断や健康相談などで把握した健康問題に対しては，養護教諭およびその他の職員が連携して児童・生徒の健康観察を日常的に行う。健康上の問題がある児童・生徒を指導し，必要に応じてその保護者に助言を行う。

2 保健室の整備

「学校には健康診断，健康相談，保健指導，救急処置その他の保健に関する措置を行うため，保健室を設けるものとする」（学校保健安全法第7条）として，保健室の設置が定められている。学校生活で救急処置が必要な事態が発生した場合に負傷者にすみやかに対応できる場として保健室は重要である。救急対応の安全管理や校内救急体制を保健室を含めて整備し，緊急時に機能できるようにしておくことも養護教諭の役割である。

養護教諭は，児童・生徒の健康状況や日常の健康観察から把握した問題や学校独自の重点課題などの学校保健に関する情報を把握し対応策をたてる。また，年間計画としての保健室経営計画を立案･実施し，評価･見直しをする。

c 学校保健委員会・児童生徒保健委員会

学校保健委員会は学校における健康問題を協議し，健康づくりを推進する組織である。学校保健委員会は学校と家庭，地域を結ぶ組織として機能することが重要であり，保健主事が中心となって運営される。生活習慣病を予防する食生活への取り組みなど学校と家庭・関係機関が児

プラス・ワン

学校安全計画

学校保健計画では次の事項についての実施計画として策定する。
- 学校の施設・設備の安全点検
- 児童・生徒などに対する通学を含めた学校生活や，日常生活における安全指導
- 職員の研修など学校における安全に関する事項

近年の児童・生徒の健康問題

近年の児童・生徒にみられる健康問題には，喫煙・飲酒など生活習慣の乱れや自殺といったメンタルヘルスの問題，性に関する悩み，薬物濫用，感染症がある。養護教諭はこれらの問題に加え，自然災害や事件・事故などの危機管理に伴うPTSDなど心のケアなどへの対応が求められている。

健康診断

健康診断は，児童・生徒の個人および学校全体としての健康状態を把握し，発育・発達の問題や疾病の早期発見，健康づくりの課題を明らかにするものである。健康診断には，就学時健康診断，児童・生徒および職員の定期・臨時の健康診断が学校保健安全法などに基づいて実施されている。

アレルギー疾患をもつ児童への対応

児童生徒の健康増進をはかる一環として，学校における児童・生徒のアレルギー疾患への対応が進められている。具体的には，日本学校保健会により「学校生活管理指導表（アレルギー疾患用）」「学校アレルギー疾患に対する取り組みガイドライン」などが作成され，普及・啓発がはかられている。

学校保健委員会の参加者
- 校長・養護教諭・栄養教諭・学校栄養職員などの教職員
- 学校医・学校歯科医・学校薬剤師
- 保護者および児童・生徒の代表
- 地域の保健関係機関の代表

童・生徒の健康問題について共有し，チームとして学校の対応を協議・連携することにより，学校保健活動を効果的に展開することが可能となる。

さらに，児童・生徒の活動として児童生徒保健委員会がある。この活動では欠席調査や健康行動の実態調査，校舎内の石けんなどの手洗い用の備品の整備などを行っている。全校児童・生徒のためのこれらの活動を養護教諭や保健主事が支援している。

d 特別支援教育

発達障害により学習や生活の面で特別な教育支援を必要としている子どもへの適切な教育対応として，特別支援教育⊞がある。特別支援教育では，少人数の学級編制，専門的な知識・経験がある教職員，障害に配慮した施設・設備により指導が行われている。近年は医療的ケア児への支援⊞も増えている。

特別支援教育の実施体制としては，校内委員会や専門家チームを設置するほか，調整担当の教員として「**特別支援教育コーディネーター**」を指名して，対象児への個別の教育支援計画などきめ細かい支援体制を整えることがある。養護教諭の立場をいかして教育相談と特別支援教育コーディネーターを兼務し，学習活動の環境整備を支援することも重要な役割である。

プラス・ワン

特別支援教育

障害のある幼児・児童および生徒の自立や社会参加を支援するという視点で，当該の幼児・児童および生徒それぞれの教育的ニーズを把握し，適切な指導や必要な支援を行うことで，そのもてる力を高め，生活や学習上の困難を改善・克服することを目ざす。

特別支援教育には，①特別支援学校，②(小学校・中学校における)特別支援学級，③通級による指導(通常の学級に所属して，障害に応じて特別な指導の場〔通級指導教室〕で教育課程を受ける)がある。

学校における医療的ケア児への支援

医療的ケア児及びその家族に対する支援に関する法律(2021〔令和3〕年)により，医療的ケア児(恒常的に医療的ケアを受けることが不可欠である児童)を支援するため，学校の設置者には，医療的ケア児への適切な支援を行う責務が規定され，学校において看護師の配置などを講ずるものとされた。

3 公衆衛生看護と学校保健との連携

乳幼児健康診査などのフォロー対象となっている児童に対しては，養護教諭などの学校保健担当と行政の保健師とが情報を共有して支援する。とくに虐待や養育の困難な児童については，養護教諭・担任・スクールカウンセラーおよび校長は，児童相談所や行政の保健師・福祉担当者と連携して，家庭を含めた支援を実施することが必要となる。

インフルエンザや結核など学校における感染症の発生については，保健所と学校が連携して感染症予防対策を講じることが重要である。市町村保健センターの保健師が学校における性教育・思春期保健授業を担ったり，保健所の保健師が中学校・高等学校に出向いてエイズなどの性感染症予防講座を開催したりしている地域もある。

行政の保健部門と学校の双方が連携して，児童・生徒の健康問題の解決を目ざし，学校保健活動の推進をはかることが大切である。

D 医療施設

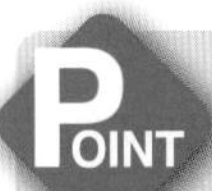

- 公衆衛生看護活動を担う保健師は，地域の医療施設の種類と機能について理解することが必要である。
- 「地域完結型」医療への転換が進むなか，保健師は，医療機関などとの連携をはかり，地域の支援体制を構築していく必要がある。

少子高齢化が進展し，在宅における看取りや医療機器を用いて在宅で療養する患者・子どもの増加が今後も見込まれている。このような状況のなか，医療機関の機能の分化，医療施設の連携，在宅医療の充実を通じ，従来の「病院完結型」から地域全体で治し支える「地域完結型」医療への転換が行われている。

1 医療施設の概要

医療は，急性期や継続的な療養が必要な場合に病院や有床診療所に入院することにより提供される**入院医療**と，日常の療養が必要な場合に提供される**入院外医療**に分けられる。入院外医療は，さらに病院の外来部門や診療所に患者が通院することにより提供される**外来医療**と，医師などが患者の自宅を訪問し診療することにより提供される**在宅医療**に区分される。

a 医療施設の種類と施設数

医療施設は，医師・歯科医師が，医業・歯科医業を行うための場所である。医療施設を医療法では，「病院」と「診療所」に限定している。**病院**は，20床以上の病床を有するものをいい，**診療所**は，**一般診療所**と**歯科診療所**に区分され，さらに病床を有さない**無床診療所**と19床以下の病床を有する**有床診療所**に区分される。

医療施設動態調査では，2013(平成25)年から病院を「一般病院」と精神病床のみを有する「精神科病院」に区分している。「一般病院」のうち，一定の機能を有する特定機能病院＋，地域医療支援病院＋，臨床研究中核病院＋については，「一般病院」と異なる基準(人員配置，構造設備，管理者の責務など)を満たしていれば，医療法で名称独占が認められて

＋ プラス・ワン

特定機能病院
高度医療について，①提供，②医療技術の開発・評価および③研修の能力をもつ病院である。400床以上の病床や厚生労働省令で規定された診療科目名をもつなどの要件に該当する病院が，厚生労働大臣の承認を得て特定機能病院を称することができる。

地域医療支援病院
地域におけるかかりつけの医師・歯科医師を支援する機能をもつ病院である。①紹介患者への医療提供，②救急医療の提供，③地域の医療従事者への研修などを行う能力とともに，200床以上の病床や厚生労働省令で規定された診療科目名をもつなどの要件を満たす病院が，所在地の都道府県知事の承認を得て地域医療支援病院を称することができる。

いる。そのほかに厚生労働省が指定するがん診療連携拠点病院，地域がん診療病院，小児がん拠点病院，小児がん中央機関，都道府県が指定する難病医療拠点病院・協力病院などもある。

全国の病院の施設数は，1990(平成2)年をピークにゆるやかに減少しているが[1)]，2021(令和3)年10月時点での全国の病院数は8,205施設で，そのうち「一般病院」7,152施設，「精神科病院」1,053施設で，それぞれ前年に比べ微減している[2)]。「無床」の診療所においては前年に比べ，一般診療所は1,814施設増加しているが，歯科診療所は25床の微増であり，「有床」の診療所においては，一般診療所は減少し，歯科診療所は同数である[2)]。開設種別にみると，病院は「医療法人」が総数の69.2%と最も多く，ついで「公的医療機関」の14.6%である。一般診療所は「医療法人」が43.2%と最も多く，ついで「個人」の38.6%である[2)]。

b 病床

2021(令和3)年10月時点での全国の病床数は約158万床で，病院・一般診療所において病床数は年々減少している[2)]。病床は，医療法において，①精神病床，②感染症病床，③結核病床，④療養病床，⑤一般病床の5つに区分されている。2014(平成26)年より各医療施設は，一般病床および療養病床について都道府県へ病床機能報告を実施することが義務づけられた⊞。

c 入院医療と平均在院日数

2021(令和3)年における全国の病院の1日平均在院患者数は約114万人で，前年に比べ2.0%減少している。また，1日平均の新入院患者数は，約4.2万人，1日平均退院患者数は約4.2万人となっている[2)]。

日本の平均在院日数は，諸外国に比べきわめて長い。その重要な要因の1つとして，医療の必要度の低い患者が療養病床へ長期入院することが考えられる。対策として医療機関の分化・連携，病床の再編成が行われた結果，病院の平均在院日数は年々減少している⊞。

d 外来医療

2020(令和2)年の推計外来患者総数は714万人で，施設の種類別にみると，病院147万人，一般診療所433万人，歯科診療所132万人であった[4)]。施設の種類別(病院・一般診療所・歯科診療所)の外来患者数，年齢階級別の外来患者数は，2011(平成23)年度以降ほぼ横ばいとなっている[4)]。年齢階級別外来患者数をみると，「65歳以上」が増加傾向にある[4)]。

医療機能の分化・連携を推進する流れから，地域の拠点となる規模の

⊞ プラス・ワン

臨床研究中核病院

臨床研究を実施する中核となる病院である。①特定臨床研究の計画立案・実施，②ほかの病院・診療所との特定臨床研究について主導的な役割の実施，③ほかの病院・診療所への特定臨床研究に関する相談，必要な情報提供・助言などを行う能力とともに，400床以上の病床や厚生労働省令で規定された診療科目名をもつなど要件に該当する病院が，厚生労働大臣の承認を得て臨床研究中核病院を称することができる。

病床機能報告

病床機能報告では，個々の病棟の役割や入院患者の状態に照らし，病棟ごとに①高度急性期機能，②急性期機能，③回復期機能，④慢性期機能の4つの医療機能から選択し報告する。

平均在院日数

患者が入院してから退院するまでの期間を在院日数という。

日本の平均在院日数はこの10年間で約14%短くなっている(2011年32.0日[3)])。2021(令和3)年の病院における平均在院日数(全病床)は27.5日である[2)]。

病院は，一般外来を縮小するのと同時に専門外来を確保し，紹介患者を中心に医療を提供する体制に転換しつつある。一方で，地域の中小病院・診療所などは，かかりつけ医機能である一般的な外来受診患者への相談・対応を基本とし，慢性疾患を有する患者への継続的ケアや，専門医や介護保険施設などへの適切な紹介など，医療・介護を通じた包括的・継続的ケアマネジメントや多職種との連携の推進が求められている。

2 在宅医療

患者が希望する場所で在宅療養しながら自分らしい生活をしていくには，入院時からの切れ目のない継続的な在宅医療提供体制が重要である。在宅医療を支えていくには，①退院支援機能，②地域での日常の療養支援機能，③急変時の対応機能，④地域での看取り支援機能の4つの体制を構築していくことが必要である。

a 退院支援機能

1 退院調整から退院支援，そして入退院支援へ

病院から在宅へという地域完結型医療が急加速するなか，病院内において退院支援機能はなくてはならないものとなっている。2016(平成28)年，診療報酬において従来それまでの退院調整加算が廃止となり，算定要件・施設基準を厳格化し退院支援体制を評価する**退院支援加算**が新設された。退院支援加算の具体的な内容は，退院支援の専従者の各病棟への配置や，院外の医療機関や介護サービス事業者などとの顔の見える密接な連携体制の確立が診療点数上評価されるというものであり，患者が退院後，早期に療養生活を継続できることを見すえていた。

なお，2018(平成30)年度診療報酬改定では，退院支援加算が改称され，入退院支援加算となった。**入退院支援加算**とは，入院を予定している患者が安心して入院治療を受けられるよう，外来において入院生活や入院中の治療・検査についての説明の実施，褥瘡・栄養評価，持参薬の確認，退院困難な要因⊕の有無の確認などの支援を行ったことを診療報酬上で評価するものである。

2 病院の退院支援部門

近年では前述した政策から，退院支援および地域連携業務を専門に行う部署が病院内に設けられ，社会福祉士・退院支援看護師・事務員などが配置されている。退院支援担当者を配置する病院数は増加傾向にある。

退院支援を行う部署では，地域医療機関と病院をつなぐ医療連携(前方支援)，入院前や入院早期からの退院に向けての支援・調整(後方支援)

プラス・ワン

退院困難な要因

2022(令和4)年度の診療報酬改定では，「入退院支援加算」の対象である「退院困難な要因を有する患者」として，ヤングケアラーおよびその家族を加えた。退院困難な要因は次のものである。

①悪性腫瘍・認知症・誤嚥性肺炎などの急性呼吸器感染症のいずれかである。
②緊急入院である。
③要介護認定が未申請である。
④家族・同居者から虐待を受けている，またはその疑いがある。
⑤生活困窮者である。
⑥入院前に比べADLが低下し，退院後の生活様式再編が必要である。
⑦排泄に介助を要する。
⑧必要な介護または養育を十分に提供できる状況にない。
⑨退院後に医療処置(胃瘻などの経管栄養法を含む)が必要である。
⑩入退院を繰り返している。
⑪家族に対する介助や介護などを日常的に行っている児童などである。
⑫児童などの家族から，介助や介護などを日常的に受けていること，などである。

や外来患者への医療相談(相談支援),地域の医療機関や患者を対象とした医療情報提供(側方支援)を実施している。

■各職種の役割

社会福祉士は,退院後の在宅療養開始にあたり,経済的・社会的な問題についておもに関係機関と連絡・調整を行い,患者がスムーズに在宅へ移行できるよう支援している。

退院支援看護師は,入院前や入院後早期の時期に退院支援が必要な患者のスクリーニングとアセスメントを行い,患者・家族との面談を通し,入院後早期から退院に向けての自己決定を支援していく。同時に,在宅医療にかかわる医師・訪問看護師をはじめ,介護職などさまざまな関係職種とのカンファレンスを開催し,医療と介護のサービス調整を行う。このように退院支援看護師は退院支援計画を立案し,院内外の関係機関との退院調整を実施・評価する役割を担う。

b 地域での日常の療養支援機能

一般診療所・歯科診療所・薬局・訪問看護は,互いに連携しながら,地域での療養支援機能を果たしている。

1 一般診療所,歯科診療所,薬局

一般診療所・歯科診療所・薬局には,地域の初期医療の中核的な担い手として,地域の実状に応じ医療サービスを提供し幅広い視点で住民を支えることが求められている。とくに,病院の在院日数の短縮化が進み,医療の継続性や患者ニーズへのこまやかな対応など,かかりつけ医,かかりつけ歯科医,かかりつけ薬剤師・薬局の役割は重要度を増している。一方で,休日・夜間,急変時の対応が困難などの理由から,訪問診療,訪問歯科診療,訪問薬剤管理指導へ参入しにくい医療機関もある➕。

2 訪問診療

訪問診療とは,患者宅を計画的・定期的に訪問し,診療を行うものである。訪問診療を受ける患者は大幅に増加している。患者の多くは75歳以上の高齢者であるが,小児患者(19歳以下)も増加傾向にある。

人工呼吸器・中心静脈栄養・経管栄養など医療処置の必要な在宅療養患者は徐々に増加している。とくに人工呼吸器や経管栄養などの処置が必要な患者の占める割合は,小児に多い。

3 歯科訪問診療

歯科訪問診療を行う医療施設や,**在宅療養支援歯科診療所**➕は増加傾向にある。「歯科訪問診療」を受ける患者の傾向をみると,脳血管疾患や認知症などを有する,75歳以上,要介護3・4の者が多い。また,歯科

➕ プラス・ワン

訪問診療を実施している医療施設の割合

2020(令和2)年において病院の約36.1%,診療所の約19.7%,歯科診療所の16.0%が訪問診療を実施している[5]。

在宅療養支援歯科診療所

在宅や社会福祉施設などにおける療養を歯科医療面から支援する診療所を2008(平成20)年の診療報酬改定で「在宅療養支援歯科診療所」と位置づけた。施設基準は以下のとおりである。

①歯科訪問診療料を算定している実績があること。
②高齢者の口腔機能の管理にかかわる研修を修了した常勤の歯科医師が1名以上配置されていること。
③常勤または非常勤の歯科衛生士が配置されていること。
④迅速に歯科訪問診療が可能な体制が確保されていること。
⑤在宅療養を担う保険医療機関との連携体制を確保していること。
⑥他の保健医療サービス・福祉サービスとの連携体制を確保していること。
⑦歯科医療にかかわる後方支援医療機関との連携体制が確保されていること,などである。

訪問診療における実施内容の多くは口腔衛生指導や義歯調整である。在宅医療が必要な小児患者の増加に伴い，今後小児への訪問歯科診療実施件数も増加していくことが予想される。

4 在宅療養患者に対する薬剤管理指導

医師が患者に処方箋を交付し，薬局の薬剤師がその処方箋に基づき調剤を行うという医薬分業率は上昇傾向にあり，2022（令和 4）年度の医薬分業率は 76.6％[6]に達している。しかし，多くの患者は，医療機関の周囲にあるいわゆる門前薬局で薬剤を受けとっている状況である。今後は，身近な「かかりつけ薬局・薬剤師」が患者の服用薬などの一元管理や在宅での服薬管理・指導をする機能を果たすことを目標に，地域ケアシステムにおける医薬分業の実現に向けた施策が推進されている。

在宅療養を行っている患者に対する薬剤管理指導には，医療保険による在宅患者訪問薬剤管理指導料と介護保険による居宅療養管理指導費がある。2006（平成 18）年以降，居宅療養管理指導費に関する算定がのびた結果，薬剤師による在宅患者への薬剤管理指導の回数は増加している。医師と連携して薬剤師が薬剤管理指導を行い，薬剤の残数管理，重複投薬・相互作用の防止に取り組むことについては，2016（平成 28）年よりかかりつけ薬剤師・薬局の評価として薬学管理料（薬剤服用歴管理指導料）に算定されている。

5 訪問看護

■概要

訪問看護とは，療養者の自宅を訪問して看護サービスを提供することで，療養者と家族を支援するものである。訪問看護は療養者本人や家族の望む療養生活（希望・ライフスタイルなど）を尊重し，その有する能力に応じた自立した生活・QOL の維持・向上を目ざし，病状観察，リハビリテーション，身体の清潔保持，排泄の援助，服薬管理，家族支援，環境整備などの支援を通し，予防から看取りまでを支えている。近年は在院日数の短縮化により，医療依存度の高い人や複数の疾患をかかえた人が地域で療養生活をするようになっており，末期がん患者から小児や精神疾患をもつ利用者まで幅広い対象から，高度で質の高い訪問看護が求められている。

訪問看護の対象は，新生児・乳幼児から高齢者まですべての年齢層である。患者の状況（年齢・疾患など）により，利用できる制度（医療保険・介護保険）が異なる。利用料金や 1 回のサービス時間についても，それぞれの制度で定められており，患者の状況によっては，制度で定められた上限（医療保険の場合 1 日 1 回，週に 3 回など）をこえた回数のサービス提供や，複数の訪問看護ステーションによる訪問，複数名の看護師による訪問，長時間訪問なども可能となる。

プラス・ワン

医薬分業率

医薬分業率（%）＝処方箋枚数（薬局での受付回数）÷（医科診療〔入院外〕日数×医科投薬率＋歯科診療日数×歯科投薬率×100）

医薬分業率は年々上昇している。

訪問看護の経緯

1983（昭和 58）年，老人保健法に基づき病院の訪問看護に対し診療報酬が認められたのが訪問看護制度の始まりである。1992（平成 4）年には，医療法の改正により療養者の自宅（居宅）が医療提供の場として位置づけられ，老人訪問看護制度による訪問看護ステーションが開設された。1994（平成 6）年には，健康保険法の一部改正により，すべての年齢および疾患の患者への訪問看護が可能となった。2000（平成 12）年に介護保険制度が開始されて以降は，要支援・要介護に認定された人には介護保険による訪問看護が提供されるようになった。

プラス・ワン

訪問看護ステーションの利用者

2016(平成28)年9月における訪問看護ステーション利用者のうち介護保険の利用者は70.4%を占め，年齢階級別にみると訪問看護ステーションの利用者の81.4%が65歳以上である[7]。

同年における訪問看護ステーション利用者における介護保険利用者の傷病別の割合[8]をみると，脳血管疾患などの「循環器系の疾患」が最も多く，ついで骨粗鬆症などの「筋骨格系及び結合組織の疾患」である。

一方，医療保険利用者[8]の傷病別割合は，パーキンソン病やアルツハイマー病などの「神経系の疾患」が最も多く，ついで認知症，統合失調症などの「精神及び行動の障害」，がんなどの「新生物」と続き，これらの傷病者が約7割を占め，傷病構造が介護保険利用者と異なっている。

訪問看護サービスは，地域包括支援センターの看護職，病院・診療所の訪問看護部門，訪問看護ステーションの看護職や理学療法士・作業療法士などが提供する。

■訪問看護ステーション

在宅ケアの推進における基盤整備の1つとして創設されたのが訪問看護ステーションである。2000(平成12)年の介護保険制度の創設により，訪問看護ステーションは，医療保険と介護保険による訪問看護の提供が可能となった。

2023(令和5)年の訪問看護ステーション数は1万5697か所[9]，サテライト数2,198か所[10]であり，訪問看護ステーションは5年間で1.3倍に増加している。ステーション数の増加に伴い利用者数も増加しており，医療保険の利用者ののびが著しい[11]。在籍職種や人数はさまざまで，看護師・保健師・助産師のほか，准看護師，理学療法士，作業療法士，言語聴覚士も従事可能であるが，看護師・保健師・助産師が61.9%[12]を占めている。24時間対応体制をとり，ターミナルケアや重症度の高い患者の受け入れを行うなどの高い機能をもつ機能強化型訪問看護ステーションも徐々に増加している。

C 急変時の対応機能

在宅で療養する患者の容体が急変し往診や入院が必要な場合に対応できる在宅医療体制の構築が求められている。在宅療養患者が急変したときに24時間対応体制で在宅医療を提供するのが，**在宅療養支援診療所**と**在宅療養支援病院**である。また，在宅医療を行う医療機関の後方病床確保を担っているのが**在宅療養後方支援病院**である。そのほかに住民のニーズに応じ，地域医療支援病院や二次救急病院も含め地域における医療機関の役割分担を整備し，急変時に受け入れ可能な病院・病床を確保することが求められる。

1 在宅療養支援診療所および在宅療養支援病院

2006(平成18)年，24時間体制で在宅医療の中心を担う機関として一定の施設基準を満たした診療所を診療報酬上，在宅療養支援診療所とする制度が設けられた。その後2008(平成20)年には，診療所のない地域において，在宅療養支援診療所と同様の機能を果たす機関として在宅療養支援病院が創設された。2012(平成24)年には，24時間および緊急時の対応を充実させるため，複数の医師が在籍するなどの体制を有する医療機関を，「機能強化型(単独型・連携型)」の在宅療養支援診療所・在宅療養支援病院とする制度が始まった。

在宅療養支援診療所の届出医療機関数は，制度開始から2014(平成26)年まで増加し，現在では横ばいの状況である。在宅療養支援病院の届け出医療機関数についても同様である。

2 在宅療養後方支援病院

2014(平成26)年，在宅療養後方支援病院が診療報酬上，新設された。この病院の施設基準は，200床以上の病院であること，緊急時に入院を希望する病院としてあらかじめ当該病院に届け出ている患者について，緊急時にいつでも対応し，必要があれば入院を受け入れる体制(後方病床)を整えていること，などである。

d 地域での看取り支援機能

日本において年間の死亡数は増加傾向にあり，とくに医療機関以外の場所である自宅や介護施設などにおける死亡が微増傾向にある。同時に，訪問看護ステーションのターミナルケア利用者数は介護保険・医療保険ともにのびている。今後，患者が望む場所で看取りが実施できる24時間対応の医療提供体制の整備がますます求められる。

●文献
1）厚生労働省：平成12(2000)年医療施設(動態)調査・病院報告の概況．結果の概要．p.1．2000．
2）厚生労働省：令和3(2021)年医療施設(動態)調査・病院報告の概況．pp.5，6，7，16，2022．
3）厚生労働省：平成23(2011)年医療施設(動態)調査・病院報告の概況．結果の概要．p.38．2012．
4）厚生労働省：令和2(2020)年患者調査の概況．結果の概要．pp.4-5，2022．
5）厚生労働省：平成29(2017)年医療施設(生態・動態)調査・病院報告の概況．結果の概要．p.22，2017．
6）公益社団法人日本薬剤師会：医薬分業進捗状況(保険調剤の動向)．処方箋受取率の推計「全保険(社保＋国保＋後期高齢者)」令和4年度 調剤分．2023．(https://www.nichiyaku.or.jp/assets/uploads/activities/bungyo/s/R4suikei.pdf)(参照2023-09-14)
7）厚生労働省：平成28年介護サービス施設・事業所調査の概況．結果の概況．訪問看護ステーションの利用者の状況．p.11，2016．
8）厚生労働省：平成28年介護サービス施設・事業所調査，第12表 訪問看護ステーションの利用者数，傷病分類，要介護(支援)度－適用法別．2017．(https://www.e-stat.go.jp/)(参照2021-05-27)
9）全国訪問看護事業協会：令和5年度訪問看護ステーション数調査結果．(https://www.zenhokan.or.jp/wp-content/uploads/r5-research.pdf)(参照2023-09-14)
10）全国訪問看護事業協会：令和5年度サテライト数調査結果．(https://www.zenhokan.or.jp/wp-content/uploads/r5-research-satellite.pdf)(参照2023-09-14)
11）厚生労働省：第11回地域医療構想に関するワーキンググループ・第3回 在宅医療及び医療・介護連携に関するワーキンググループ合同会議(平成30年3月2日)，資料2在宅医療の充実に向けた取組みについて．(https://www.mhlw.go.jp/file/05-Shingikai-10801000-Iseikyoku-Soumuka/0000196001.pdf)(参照2021-05-27)
12）厚生労働省：令和3年介護サービス施設・事業所調査の概況．結果の概況．従事者の状況．p.6，2022．

E 福祉施設

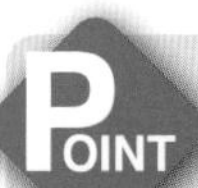

- 保健師が就業する福祉施設は多岐にわたる。
- 福祉施設における保健師には，医療的な知識・技術や健康管理などの専門性が期待される。
- 福祉施設における保健師には，地域ケアシステムの一員として，多職種・多機関との連携・協働が求められる。

1 福祉施設の目的と保健師への期待

プラス・ワン

地域共生社会

2016（平成28）年に閣議決定された「ニッポン一億総活躍プラン」では，住民や地域のさまざまな機関の人と人，人と資源が，制度・分野内の「縦割り」や，「支え手」「受け手」などの関係，世代・分野などをこえてつながることで，住民1人ひとりの暮らし・生きがい，さらには地域をともにつくっていく社会のことを地域共生社会としている。

厚生労働省が「『地域共生社会』の実現に向けて（当面の改革工程）」（2017〔平成29〕年）で示した具体的な取り組みの柱は，①地域課題の解決力の強化，②地域丸ごとのつながりの強化，③地域を基盤とする包括的支援の強化，④専門人材の機能強化・最大活用の4点である。

福祉施設とは，高齢者，障害児・者，母子，生活困窮者などが，個人の尊厳を保ち，社会生活をその能力に応じて自立して営むことができるよう支援をする通所施設または入所施設をさす。厚生労働省は，保護施設，老人福祉施設，障害者支援施設等，身体障害者社会参加施設，婦人保護施設，児童福祉施設，母子・父子福祉施設などに分類している[1)]。

近年の地域包括ケアシステムは，地域で安心してその人らしい生活を送るために，保健医療福祉の一元化による切れ目のない支援，地域での支え合いのしくみづくりを通して地域共生社会の実現を推進している。

このような背景から，福祉施設における保健師には，当該施設の設置・運営にかかる根拠法律に基づき，対象者や家庭の課題に応じ地域生活の継続ができるよう支援を展開することが求められている。また関係者や関係機関との連携・協働，インフォーマルサービスにつながる地域のネットワークやシステムをつくり，住民の課題解決力の強化につながる地域づくりを行うなど，個別支援にとどまらず，地域全体を視野に入れた保健師の専門性を発揮することが求められている。

2 児童相談所

a 児童相談所とは

1 概要

児童相談所とは，子どもの権利擁護と福祉のために，子どもの発達や養育，家庭などの状況に応じ，関係機関と連携をはかり，個々の子どもや家庭に最も効果的な支援の提供，家庭や地域に対する啓発活動など，児童と家庭福祉に関する広域的な業務を担う公的機関である。

児童福祉法（第12条）により，都道府県・政令指定都市には児童相談所の設置が義務づけられている。児童相談所設置市（中核市，設置を希望する市）と特別区は，児童相談所を設置することが可能である。

児童相談所の職員には，所長以下，児童福祉司，児童相談員，児童心理司，保健師，医師，弁護士などがいる。

■児童福祉司の任用資格要件

児童福祉司は，子どもの福祉に関する相談，必要な調査・社会診断の実施，子ども・保護者に必要な相談・支援・関係調整などを行う職種であり，児童相談所に配置しなければならない。保健師は，指定施設で1年以上の相談業務に従事したのち，所定の研修を受講することで児童福祉司の任用資格を取得することができる（児童福祉法第13条，児童福祉法施行規則第6条）。

2 保健師の配置基準

増加する児童虐待ならびに複雑・困難な事例への対応を強化する目的で，2019（令和元）年に児童福祉法の改正がなされた。この改正の趣旨は，さらなる児童虐待防止対策を推進するために児童相談所の体制強化を目ざすものであり，児童の健康や，心身の発達に関する専門的な知識・技術を必要とする指導をつかさどる児童相談所の職員として，2022（令和4）年度から保健師が1人以上必置であることが規定された。

b 児童相談所における保健師の役割・機能

「児童相談所運営指針」（第2章第4節）に基づき，児童相談所における保健師の業務は，①公衆衛生や予防医学的知識の普及，②育児相談，1歳6か月児・3歳児の精神発達面における精密健康診査の保健指導など，障害児や虐待を受けた子どもとその家族に対する在宅支援，③子どもの健康・発達面に関するアセスメントとケアおよび一時保護[+]している子どもの健康管理，④市町村保健センター・子育て世代包括支援センター・医療機関との情報交換・連絡・調整および関係機関との協働による子どもや家族への支援を行うものとされている[2]。具体的な活動を次に示す。

1 子ども・家庭に対するケア

■相談対応と保健医療的なアセスメント

保健師は，相談活動を実施し，子どもや家庭について保健医療の視点から問題をアセスメントし，支援チームの一員として予防的な支援を展開する。子どもの成長・発達について相談を受ける場面では，既往歴や

プラス・ワン

一時保護（児童福祉法第33条）

虐待・置き去り・非行などの理由で保護の必要が認められる子どもの安全や生命をすみやかに確保すること，または児童の心身の状況や養育環境や養育状況などを把握することを目的に，最大2か月間，保護が必要な子どもを児童相談所に付設される施設内で一時的に保護することである。一時保護の決定は，児童相談所長または都道府県知事の裁量による。

一時保護施設における保健師（看護師）の役割

一時保護施設に保健師は必ずしも配置されているわけではない。しかし，一時保護所は，子どもにとって新しく慣れない環境であり，心身の変調をきたしやすいので，医師・保健師・看護師との十分な連携をはかり，健康管理について配慮することが「一時保護ガイドライン」[3]に記されている。

現病歴などの健康状態，医療機関や市町村母子保健部門から法定健康診査の受診状況や予防接種歴などの情報を把握し，子どもの疾病や障害をアセスメントする。

児童相談所への虐待通告があったときには，初動対応として子どもの安全を確認し，傷害の有無を観察する。ついで，子どもの成長・発達および身体の状況と，予防接種歴や受診歴などの医療情報を把握し整理する。養育状況や保護者の養育力についても確認する。

病気や精神的に不安定な要因などで子どもの養育上の困難をかかえる保護者や，性被害にあった子どもに対しては，受診の調整や受診に同行する。

■保健指導・健康教育

アセスメントに基づき，子どもや家庭に対する保健指導や健康教育を実施し，適切な支援機関につなぐ。養育上の課題がある保護者に対しては育児指導や保健指導を実施する。思春期の者には性感染症や望まない妊娠を予防するための性教育を実施する。

施設入所児のなかには，基本的生活習慣の獲得ができていない場合もあり，清潔や食事，感染症予防，タバコやアルコールなどについての健康教育を実施する。

2 関係機関・地域との連携

児童相談所の保健師には，日ごろのハイリスクケースへの支援を通し見えた地域の問題を，母子保健活動に還元していくことが求められる。

■支援チームの一員としての協働

保健師は，要支援児童や特定妊婦などについて，市町村の母子保健部門などへの情報提供や地区担当保健師などへのケースの引き継ぎを行う。また，関係機関との連絡・調整や，地域支援チームの構築を行い，支援者の一員として参画する。入所施設の職員や里親への健康教育や保健医療面に関する相談対応，里親認定前研修や里親研修などの企画・運営の役割も担う。

■地域の支援システムの構築

要保護児童対策地域協議会(子どもを守る地域ネットワーク)や連絡調整会議・事例検討会・研修会を通して，市町村の母子保健部門や子育て世代包括支援センター，保健所などの地域の関連機関と密な連携がとれるよう日常的に連絡し合い，児童虐待の発生防止・早期発見に努める。

3 地域包括支援センター

a 地域包括支援センターとは

1 概要

地域包括支援センターは，住民の保健医療の向上，および福祉の増進を包括的に支援することを目的に，総合的かつ重層的なサービスネットワークの構築を担う地域福祉の拠点となる機関である。おおむね30分以内に必要なサービスが提供される日常生活圏域(人口2万～3万人程度の規模の地域で，具体的には中学校区)を単位に設置される。運営形態は，市町村の「直営型」と，法人などへ運営を委託する「委託型」に分類できる。なかでも，地域の基幹的な役割を担い，センター間の総合調整や介護予防のケアマネジメントおよび地域ケア会議などの後方支援機能を有するセンターを**基幹型地域包括支援センター**という。

2 業務・職員

地域包括支援センターのおもな業務は，**介護予防支援**と，**包括的支援事業**である。介護予防支援には介護予防ケアプランの作成や，介護予防サービスの利用支援がある。包括的支援事業＋は市町村が行うとされている地域支援事業の一部である。

地域包括支援センターには，**保健師・社会福祉士・主任介護支援専門員**の三職種が配置されている。保健師等(準ずる者として地域ケア・地域保健などに関する経験のある看護師を含む)は保健医療を担当し，社会福祉士はソーシャルワークを，主任介護支援専門員はケアマネジメントを担う。2017(平成29)年度の全国の地域包括支援センターにおける就業者数(各職種に準ずる者を含む)は，保健師8,612人，社会福祉士9,962人，主任介護支援専門員1万1913人である[4]。

b 地域包括支援センターにおける保健師の役割・機能

保健師は，第1号被保険者の虚弱高齢者と要支援者を対象とした介護予防ケアマネジメントを担い，支援対象者が住み慣れた地域で安心して住みつづけることができるよう支援する。また，個別ケースの支援や日ごろ接する住民から地域の情報を把握し，地域アセスメント(地域診断)を行う。地域の問題解決力向上のために，自助および互助の視点から，地域ケア会議の開催，住民や関連機関との連絡・調整，地域のネットワークづくり，住民組織の育成による社会資源の開発など，地域包括ケアシステムの構築につながる地域の基盤づくりを担う。

＋ プラス・ワン

包括的支援事業

包括的支援事業には次の業務がある。

介護予防ケアマネジメント業務

第1号被保険者の要支援者や，「基本チェックリスト」による事業対象者に対し，自立支援を目的に，ケアプランを作成し訪問や通所事業などのサービスにつなぐ。

総合相談支援業務

地域の高齢者の実態把握をはじめ，住民の各種相談から適切なサービスにつなぐ。地域の支援ネットワークの構築を行う。

権利擁護業務

高齢者の尊厳ある生活を保障するために，成年後見制度の活用促進，高齢者虐待や困難事例への対応，消費者被害の防止などを行う。

包括的・継続的ケアマネジメント支援業務

地域内の連携・協働体制づくりを目的とした「地域ケア会議」の開催，ケアマネジャーへの個別相談・支援，困難事例などへの指導や助言を行う。

4 保育所

a 保育所とは

保育所は,「保育を必要とする乳児・幼児を日々保護者のもとから通わせて保育を行うことを目的とする」(児童福祉法第39条)。

保育所には,保育士・嘱託医・調理員をおかなければならないが,乳児4人以上を入所させる保育所では,勤務する保健師または看護師・准看護師1人に限って,保育士とみなすことができる(「児童福祉施設の設備及び運営に関する基準」)。しかし,法的に看護職の配置義務はない。2021(令和3)年10月時点で保育所(幼保連携型認定こども園,保育所型認定こども園を含む)と地域型保育事業所に就業する保健師・看護師は1万2680人である[5]。

b 保育所における保健師(看護師)の役割・機能

保育所業務の基本となる「保育所保育指針」(2018〔平成30〕年4月改正)には,おもに日常的な子どもの健康状態や発育・発達状態の把握,体調不良や傷害への対応,アレルギー疾患を有する子どもに対する適切な対処などの健康支援において,看護師などが配置されている場合はその専門性をいかして対応することが明記されている。

保育所における保健活動は,①子ども・職員の健康管理および定期健康診断の実施,②体調不良やけがなどの対処,③疾病や障害のある子どもへの対応,④感染症対策,⑤保育所の嘱託医との連携,⑥健康教育,⑦保健をテーマとした保育所内研修の企画・運営などである。また,近年では保育所は地域の子育て支援を担う施設としても期待されており,保育所の保健師には地域開放や一時預かりなどで保護者の育児相談や保健指導⊞を実施したり,その情報をもとに市町村の母子保健部門や保健所,療育機関などと連携したりすることが求められている。

今後は慢性疾患・アレルギー疾患・障害をもつ子どもや,医療的ケアが必要な子ども⊞が地域でさらに増加すること,ネグレクトや保護者の疾患など複合的な問題をもつ家庭への支援の必要性も一層高まることが予測される。そうしたなかで地域連携や支援ネットワークづくりについて保育所から発信するという,保健師ならではの役割を果たすことは重要である。そのためにも各保育所に保健師を1人配置とまではいかなくとも,複数の保育所を統括する拠点保育所への保健師の配置が増えることが望まれている。

+ プラス・ワン

保育所等訪問支援

2012(平成24)年の児童福祉法改正により始まった「障害児通所支援」に位置づけられる障害児支援サービスである(法第6条の2の2)。

障害児が通う保育所,幼稚園,認定こども園,小学校,特別支援学級・特別支援学校に加え,入所施設である乳児院や児童養護施設を,児童発達支援センターなどの訪問支援員(保健師・看護師・理学療法士・言語聴覚士,心理職など)が訪れ,子どもに対する集団生活適応のための訓練や職員に対する支援方法などの指導を行う。

医療的ケア児

人工呼吸器や胃瘻を使用し,痰の吸引や経管栄養などの医療的ケアが必要な障害児を医療的ケア児という。

現在,義務教育においては特別支援学級や学校などで医療的ケア児の受け入れが保障されている。その一方で,保育所・幼稚園・認定こども園では,ケアの実施者や急変への対応などの課題があり,保健師・看護師がいない園での受け入れがむずかしい現状がある。

乳幼児期の子どもにとって,集団生活の経験は成長・発達を促すうえでかけがえのないものであり,子どもの権利擁護の観点から,保健・医療・福祉および教育分野間でさらなる連携の強化が求められる。

●引用・参考文献

1）厚生労働省：用語の定義，1 施設，障害福祉サービス等・障害児通所支援等事業所の種類．社会福祉施設等調調査．（http://www.mhlw.go.jp/toukei/list/dl/23-22_yougo.pdf）（参照 2022-09-13）
2）厚生労働省：児童相談所運営指針．厚生省児童家庭局長：児童相談所運営指針について（子発 0330 第 5 号　令和 4 年 3 月 30 日）．2022．（https://www.mhlw.go.jp/content/000928174.pdf）（参照 2022-09-13）
3）厚生労働省子ども家庭局長：一時保護ガイドラインについて（令和 2 年 3 月 31 日，子発 0331 第 4 号）．2020．（https://www.mhlw.go.jp/content/11900000/000334799.pdf）（参照 2022-09-13）
4）厚生労働省老健局：社会保障審議会介護保険部会参考資料 1（令和元年 10 月 9 日）．2019．（http://www.mhlw.go.jp/content/12300000/000555623.pdf）（参照 2022-09-13）
5）厚生労働省：令和 3 年度社会福祉施設等調査，結果の概要．2021．（https://www.mhlw.go.jp/toukei/saikin/hw/fukushi/21/dl/kekka-kihonhyou01.pdf）（参照 2023-09-12）

F 国際

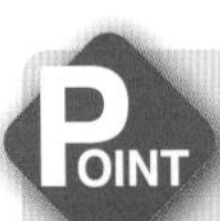

- 看護職の国際協力活動には,「プライマリヘルスケア」と「人間の安全保障」の概念が基盤となる。
- 看護職による国際保健活動には，日本の ODA との連携が重要である。
- 異文化や多様性の理解は，グローバル化する日本国内において喫緊の課題である。

1 国際協力活動

a 国際協力活動の基本となる概念

1987 年に WHO/UNICEF は，先進国と途上国の格差が容認できないことから，アルマ-アタ宣言において健康が人間の基本的な権利であり，可能な限り高い水準の健康が獲得できるよう全力を傾けることを提唱し，**プライマリヘルスケア**(primary health care：PHC)を採択した(1章 B を参照)。PHC は国際協力を実施する基盤としても重要である。

セン(Sen, A.)が提唱する「**人間の安全保障**」も国際協力の重要な概念である。これは，国家が国家をまもるという従来の安全保障の概念の枠をこえ，紛争やテロ，災害，環境破壊，貧困，さらには感染症などの人々の健康や生命への脅威に対処していくため，人間に焦点をあてることで「尊厳ある人間として生きるための社会を目ざす」ものである。そして，国内・国外を問わず人々の健康をまもることは，人間の安全保障において必要不可欠な要素といえる。

国際看護師協会(International Council of Nurses：ICN)の「**看護師の倫理綱領**」は，人種，文化，国籍などの差異をこえ，世界のあらゆる人々を対象とした人権の尊重が，看護の本質であると述べており，国家の枠にとらわれない看護の意義が示されている。

また，2015 年までに達成すべき 8 つの目標を掲げた 2000 年の国連会議の「**ミレニアム開発目標**(Millennium Development Goals：**MDGs**)」においては，母子保健や感染症など，公衆衛生看護における国際協力活動に関する項目が重視されていた。この目標の後継として，2030 年までに達成すべき 17 の目標を掲げた「**持続可能な開発目標**(Sustainable Development Goals：**SDGs**)」が，2015 年 9 月の国連会議で決定された。

プラス・ワン

人間の安全保障
1994 年の国連開発計画(United Nations Development Programme：UNDP)の報告書で，センが提唱した。2001 年には，緒方貞子とセンによって人間の安全保障委員会が設立され，「人間の安全保障」は国際社会における必須概念となった。

国際看護師協会(ICN)
ICN は各国の看護師協会が加盟する組織であり，1899 年に設立された。本部はスイスのジュネーブにある。

ミレニアム開発目標(MDGs)
MDGs は，開発分野における国際社会共通の目標として，2000 年の国連加盟国(189 か国)により掲げられた。2015 年までに達成する 8 つの目標は次のとおり。
①極度の貧困と飢餓の撲滅
②普遍的な初等教育の達成
③ジェンダーの平等の推進と女性の地位向上
④乳幼児死亡率の削減
⑤妊産婦の健康状態の改善
⑥HIV/AIDS，マラリア，その他の疾病の蔓延防止
⑦環境の持続可能性の確保
⑧開発のためのグローバルなパートナーシップの推進

b 国際協力の場と国際保健活動

1 政府開発援助(ODA)

政府開発援助(Official Development Assistance：ODA)とは，開発途上国の経済的・社会的発展や福祉向上に役だてるため，日本政府が開発途上国または国際機関に供与する資金や技術協力のことである。日本がODAを通して国際協力を行うことは，国際社会の一員としての責務であり，開発途上国の安定と発展への貢献により，日本をはじめとする国際社会の平和と安定に重要な役割を果たすことになる。日本のODAは，支援国に対して直接支援を行う**二国間援助**と，国際機関を通じて行う**多国間援助**の2つに分類される。さらに二国間援助は，**有償資金援助**と**贈与**(**技術協力**・**無償資金協力**)に分かれている。

国際協力機構(Japan International Cooperation Agency：**JICA**)は，開発途上国が直面する多様な課題の解決に向けて，日本の経験や技術を活用し，国際社会と連携して取り組む機関であり，国際協力の推進と国際経済・社会の健全な発展に資することを目的としている。JICAは，ODAの二国間援助における贈与(技術協力・無償資金協力)をおもに担っている。

■青年海外協力隊・シニア海外協力隊

青年海外協力隊やシニア海外協力隊は，個人のもつ知識や技術を開発途上国でいかすために，海外の要請国に派遣するJICA海外協力隊事業である。青年海外協力隊は20〜39歳が対象である。派遣期間は原則2年間で単身派遣である。シニア海外協力隊は，40〜69歳が対象で，派遣期間は1〜2年間であり，家族随伴が可能である。近年では現職参加が促進されている。

JICAでは，国際協力を行う人材に必要な能力と資質を，①分野と課題に関する専門力，②総合的なマネジメント力，③問題発見と調査分析力，④コミュニケーション力，⑤援助関連の知識と経験，⑥地域関連の知識と経験，の6つに整理している。とくに，②のマネジメント能力は，問題解決の方向性を提示したうえで多様な関係者と協議・調整し，一定期間内に目標達成するという総合的な業務管理能力のことであり，公衆衛生看護分野で求められる能力とも一致している。

2 看護職による国際保健活動の実際

これまでにも多くの看護職が，JICAや国際機関への協力により，開発途上国の住民の健康をまもる活動，看護の人材養成，看護ケアの質向上などに大きく貢献してきた。保健医療プロジェクトへの看護専門家派遣や，とくにJICA海外協力隊事業での青年海外協力隊における看護師の派遣者数は多く，派遣地域が直面している健康問題の解決に向けて，

プラス・ワン

持続可能な開発目標(SDGs)

SDGsには，2030年までに達成すべき17の目標と169のターゲットがある。「誰一人とり残さない(No one will be left behind)」の理念のもと，保健分野においては，とくにターゲット3.8の「ユニバーサル・ヘルス・カバレッジ(Universal Health Coverage：UHC)」が重要視されている。

技術協力

開発途上国の課題解決能力と主体性の向上のために，専門家派遣，機材供与，日本での研修などを，返済を求めないで二国間で行う事業である。日本人専門家は派遣国で，行政官やカウンターパートと協働で活動し，専門技術や知識を伝え現地に適した技術や制度開発を行う。日本での研修では，相手国の中核となる人材を研修員として日本にまねき，その国が必要としている技術や知識に関する研修を行う。

無償資金協力

開発途上国などに対し二国間で行われ，返済を求めることなく経済・社会の開発に必要な資機材，設備，技術などの資金を贈与するものである。とくに，医療においては病院や施設などの建設や，医療器材や教育訓練機材などの調達というハード面での協力を行う。

独立行政法人国際協力機構(JICA)

JICAは，グローバル化により開発途上国が直面する多様な課題の解決に，日本の経験や技術を活用し国際社会と連携して取り組む機関である。

日本での経験をいかした実践を世界中で行っている。

公衆衛生看護の専門性をいかした国際保健活動としては，地域の保健センターなどを拠点とした，安全な出産や乳幼児の健康状態の改善などの母子保健活動，感染症対策(マラリア，寄生虫症，結核，HIV/AIDS，COVID-19など)，生活習慣病予防など，住民に対する予防や啓発活動が行われている。県や市レベルの保健局における地域保健計画や統計の分析なども行われており，地域アセスメント(地域診断)を行い，課題解決への対策を立案して実践までかかわるという全過程を総合的に行う経験は，帰国後にも非常に役だつものとなる。

国際保健活動では，現地の保健スタッフや住民から選ばれた保健ボランティアとの協働と連携を重視し，研修会などを定期的に実施し，現地の人材育成と能力向上に取り組むことも重要である。国際協力活動を実践する専門家は，PHCの理念にもあるように，現地の保健専門職や住民がみずから活動の重要性に気づき，地域の資源を有効にいかして安価で適正な技術を用い，継続可能性の高い活動になるよう配慮する必要がある。

プラス・ワン

公衆衛生看護の専門性をいかした事例

次のような具体的な活動がある。

- 妊産婦死亡率ならびに乳幼児死亡率が高い地域において住民の保健意識の向上を目標に，村の保健診療所などの運営を支援した。
- 開発途上国でも増加している生活習慣病や高血圧の発症予防のための栄養指導などを実践した。

これらをみると，日本の公衆衛生看護の知識や技術は，国境をこえた国際協力活動においても，開発途上国の社会発展と健康改善に大きく寄与していることがわかる。

2 異文化と多様性への理解

近年，日本を訪れる外国人旅行者数は年々増加し，2003(平成15)年の521万人から2019(令和元)年は過去最高の3188万人となった。また，日本の先端医療技術や健康診断などを目的とする医療ツーリズムへ向けた動きもみられている。看護の専門職とともに連携しチームで働く医療従事者・関係者のなかにも外国籍の人々が増加し，ダイバシティが進むと考えられている。

公衆衛生看護は，いままでの海外での豊富な活動経験で得た異文化への対応やコミュニケーションの方法をいかして，住民や専門職とともに国際的なマンパワーと協働することが重要となる。その際に日本とほかの国々の文化や価値観の違いについて事前に知識を得ておくことはとても重要である。

異なる文化や価値観に対しての柔軟な対応が，グローバル化のなかで求められている。近年では，日本で生活する外国人への日本語と外国語で表記した母子健康手帳により，母子保健サービスが展開されている。また，日本の制度を理解してもらうために，外国の保健医療事情や文化についての理解を深める努力もされている。さらに，海外への国際協力活動での経験を日本でいかすことも求められており，日本国内における多様な人々への公衆衛生看護活動のさらなる展開が今後の課題となっている。

プラス・ワン

ダイバシティ

閉鎖的になりがちな組織風土のなかで，多様性のある人種や性別などの積極的な受け入れにより，異文化理解や重要性が促進され，新しいイノベーションの創出につながると考えられている。

日本と他国の文化・価値観の相違を知る

日本で外国籍の人々や外国からの旅行者が感じるとまどいには，日本人が相手の文化を理解しないままに行動した場合におこりやすいといわれている。たとえば，食文化に関する知識不足により，豚肉を食べることを禁じられている人々の切実な訴えを深刻にとらえず，豚骨から取った出汁の入ったスープを食事に出してしまうことがある。また，多くのアジアの国々では人の頭には神様がいると考えるため，かわいい子どもの頭をなでるという日本ではふつうの行為が，場合によっては非常に失礼で親を怒らせることになる。

4章

社会環境の変化と健康課題

A 人口および疾病構造の変化

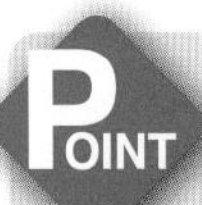

- 少子化が進むとともに，高齢化によって医療需要が増加している。
- 人口の首都圏への一極集中が進み，一方で過疎地域での課題も大きくなっている。
- 悪性新生物や心疾患などの非感染性疾患が増加している。

1 人口の変化と健康課題

a 少子高齢化と健康課題

日本の人口構成を年齢3区分別にみると，**図4-1**のように推移している。2022(令和4)年10月の人口推計では，**年少人口**(0～14歳)1450万人(11.6%)，**生産年齢人口**(15～64歳)7421万人(59.4%)，**老年人口**(65歳以上)3624万人(29.0%)となっている。年少人口は1950(昭和25)年当時の3000万人から減少し，老年人口は当時の400万人から大きく増加し，少子高齢化が進んでいる。老年人口のなかでも75歳以上の後期老年人口は急速に増加している。高齢化の理由には，平均寿命の延伸や，戦後のベビーブーム世代(団塊の世代)が高齢者になってきていることがある。

平均寿命とともに，健康寿命⊞も延伸していることは好ましいことで

プラス・ワン

健康寿命

平均寿命がのびて高齢化が進むなかで，単に長生きするだけではなく，健康で長生きできることが重要になっており，それを指標化したものが健康寿命である。「健康日本21(第二次)」では，健康寿命の1つとして，「日常生活に制限のない期間の平均」の延伸を目標としている。

健康寿命は，年齢階級別の死亡率と健康でない人の割合から，サリバン法で計算される。

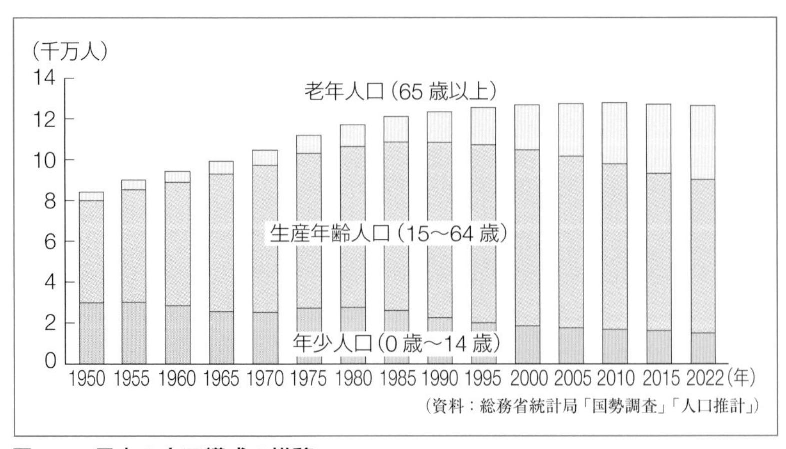

図4-1　日本の人口構成の推移

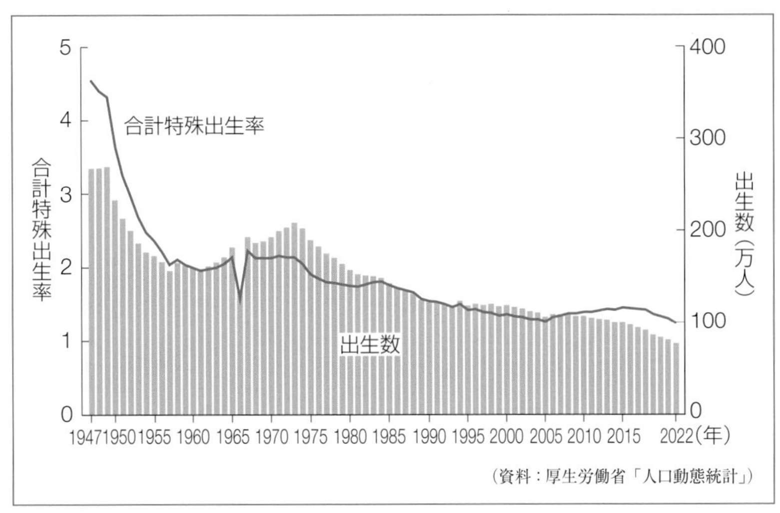

図 4-2　出生数と合計特殊出生率の年次推移

ある。悪性新生物・心疾患・脳血管疾患をはじめとした生活習慣病や筋骨格系疾患など多くの疾患は，若年者に比べ高齢者の罹患率や有病率が高いため，日本では高齢者人口の増加に伴い，これらの疾病の患者数などが増加し，医療需要が増している。さらに死亡数も増加し，多死社会を迎えつつある。人生の最後を自分の望むかたちで迎えるために，また病院などの医療を逼迫させないためにも，ACPが重要となっている。

一方で，日本の出生数と合計特殊出生率は**図 4-2** のように推移している。1950（昭和 25）年には出生数 200 万人，合計特殊出生率 3 以上であったものが，2021（令和 3）年には出生数約 81 万 2 千人となり，合計特殊出生率 1.30 にと，大幅に低下している。合計特殊出生率の低下の理由として，経済成長に伴う**人口転換**に加えて，非婚化・晩婚化，また経済的に子どもをもつ余裕のない若者世代の増加などがある。合計特殊出生率は，2005（平成 17）年に 1.26 と最低を記録したあと少しもち直したが，再度低下している。

小児人口や妊娠・出産件数の減少によって，妊娠出産関連の疾患患者数は減少しているが，発達障害などの新たな課題への，よりきめ細かい対応が求められるようになっており，母子に関する保健医療の需要は減少していない。また，合計特殊出生率の減少に伴い，世帯の児童数が減少しており，子育ての状況も変化している。

b　人口の偏在・過疎・過密に伴う課題

人口の首都圏への一極集中による偏在も進行している。地方においては過疎により，人口の 50％以上が 65 歳以上の高齢者になって地域の行

プラス・ワン

多死社会
少子高齢化社会の次にくる社会の形態である。高齢化が進むなかで，年間死亡数も増加しており，ピークとなる 2040 年には年間 160 万人以上が死亡すると推計されている。住み慣れた自宅や施設での看取りを普及していく必要がある。また，火葬場不足や，相続の問題など，新たな社会問題も予想される。

ACP
ACP（Advance Care Planning，人生会議）は，延命治療を受けたいかなど，人生の最終段階においてどのような医療・ケアを望むかの方針について，意思決定能力が低下する前に，家族や医療者・介護提供者とともに話し合うプロセスをさす。

人口転換
歴史的にみて多くの社会において経済発展に伴い，多産多死型 → 多産少死型 → 少産少死型という人口転換がおこる。日本は戦後，この人口転換が進み少産少死型にいたったということができる。

粗死亡率と年齢調整死亡率の推移
悪性新生物をはじめとして，粗死亡率は増加しているが，年齢調整死亡率は減少している疾患が多い。そのような疾患は，人口の高齢化によって粗死亡率が増加していて，医療需要などは増加しているが，1 人ひとりにとってその疾患で死亡する危険性は減少していることを意味している。

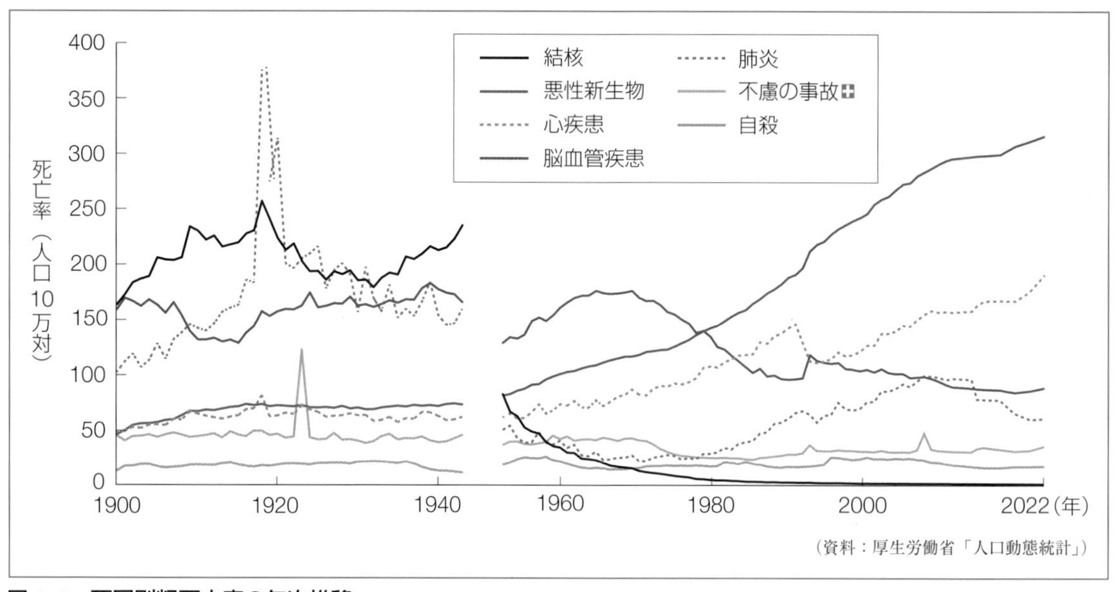

図 4-3　死因別粗死亡率の年次推移

事やたすけ合いなどの維持が困難になっている限界集落が増えている。過疎地域では，バス路線や道路・水道などのライフラインの維持や，生鮮食料品をはじめとした日常の買い物や医療受診が困難な状況が生まれている。他方，首都圏では人口の過密や急速な高齢化への対応が必要となっている。

2 疾病構造の変化と健康課題

日本における主要死因の粗死亡率は図 4-3 のように推移している。大まかにみて，生活環境や医療の改善により結核などの感染症が大幅に減少した一方で，高齢化や喫煙率・食生活・身体活動の変化などにより悪性新生物や心疾患などの**非感染性疾患**(**NCD**：non-communicable diseases，または**生活習慣病**)が増加している。一般的に感染症は一定期間で治療が終了するのに対し，非感染性疾患は継続的な管理が必要であるため，この疾病構造の変化により医療需要が増加している。NCD のなかには脳血管疾患のように，塩分摂取量の減少や血圧管理などによって大幅に減少しているものもある。対人関係の苦労や長時間労働なども関係して**メンタルヘルス**は産業保健の大きな課題である。

感染症については高齢化の進展に伴い，肺炎で死亡する患者が増加している。1918～1920 年の増加は，当時の新型インフルエンザであるスペイン風邪による。この図には記載していないが，HIV／エイズ(AIDS)や新型コロナウイルス感染症をはじめとした新しい感染症が発生したり，インフルエンザなどの過去からの感染症が再び猛威をふるったりする**新興感染症・再興感染症**は現代においても重要な課題である。

プラス・ワン

不慮の事故

不慮の事故は，交通事故死亡数の大幅な改善により減少している。2011（平成 23）年の東日本大震災や，1923(大正 12)年の関東大震災など大規模災害の年は，急に増加している。

自殺者の急増

1998(平成 10)年に自殺死亡者数が 3 万人超に急増した。その理由の1つとして，経済低迷があるのではないかといわれている。その後，2010年(平成22年)ごろから3万人を切って減少してきている。

B 社会構造・文化的背景の変化

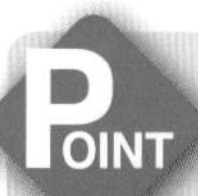

- 家族形態は，単独世帯や夫婦のみ世帯が増加し，また地域での人間関係の希薄化が進んでいる。
- 健康日本 21（第二次）では，健康格差など健康の社会的決定要因が重視されている。
- 信頼，規範，ネットワークなどのソーシャルキャピタルの醸成が健康づくりなどに重要である。

1 家族・近隣・労働の変化

a 家族形態

世帯構造には種々の分類があるが，単独世帯，核家族世帯＋，その他の親族世帯，非親族を含む世帯などに大きく分けることができる。そのほかに，65 歳以上の高齢者のいる世帯，6 歳未満や 18 歳未満などの子どものいる世帯，母子世帯，父子世帯などの類型もある。

国民生活基礎調査によると，2022（令和 4）年における日本の全世帯数は約 5430 万世帯であり，平均世帯人員は 2.3 人である。世帯構造別の世帯数および構成割合の推移をみると，「単独世帯」（約 1790 万世帯，全世帯の 33％）「夫婦のみ世帯」（約 1330 万世帯，同 25％）が増加している。一方で「三世代世帯」（約 210 万世帯，同 4％）は減少し，また「夫婦と未婚の子のみの世帯」（約 1400 万世帯，同 26％）は若干減少している。また，「ひとり親と未婚の子のみの世帯」（約 370 万世帯，同 7％），「その他の世帯」（約 340 万世帯，同 6％）は長期的にみて増加傾向である（図 4-4）。

世帯類型でみると高齢者世帯（65 歳以上の者のみで構成するか，またはこれに 18 歳未満の未婚の者が加わった世帯）（約 1693 万世帯，全世帯の 31.2％）が増加している。65 歳以上の者がいる世帯は約 2750 万世帯で全世帯の約 51％を占める。65 歳以上の者がいる世帯をみると，単独世帯（約 870 万世帯）と夫婦のみの世帯（約 880 万世帯），親と未婚の子のみの世帯（約 550 万世帯）が増加傾向である。

児童（18 歳未満の未婚の者）のいる世帯（約 990 万世帯，全世帯の 18％）は減少傾向で，児童のいる世帯の平均児童数は 1.7 人とこちらも減少傾向である。児童のいる世帯のうちの「ひとり親と未婚の子のみの世帯」（約 63 万世帯）は 2013（平成 25）年の 91 万世帯より減少しているが，子育て支援の必要性の高い世帯と考えられる。

＋ プラス・ワン

核家族世帯
国民生活基礎調査（厚生労働省）では，夫婦のみの世帯，夫婦と未婚の子のみの世帯，ひとり親と未婚の子のみの世帯，の 3 つをさす。

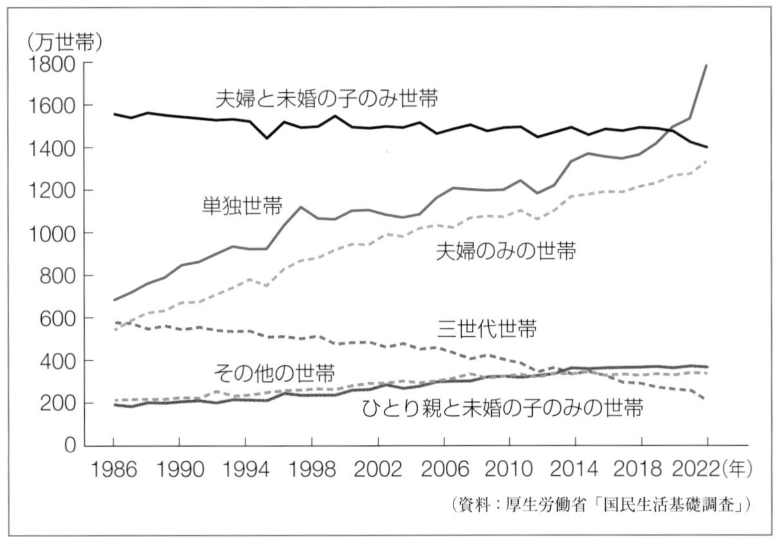

図 4-4　世帯構造別の世帯数の推移

単独世帯は，病気になったときの対処が十分にできない，食事や生活リズムが不規則になりやすい，社会的な孤立に結びつきやすいなど，健康のリスクとなりうる。一方で，とくに高齢者については，健康をある程度保っている人が単独世帯を続けることができており，子どもなどと同居している高齢者に健康状態のわるい人が多いという状況もある。三世代世帯の減少によって，嫁と姑の確執などの家族関係のトラブルが減る一方で，育児の相談・手伝いや高齢者の介護がむずかしいなどの課題がある。

b 近隣・人間関係の希薄化

高度経済成長期以降の日本においては第一次産業就業者の減少と第二次・第三次産業就業者の増加，企業活動や社会の変化などに伴い，地域社会が流動化した。高度経済成長期の 1960 年代前後には，地方の中学校卒業生が，ふるさとを離れて集団就職として東京などの都市部の町工場や個人商店に就職し，「金の卵」ともよばれた。多くの人が生まれてから死ぬまで同じ地域で暮らしていた時代と比べて，地域での関係の希薄化が進んでいった。

内閣府の「高齢者の地域社会への参加に関する意識調査」によると，近所の人と親しくつきあっている割合は，1988（昭和 63）年の 64.4％から 2008（平成 20）年の 43.0％に低下している。一方で，個人または友人と，あるいはグループや団体で自主的に行われている活動を行った人は，1988 年の 36.4％から，2008 年の 59.2％に増加している。このように，社会参加，人と人との関係には，減少している領域と，逆に増加している領域がある。

プラス・ワン

雇用者でない労働形態

家内労働者（内職者）は，委託を受けて，物品の製造または加工などに従事する人で，法律によって労働者に準じた保護がある。

業務委託（請負）契約を結んで働く人は，注文主から受けた仕事の完成に対して報酬が支払われるので，注文主の指揮命令を受けない事業主として扱われ，基本的には労働者としての保護を受けることはできない立場である。

在宅ワーカー（在宅就業者）も，委託を受けて，パソコンなどの情報通信機器を使用したホームページの作成などを個人で行う人であり，事業主として扱われる。

c 労働形態・雇用の変化と多様化

労働形態は，自営業・事業主，正規の職員・従業員，非正規の職員・従業員に分けることができる。非正規のうち，**派遣労働者**は，企業（派遣先）と人材派遣会社（派遣元）との間で労働契約を結んだうえで，派遣先の指揮命令を受けて働くものである。**契約社員・嘱託**（有期労働契約）は，労働者と使用者の合意により労働契約にあらかじめ雇用期間が定められているもので，契約期間の満了によって労働契約は自動的に終了することとなる。**パートタイム労働者**（短時間労働者，パートタイマー，アルバイト）は，1週間の所定労働時間が，同じ事業所に雇用されている正社員と比べて短い労働者をいう。そのほかに，**短時間正社員**は，フルタイムの正社員と比べて所定労働時間が短い正社員で，期間の定めのない労働契約を結んでおり，時間あたりの基本給や賞与・退職金の算定方法などがフルタイムの正社員と同等のものである。

労働形態別の就業者数は，非正規が増加傾向にある。非正規労働者は，雇用が不安定であり，所得が低い場合が多い。また，業務委託などは長時間労働となる場合もある。テレワークや副業も増加しており，自由度が増す反面，新たな健康リスクにも注意が必要である。

2 健康格差と健康の社会的決定要因

a 社会格差，貧困，社会的不利による生活破綻

1 社会格差と貧困

社会格差とは，所得や社会的地位などの社会経済的要因の格差のことである。厚生労働省の調査によると，日本ではジニ係数や貧困率が上昇しており，社会格差が拡大している。その理由として，所得の低い高齢者が増加していることがある。規制緩和により競争を促進すべきだという新自由主義的な政策により，格差が拡大しているという指摘もある。自由競争は社会の活性化や効率化のために有用である反面，格差を拡大する側面があるため，それに対する施策も同時に必要となる。

経済的な格差が，希望格差にもつながっているという指摘もある。とくに，子どもの将来がその生まれ育った環境によって左右されないようにするという意味でも，子どもにおける格差の緩和は重要であり，2014（平成26）年に**子どもの貧困対策の推進に関する法律**が施行された。

プラス・ワン

ジニ係数（Gini coefficient）

社会における所得などの不平等さをはかる指標である。係数が0のときは完全に平等な状態で，1に近いほど格差が大きい状態であることを意味する。

厚生労働省の2014（平成26）年所得再分配調査報告書によると，当初所得のジニ係数は上昇している一方で，再分配所得のジニ係数は低下しており，再分配所得による「ジニ係数の改善度」は過去最高であった。これは社会保障などの所得再分配機能による所得の均等化が進んでいることを示している。

貧困率

経済協力開発機構（OECD）では，所得が国民の中央値の半分に満たない人の割合を相対的貧困率と定義している。

2 社会的不利

社会的不利とは，疾病や障害，十分な教育を受けていないこと，貧困などによる，社会生活上の不利益を意味する。とくに，教育や成育環境

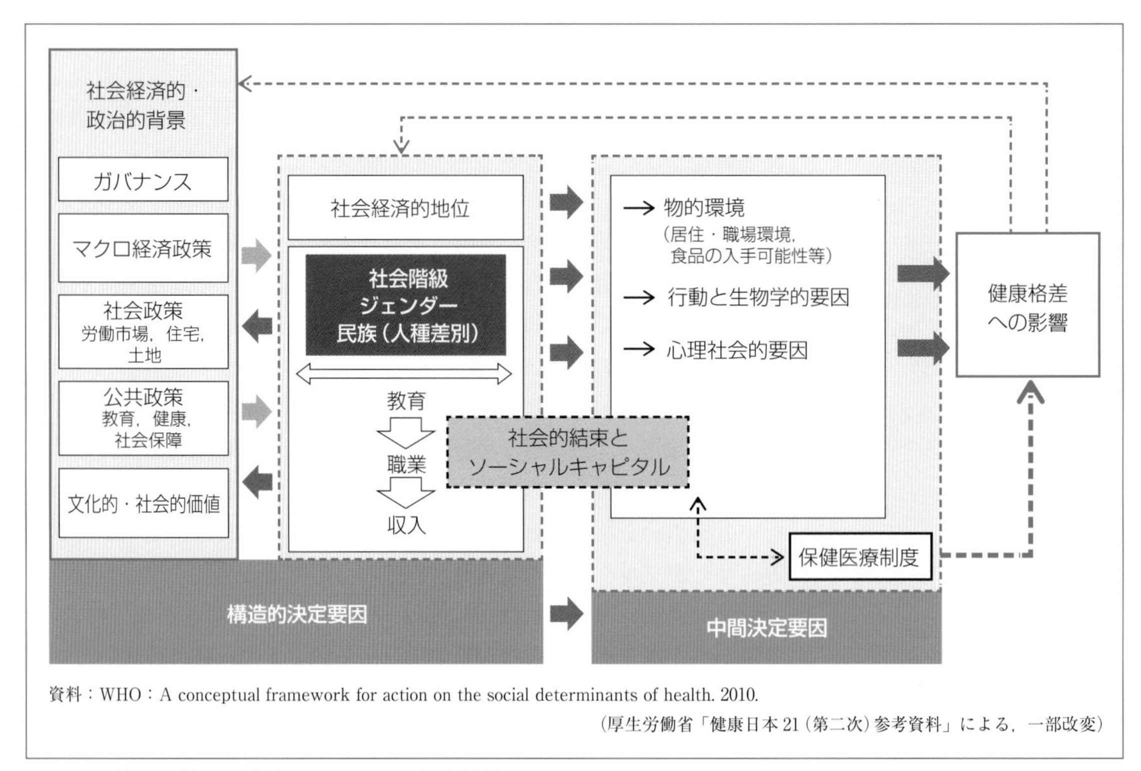

図 4-5　健康の社会的決定要因に関する概念的枠組み

が良好でなく，成功体験が少ないと，将来のために生活習慣を整えたり，貯蓄をしたりという行動がとられにくく，依存症や自己破産などの健康や生活の破綻がおきやすく，それらを理解した支援が必要となる。

b 健康の社会的決定要因

2012（平成24）年に厚生労働省が発表した健康日本21（第二次）に掲載されている健康の社会的決定要因に関する概念的枠組みが**図 4-5** である。健康には，生活習慣や遺伝子などの「行動と生物学的要因」のほかに，居住・職場環境などの物的環境，社会的結束とソーシャルキャピタル（77ページ参照），教育・職業・収入などの社会経済的地位，社会政策・公共政策などさまざまな社会的決定要因が影響している。

c 健康格差

所得・学歴・職業などの社会経済的要因によって，生活習慣や疾病・死亡のリスクなどの健康格差がある。2010（平成22）年国民健康・栄養調査では，世帯の所得が低い人々は，肥満者，朝食欠食者，運動習慣のない者，現在習慣的に喫煙している者の割合が高く，野菜の摂取量が少ないことが国の調査としてはじめて明らかになり注目された。また，地域による健康指標にも格差がみられ，健康日本21（第二次）では，健康寿命の都道府県格差を縮小することを目標指標の1つとしている。

健康に関心のある人が中心に参加する事業は，参加者と健康に関心がなく事業に参加しない人との間で，健康格差を拡大させてしまうおそれもある。健康格差の緩和のためには，低所得の人など社会的な弱者に対する保健活動や，すべての人にアプローチできる保健活動が重要である。

3 健康課題解決のための資源

a 自助・共助・互助・公助

自助・共助・互助・公助は，生活や健康などをまもるための社会保障などの枠組みをあらわした分類である。**公助**は行政機関などによる公的なしくみによってまもること，**共助**とは社会保険のような制度化された相互扶助，**互助**は近隣のたすけ合いやボランティアなど，**自助**とは自分自身や家族で備えや対応をしてまもることをさす。すべてを公助だけや，自助だけに頼ることは現実的ではない。これら4つのバランスのよいしくみが必要である。

また，災害対応においては，自助・共助・公助の3つに分類することも多い。この場合には，共助は人々が互いにたすけ合ってまもることをさし，先述した互助に相当する点に注意が必要である。災害時には，まずは自助および共助で対応し，それで足りない部分を公助がカバーするかたちが必要となる。なお，平常時の事前対策においては，とくに専門的な情報の提供をはじめとして公助に期待される役割は大きい。

b ソーシャルキャピタル

米国の政治学者パットナム（Putnam, R. D.）は，ソーシャルキャピタルを「協調的な諸活動を活発にすることによって社会の効率性を改善できる，信頼，規範（助け合おうとする考え方），ネットワークといった，社会組織の特徴」[1]であると定義している。日本語では，「**社会関係資本**」と訳される。ソーシャルキャピタルが高いと，①人々の健康状態がよい，②災害がおきたときに地域で効果的に対応できることなどがわかっている。一方で，ソーシャルキャピタルには，①よそ者の排除，②役割や参加の強制，③自由の制限，④仲間内のわるい習慣が続いてしまうなど，負の側面も出る可能性がある。

＋ プラス・ワン

上杉鷹山の「三助」

江戸時代の米沢藩藩主である上杉鷹山は，政治の基本に，みずからたすける「自助」，近隣社会がたすけ合う「互助」，藩行政が力を発揮する「扶助」の「三助」を定めていた。自助として殖産興業を進め，藩士には農作物の栽培を命じ，高齢者には鯉の養殖をすすめた。互助として，農民には互いにたすけ合うように命じ，とくに，孤児，独居高齢者，障害者は，五人組などのなかで養うようにさせた。扶助としては，天明の大飢饉（ききん）の際に米を支給して粥（かゆ）として食べさせた。

c 社会的ネットワーク

社会的ネットワークとは，家族・友人・同僚など，ある社会に属している個人と個人のつながりのことである。価値観の共有や，経済的なやりとり，たすけ合いなどのつながりのほか，感染症の伝播や，嫌悪などの関係性も含まれる。**ソーシャルネットワーク**ともいう。また，ソーシャルサポートやソーシャルキャピタルと概念が重なる部分もある。

プラス・ワン

ソーシャルネットワーキングサービス(SNS)

SNSはsocial networking serviceの略。

インターネットを利用して，個人間のコミュニケーションを促進し，社会的ネットワークの構築を支援するサービスのこと。代表的なものとして，LINE，Facebook，mixiなどがある。

d ソーシャルサポート

社会的関係のなかでやりとりされる支援のことである。日本語で「社会的援助」「社会的支援」ともいう。

ソーシャルサポートが高いと，抑うつ・主観的健康・社会活動度など種々の健康指標がよいことが明らかになっている。健康状態がよくなる理由として，まわりの人からの支援によって健康によい行動を続けやすくなる「直接効果」と，ストレスの影響がやわらげられる「緩衝効果」がある。

一方で，ソーシャルサポートがありすぎると，援助者や援助される人の負荷が重くなりすぎたり，家族によるサポートがときにはストレス源となったり，依存を促進して援助される人の自律性を失わせたりなど，負の側面が生じることもある。

ソーシャルサポートの分類

ソーシャルサポートは次の4種類の分類がよく用いられる。

- **情緒的サポート**：共感や愛情の提供
- **道具的(手段的)サポート**：形のある物やサービスの提供，手伝い
- **情報的サポート**：問題の解決に必要なアドバイスや情報の提供
- **評価的サポート**：肯定的な評価の提供

4 生活・文化の多様化

a 生活様式・文化・価値観の多様化，多文化との共生

社会の流動化，グローバリゼーション，個人主義の拡大などにより，日本人の文化や価値観の多様化が進んでいる。伝統的な行事や習慣について，すべての人が同じことをするのではなく，個々人ごとにかかわり方や取り組み方が異なり，多様化する傾向にある。テレビ番組・音楽・芸能などについても，日本人みなが1つのものに熱中し大流行することは少なくなり，多様化している。

結婚の形態が多様化し，事実婚や夫婦別姓などを選択する人もいる。就業・雇用の形態においては，正社員として終身雇用となる人の割合は減少し，非正規雇用が増加し，本人の希望によらないニートなども含めて多様化している。健康・医療・死・子育て・介護・生活など，多様な価値観をふまえた公衆衛生活動が必要となる。

外国人の住民や旅行者の増加などに伴い，国籍や民族などの異なる人々が，互いの文化的な違いを認め合い，対等な関係を築こうとしながら，地域社会の構成員としてともに生きていく「多文化との共生」が重要となっている。日本人どうしでも，出身地・家庭・学校・職種などによって文化が異なることは多く，自分と異なる文化を認め合うことは重要である。

プラス・ワン

ニート(NEET)

NEETはnot in education, employment or trainingの略。

ニートとは教育，労働，職業訓練(求職活動)をしておらず，専業主婦でもない人のことをいう。「引きこもり」と概念が重なる部分がある。2020(令和2)年労働力調査によると，15〜34歳の若年無業者数(ニートとおおむね同じ意味)は69万人と推計されている。

プラス・ワン

エボラ出血熱

エボラウイルスが，血液や体液との接触により感染し，発熱や，進行すると出血傾向などの症状がおきる疾患。非常に高い致命率を示す。アフリカなどで何度か流行しており，グローバリゼーションのために先進国での患者も発生している。

b グローバリゼーション

グローバリゼーションとは，交通網や情報網の発達や，政治経済分野における国家関係の緊密化により，地球規模で人・物・情報などの移動が増加し，さまざまな変化を引きおこす現象であり，グローバル化ともいう。グローバリゼーションは，健康にも影響を及ぼしている。

感染症については，2009(平成21)年4月に新型インフルエンザ(A/H1N1)が，2019(令和元)～2020(令和2)年には新型コロナウイルス感染症が発生し，またたく間に世界に広がった。そのほかにも，デング熱・マラリアなどの海外で流行している感染症や，SARS（重症急性呼吸器症候群，severe acute respiratory syndrome），エボラ出血熱などの新しい感染症が国境をこえて発生する。

国際的な物流の拡大により，さまざまな問題が引きおこされている。近年は，毒物が混入した輸入食品や，個人輸入した健康食品・医薬品による健康障害の事例が発生している。日本企業が海外に生産拠点を移して，そこで生産されたものが日本に輸入される形態もグローバリゼーションの流れで多くなった。円高の進行も伴い，海外の安い品物が輸入されるようになったことによる国内製品の売り上げの減少や，また国内での製造拠点の減少により，正規雇用が減少した結果おこる所得ののびの抑制，貧困層の拡大などの問題もある。逆に円安が進行すると海外からの輸入品が値上がりする。

一方で，海外勤務者の増加により，感染症リスクの増加や，文化・医療体制の異なる国における健康管理のむずかしさなどの課題が発生している。さらに，日本国内の外国人労働者の増加を背景に，外国人の結核集団感染などが発生しており，外国人に対する保健医療体制の整備の必要性が増大している。

国際的な情報通信回線の整備など情報化の発展により，海外との間でも安価に瞬時の情報のやりとりが可能となっている。海外の拠点とのオンライン会議やメール対応，またオリンピックやワールドカップなどの日本時間深夜の海外からの生中継は，睡眠不足や睡眠リズムの乱れなどの健康影響のおそれがある。

●引用文献

1）Putnam, R. D. 著，河田潤一訳：哲学する民主主義．NTT 出版，2001.

C 社会情勢，政治・経済・産業構造の変化

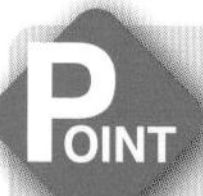

- 持続可能な社会保障制度・医療制度とするための改革が進められている。
- 市町村合併が進められ，市町村の役割が大きくなり，地方分権が推進されている。
- ICT（情報通信技術）などの科学技術が発展し，健康によい影響やわるい影響を与えている。

1 社会保障制度改革，医療制度改革

日本の社会保障制度は，高度経済成長の時代には少ない負担で多くの恩恵を享受することができていた。しかし，急速な高齢化の進行や財政の悪化により，将来的にも持続可能な社会保障制度・医療制度とすることが必要となっており，改革が進められている。具体的には，年金・医療・介護などにおいて，医療費の適正化や介護保険事業の改正をはじめとして，負担と給付のあり方の見直しが進められている。また，少子化への対策として，子育て支援に力が入れられるようになった。

2 男女共同参画社会

男女共同参画社会基本法(1999〔平成 11〕年制定)では，男女共同参画社会を「男女が，社会の対等な構成員として，自らの意思によって社会のあらゆる分野における活動に参画する機会が確保され，もって男女が均等に政治的，経済的，社会的及び文化的利益を享受することができ，かつ，共に責任を担うべき社会」と記している。

性・年齢階級別の労働力人口比率(図 4-6)において，女性の曲線は 30 歳代を中心にくぼみが見られ，M 字型になっている。これは日本の女性の労働力人口比率の特徴であり，子育てなどのために，この年代の女性がいったん仕事をやめることによる。また日本は，管理職などの社会的に高い地位における女性の割合が諸外国よりも低い。近年では，「イクメン」など，積極的に育児を担当する父親が増えているものの，家事労働や育児の夫婦での役割分担は，女性が中心的に担っている現状がある。男女共同参画社会の実現に向けてさらなる努力が必要である。

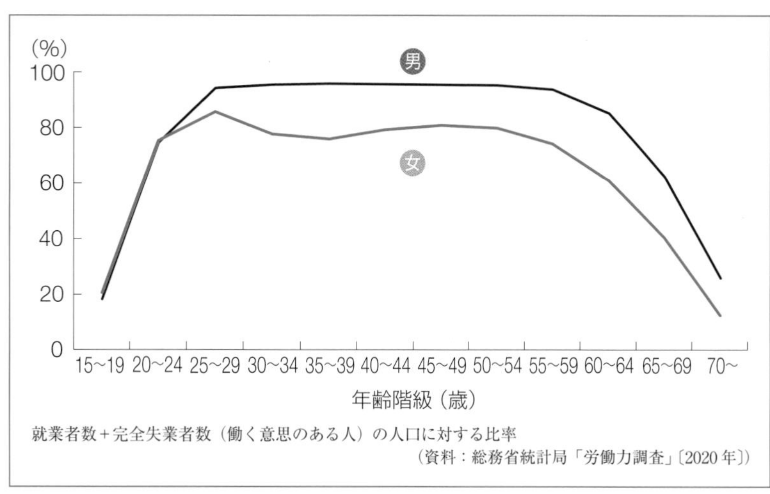

図 4-6　性年齢階級別の労働力人口比率

3 地方分権の推進

プラス・ワン

地方公共団体の財源

市町村や都道府県といった地方公共団体のおもな財源には，一般財源（地方税，地方交付税交付金など），補助負担金（国庫支出金など），地方債がある。

地方税は住民税など地方公共団体が直接集める税金，**地方交付税交付金**は地方税収入のかたよりを調整し地方公共団体が必要な財源を確保するために国から交付されるもの，**補助負担金**は国が実施方法などを詳しく定めた事業を行った場合に国から支出されるものである。

地方分権化により，地方公共団体が独自の政策を展開するためには，補助負担金のかわりに，一般財源が増えることが必要である。

日本は明治維新により効率的に経済発展をとげて，先進諸外国に追いつくために「中央集権」による政治体制となった。第二次世界大戦後も政府主導により高度経済成長がなしとげられた。しかし社会が成熟し価値観が多様化するとともに，1980 年代以降は政府の国債残高が増大し，行政改革を進めて国の支出を削減する必要が生じ，地方分権化が進められ，種々の行政施策について，国が一律に定めるのではなく，地方公共団体（自治体）がそれぞれ独自の判断で進めるようになっていった✚。

具体的には，1994（平成 6）年にそれまでの保健所法が改正となって地域保健法が公布され，地域保健における市町村の役割が大きくなり，1997（平成 9）年に地域保健法が完全に施行されると保健所の統廃合が進んだ。2000（平成 12）年には**地方分権の推進を図るための関係法律の整備等に関する法律**（地方分権一括法）の施行により，地方自治法が大幅に改正され，地方分権化がいっそう進められた。また 1999（平成 11）年から 2006（平成 18）年ごろに，いわゆる「平成の大合併」が進められ，市町村の数が約半分に集約された。これは合併により，市町村の規模を大きくして，市町村が効率的により大きな役割を果たすことができるようにしたものである。その一方で，「住民と行政の距離が遠くなった」などの指摘もなされ，保健事業についても大きな変化がもたらされた。

4 科学技術の発展，医療の高度化・複雑化

病気の発生・予防，検査・治療，療養に関して，科学技術の発展は健康によい影響やわるい影響を与えている。

病気の発生・予防についてのよい影響として，農業や製造業をはじめとした仕事上の重労働の減少により，疲労や筋骨格系の障害が減少した。高濃度の有害物質に曝露される機会も減少した。新しい予防接種などによる疾病予防技術も発展している。わるい影響としては，仕事上のストレス，情報機器作業，新しい化学物質への曝露などが増加している。日常生活上では，自家用車の普及や家電製品の開発などに伴い，身体活動量が減少していることや，インターネット・スマートフォン・デジタルゲームの普及による睡眠時間の減少が指摘されている。

電子技術による画像診断，バイオテクノロジーによる遺伝子解析などの発達により，検査技術が向上し，早期に正確な疾病の発見や診断ができたり，疾病が発生する前段階で発症リスクを評価できるようになった。また，新薬の開発，工学技術や再生医学による人工臓器の開発，内視鏡やカテーテルを用いた治療技術によって，効果的でより負担が少なく，治療を行うことができるようになっている。

療養生活においても，家庭血圧計，体組成計，血糖値の自己測定，インスリンの自己注射，在宅酸素吸入器や人工呼吸器，電動車椅子，コミュニケーション補助装置，安否確認システムなどが普及してきている。さらに，遠隔医療やテレナーシングが普及しはじめている。

介護用などのロボットの開発も進められている。医療の高度化は，治療効果の向上などの恩恵とともに，医療費の増加などの負の側面を伴っている。また，医療の複雑化は，ミスをまねきやすくさせ，新たな医療安全上の課題発生につながる。そして，それを克服するためのさらなる技術開発が進められている。

プラス・ワン

情報機器作業

厚生労働省から「情報機器作業における労働衛生管理のためのガイドライン」(2019〔令和元〕年)が示されている。このガイドラインにより，拘束性がある作業(1日に4時間以上作業を行い，適宜休憩をとることができないなど)の従事者は遠見・近見の視力検査などの特殊健康診断を行い，それ以外の場合は自覚症状がある場合に特殊健康診断を行う。また，照明・採光，適した情報機器の選択，椅子や机などの作業環境管理，作業時間や作業姿勢などの作業管理の留意点などがまとめられている。

遠隔医療，テレナーシング

医療の高度化や感染症流行のなかで，自宅において診療を受けることができるオンラインや電話での診療(オンライン診療)などの遠隔医療が普及しはじめている。また，遠隔地の医療機関どうしをつないでのX線写真の読影などの遠隔診断も行われている。さらに，在宅療養者の看護観察や保健指導などのテレナーシング(遠隔看護)も行われている。それを行う看護師をテレナースという。

5 情報化，ICT(情報通信技術)の発展

現代社会は**情報通信技術**(information and communication technology：ICT)の発達により，コンピュータ・インターネット・携帯電話やスマートフォンなどの普及が著しい。この結果，1人ひとりが世界中の大量の情報をすばやく収集し，また情報を発信することができるようになった。最近はさらに，電子カルテ，地理情報システムなどの発達も目ざましい。一方で，新聞・雑誌・書籍，テレビ・ラジオ，電話などの，従来からの情報媒体もいまなお重要である。

日本は科学技術の発達した国でありながら，諸外国と比較して社会における情報通信技術の活用があまり進んでおらず，その推進がはかられている。効果的な公衆衛生活動のためには，情報通信技術を用いた健康診査・医療データなどを活用し，個々の対象者への健康支援や地域アセスメントなどを行うことが重要である。情報化の進展や，情報に関する人権意識の高まりにより，個人情報保護も重要である。

プラス・ワン

電子カルテ

診療の記録を紙のカルテではなく，コンピュータ上で管理するシステム。地域の複数の医療機関で情報を共有する試みも行われている。

地理情報システム(GIS)

GISはgeographic information systemの略。情報を地図上に表示したり，地理的条件を分析したりするシステム。116ページを参照。

D 環境の変化と健康課題

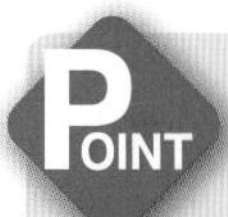

- 公害や地球環境の変化は，人々の健康に大きな影響を与える。
- 地震や水害などの大規模自然災害や大規模人為災害は重要な健康危機管理事象である。

1 地球環境の変化

a 地球温暖化

地球温暖化は，人類の活動などにより排出される温室効果ガス(二酸化炭素，メタン，フロンなど)により，地球からの放熱が抑制される温室効果があらわれ，地球全体の平均温度が上昇していく問題である。

地球全体の気候変動が，猛暑や台風，洪水や干ばつなどの異常気象の増加，北極圏や南極の氷がとけることによる海面の上昇などを引きおこすことが懸念されている。水不足や生態系の変化が，農業や漁業への影響，さらには人々の健康にも影響を及ぼすことが考えられる。また，気温の上昇によって，現在は温帯の地域においても，デング熱やマラリアなどの熱帯地域の疾患や熱中症などが増加するおそれもある。

地球温暖化の抑制のためには，石油や石炭などの化石燃料の使用量を減らし，温室効果ガスの排出を削減することが求められている。

b 持続可能性と地球環境問題

持続可能性(sustainability)とは，人間の活動が，将来にわたって持続できるかということをさし，とくに環境やエネルギーの問題で使用されることが多い。石油や鉱物などの地下資源を短期間に掘りつくしてしまうと持続可能性があやうくなる。地球温暖化やその他の環境問題が深刻になると，人類の存続があやうくなる。また，人口が増大すると，水や食料が不足し，多数の死者を出す事態も懸念される。

そのほかの地球環境問題としては，オゾン層の破壊＋，砂漠化，酸性雨，森林の減少，生物種の減少，海洋の汚染などがある。人類は，子孫に対して，持続可能な地球をバトンタッチしていく責務があるといえよう。

＋ プラス・ワン

オゾン層の破壊

エアコンや冷蔵庫などで使用されているフロンガスが大気中に放出されることで，成層圏のオゾン層が破壊される問題である。そのことにより，地球上に有害な紫外線が多く降りそそぐことになり，皮膚がんや白内障などの発生が増加する。

北極・南極に近い緯度の高い地域において，オゾン層が破壊されオゾンホールができやすい。とくにメラニンの少ない白人において，紫外線による健康障害が発生しやすい。

使用済みの機器からフロンを大気中に放出せずに回収する取り組みが進められている。

2 環境汚染・公害

a 公害

環境基本法によると，公害とは環境保全上の支障のうち，事業活動などの活動に伴って，人の健康または生活環境に係る被害が生ずることと定義されている。具体的には，①大気汚染，②水質汚濁，③土壌汚染，④騒音，⑤振動，⑥地盤沈下，⑦悪臭の7つの公害が**典型7公害**として例示されている。また，2012(平成24)年の環境基本法改正で，放射性物質も公害物質に含まれるようになった。

日本において，高度経済成長期の1950年代後半～1970年代を中心に数々の公害が発生した。被害の大きかった，イタイイタイ病，水俣病，新潟水俣病，四日市喘息(ぜんそく)は**四大公害病**とよばれている➕。

➕ プラス・ワン

四大公害病

イタイイタイ病

1910年代～1970年代前半に富山県神通川流域で発生したイタイイタイ病は，腎臓障害と骨軟化症をもたらす疾患である。カドミウムによる水質汚濁が原因であるとされている。

水俣病

水俣病は1956(昭和31)年に熊本県水俣市で確認された。この公害病は，感覚障害や運動失調をはじめとした中枢神経障害の症状が出現するものである。工場排水中のメチル水銀(有機水銀)が原因物質であった。

新潟水俣病(第二水俣病)

1964(昭和39)年に新潟県阿賀野川流域で水俣病と同様の公害が発生した。

四日市喘息

1960～1972年ごろに三重県四日市市で，石油コンビナートから排出された亜硫酸ガスなどによる大気汚染で多くの喘息患者が発生した。

b $PM_{2.5}$ による大気汚染

最近では，$PM_{2.5}$ による大気汚染も注目されている。これは，大気中に浮遊している粒径2.5 μm以下の粒子状物質であり，喘息などの呼吸器系疾患や，不整脈などの循環器系疾患のリスクになる。

3 生活環境の変化

生活環境のなかでも**住居環境**は健康に大きな影響を与える。断熱性能が低い住居は，血圧上昇や入浴中のヒートショックなどの健康影響のリスクがある。過去には，新建材に含まれるホルムアルデヒドなどの揮発性有機化合物により健康障害が発生する**シックハウス症候群**が社会問題となり，建材の改善や24時間換気などの対策がとられた。

近隣の**騒音**や**振動**，とくにエアコン室外機などによる低周波音による健康影響も報告されている。

4 放射能による影響

放射線を出す能力を**放射能**といい，放射線を出す物質を**放射性物質**という➕。大量の放射線を被曝すると，被曝線量に応じて，脱毛，白血球減少，死亡などの健康影響がある(**確定的影響**)。一方で，そのような影響がないレベルの放射線被曝でも，発がんや，遺伝的影響が被曝線量に応じて確率的に発生する(**確率的影響**)。ただし，自然界にも一定の放射線が存在し，被曝線量をゼロにすることはできない。そこで，一般の人および職業人の**線量限度**がそれぞれ決められている。

➕ プラス・ワン

放射性物質による環境汚染の防止措置

2011(平成23)年の福島第一原子力発電所事故を受け，放射性物質による環境汚染を防止するための措置は**環境基本法**の対象とされている。

放射能汚染に関連して，避難や不安による身体的・精神的な影響も大きい。日本人は自然放射線以上の医療被曝を受けているが，健康への有益性が上まわるため線量限度には含めない。怖がりすぎず，あなどらず，適切に放射線に対応する必要がある。

5 地域の健康危機

a 自然災害

災害対策基本法(1961年)および政令によると，災害とは，暴風，豪雨，豪雪，洪水，高潮，地震，津波，噴火，地滑りなどの異常な自然現象，大規模な火事，爆発，放射性物質の大量放出，船舶の沈没，その他の大規模な事故をいう。なお，**集団災害**とは，通常の救急医療能力の範囲をこえる多数の傷病者が同時に発生したときをいう。

大規模な地震として，国内では，東日本大震災(2011年)，阪神・淡路大震災(1995年)，海外では，ハイチ地震(ハイチ，2010年)，四川大地震(中国，2008年)，スマトラ島沖地震(インドネシアなど，2004年)などが発生している。地震は，建物の倒壊や津波などによる直接的な死亡や傷害と，その後の避難生活での傷病や精神面での不調など，多くの健康障害をもたらす。また，東日本大震災では，津波によって東京電力福島第一原子力発電所事故による放射性物質の放出がおこり，地震と放射能災害の複合災害となった。

台風や集中豪雨などによる**暴風雨**や**水害**は，大小合わせると毎年のように被害が生じている頻度の高い自然災害である。過去の大規模な水害としては，国内では，伊勢湾台風(1959年)，海外では，サイクロン・ナルギス(ミャンマー，2008年)，ハリケーン・カトリーナ(米国，2005年)などがある。水害では，溺水，土砂くずれなどによる被害や，その後の感染症の発生リスクなどの健康影響がある。

災害対策基本法に記載されているもの以外の自然災害には，**熱波**(異常に高い気温)がある。近年は，熱波による熱中症が大規模に発生している。

b 人為災害

大規模な火事として，都市部での火災や，山火事などがある。爆発には，工場の爆発や，ガスもれなどによるものがある。**放射性物質の大量の放出**として，日本においては東日本大震災に伴うもの，海外ではチェルノブイリ原子力発電所事故(ソビエト連邦〔当時〕，1986年)などがある＋。**交通機関の事故**としては，船舶の沈没，航空機の墜落などがあり，またJR福知山線脱線事故(2005年)などの列車事故もある。自動車事故

＋ プラス・ワン

NBC災害

核(nuclear)，生物(biological)，化学物質(chemical)による特殊な災害をいう。放射性物質(radiological)，爆発物(explosive)を加えてCBRNE災害ともいう。事故とテロリズムなどの故意の両方が含まれる。対応するために特殊な知識や装備が必要となる。

プラス・ワン

新型コロナウイルス感染症(COVID-19)

2019(令和元)年末に出現し，世界的大流行(パンデミック)となった。発熱や咳，息苦しさ，味覚・嗅覚障害などの症状が出現し，肺炎や血栓症などにより重症化する人がいる一方で，無症状の人も多い。

は，個々の事故の規模は小さいが，合計すると最も重要な事故である。

人為災害には，政治的な目的のための暴力的手段である**テロリズム**など，故意によるものも含まれる。爆発物を爆発させるテロは，歴史的にみても国内外で多数発生している。アメリカ同時多発テロ事件(米国，2001年)では，ハイジャックにより航空機を墜落させるものであった。直接的な死傷者のほかに，**心的外傷後ストレス障害**(**PTSD**：post traumatic stress disorder)などの精神面への影響や，粉塵(じん)などによる健康影響も生じた。地下鉄サリン事件(1995年)は，オウム真理教が神経ガスのサリンをまいた事件であり，被害者は死亡のほか，神経障害による後遺症などの健康被害を受けた。**戦争**は，最も悲惨な人為災害である。

食中毒などの事故または食品中に故意に有害物質が混入されると，大勢の人に健康影響が生じる。また，**飲料水の汚染**による健康影響事例もある。

C 感染症

結核や麻疹をはじめとする感染症の発生に対しては，**感染症の予防及び感染症の患者に対する医療に関する法律**(感染症法)に基づいた対応が行われる。さらに，新型インフルエンザや新型コロナウイルス感染症のパンデミック(世界的大流行)などの感染症の蔓延には，**新型インフルエンザ等対策特別措置法**による対応が行われている。

自然災害，人為災害，感染症などへの対応として健康危機管理が重要である(9章参照)。

5章

公衆衛生看護活動の展開の基盤

A 健康と生活

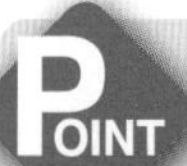

- 人々の健康は，生活・社会と密接に関連している。
- 人々の生活状況は，生活の構造，生活習慣から総合的にとらえることが重要である。

1 健康とは

a 健康の概念

「健康」を文字からとらえると，「健」は人偏に建てると書き，人の身体的な強さを示す。「康」はすこやかという意味であり，人の心の状態がおだやかで安寧であることを示している。つまり漢字の意味から健康とは身体と心の調和している状態といえる。

WHO は，「健康とは，病気でないとか，弱っていないということではなく，肉体的にも，精神的にも，そして社会的にも，すべてが満たされた状態にあること」[1]と定義している(1 章 B 参照)。その定義には「人種，宗教，政治信条や経済的・社会的条件によって差別されることなく，最高水準の健康に恵まれることは，あらゆる人々にとっての基本的人権のひとつ」[1]であると記されている。健康は基本的人権であり，すべての人々の健康がまもられるべきものであり，とくに心身だけでなく，社会的に満たされていることが重要であることを確認しておきたい。

また，「健康寿命」という概念がある。**健康寿命**とは，介護などを受けたりせず自立して健康で生活できる期間，つまり日常生活に制限のない期間である。「自分が健康だと自覚している期間」といわれている。人々の健康寿命を延伸することが，公衆衛生活動の健康づくりの課題となっている。

b 健康をめぐる課題

日本人の死因順位と総数および死亡総数に占める割合は，第 1 位「悪性新生物」38.6 万人(24.6％)，第 2 位「心疾患」23.3 万人(14.8％)，第 3 位「老衰」17.9 万人(11.4％)，第 4 位「脳血管疾患」10.7 万人(6.9％)である(2022

〔令和4〕年人口動態統計)。

2020(令和2)年患者調査🞤により推計患者数を傷病分類別にみると，入院患者で多いものは，「精神及び行動の障害(統合失調症，気分障害など)」236.6千人，「循環器系の疾患(心疾患，脳血管疾患など)」198.2千人，「損傷，中毒及びその他の外因の影響(骨折など)」134.5千人，「神経系の疾患(アルツハイマー病など)」125.8千人，「新生物(悪性新生物など)」112.9千人となっている。外来患者で多いものは「消化器系の疾患」1270.8千人，「筋骨格系結合組織の疾患」906.0千人，「循環器系の疾患」822.8千人，「呼吸器の疾患」468.1千人，「内分泌，栄養及び代謝疾患」433.1千人となっている。

生活習慣病が大きな問題となっている。現代人の日常生活での脂質の多い食生活への変化や交通機関の発達による運動不足などから，肥満，脂質異常症(高脂血症)，高血圧，高血糖を主症状とするメタボリックシンドロームが増加している。それにより心疾患などの循環器疾患と糖尿病が増加してきている。なかでも「糖尿病が強く疑われる者」の増加は大きな問題となっている🞤。悪性新生物(がん)については，治療方法の開発が進む一方で，生活習慣や環境の影響を受けることが明らかになっているものもある。がん予防の推進とともに，治療困難な場合も多いことから緩和ケア🞤の充実も重要になる。

喫煙や大気汚染がリスク因子である慢性閉塞性肺疾患(chronic obstructive pulmonary disease：COPD)の増加もみられる。COPDの推定患者数は530万人である(NICE〔Nippon COPD Epidemiology〕スタディ，2001)。

高齢化の進展に伴って増加している疾患として認知症がある。アルツハイマー病と脳血管性認知症が多くを占め，アルツハイマー病は増加傾向にある。厚生労働省は，65歳以上の高齢者の認知症患者数を2012(平成24)年は462万人とし，今後の推計として2025年には700万人をこえると見込んでいる。

心の健康に関する健康課題には，うつ病と自殺者の増加がある。2022(令和4)年の自殺者数は2万1881人で(厚生労働省・警察庁，2023)，近年減少傾向にある。自殺の特徴は，高齢者と若い世代に多く，動機は健康問題と経済・生活問題が多い。これらの自殺の背景にはうつ病が関連していることから，うつ病への対策が重要な課題となる。

一方，子どもに関連する健康課題には，児童虐待の増加がある。児童相談所に寄せられた相談件数は約20万件に達し(厚生労働省，2020)，そのうち心理的虐待が半数を占め増加している。子どもの育ちに関しては，母親の育児不安や子どもの貧困が社会的問題になってきている。

医療技術の発展により多くの疾患は治療できるようになってきているが，4章で述べたように，人々の健康は経済状況・生活環境，および近年のグローバル化などの影響を受けている。

プラス・ワン

おもな傷病の総患者数

傷病	総患者数
悪性新生物(腫瘍)	365万6000人
心疾患(高血圧性のものを除く)	305万5000人
脳血管疾患	174万2000人
糖尿病	579万1000人
統合失調症	88万人
気分(感情)障害(躁うつ病を含む)	172万1000人
アルツハイマー病	79万4000人
慢性閉塞性肺疾患	36万2000人

(2020〔令和2〕年患者調査)

糖尿病が強く疑われる者

糖尿病が強く疑われる者の割合(20歳以上)は男性19.7%，女性10.8%であり，年齢が高い層で割合が高い。(2019〔令和元〕年国民健康・栄養調査)

緩和ケア

WHO(2002年)は，「緩和ケアとは，生命を脅かす疾患による問題に直面している患者とその家族に対して，痛みやその他の身体的問題，心理社会的問題，スピリチュアルな問題を早期に発見し，的確なアセスメントと対処(治療・処置)を行うことによって，苦しみを予防し，やわらげることで，クオリティ・オブ・ライフを改善するアプローチである」[2]と定義している。

c 健康と社会的要因との関係

1 健康の社会的決定要因と健康格差

個人の健康は，遺伝子や生活習慣だけでなく，経済状態や社会的な地位および環境などの社会的要因に大きく影響される。個人の健康と社会環境の整備は車の両輪のようにいずれも必要である。社会環境の違いによって人の健康状態に差が生じてはならないのは，WHO の健康の定義からも明白である。WHO の「健康の社会的決定要因に関する委員会」は，2008 年に健康の公平性を達成するために，健康の社会的決定要因に関して国際的な取り組みを先導することを求め，勧告を出している➕。

日本においても健康格差➕の拡大が問題になっている。日本学術会議は健康格差に関する懸念として，低所得者層における健康問題の集積と医療サービスの受給，社会階層全体を通じて学歴や所得などの階層化による健康問題の格差，そして，社会的に不利な立場にある人々への保健医療福祉サービスの提供の不十分さをあげている➕。

2 健康と社会的決定要因の関連に関する研究成果

日本における健康と社会的決定要因の関連に関する研究成果を紹介す

表 5-1　公衆衛生状態のフレームワーク上のレベルにおける社会的決定要因

公衆衛生状態のフレームワーク上のレベル	おもな社会的決定要因
社会経済的な文脈と位置：社会	グローバリゼーションと都市化 社会的地位と不平等 ジェンダー マイノリティの状態と社会的排除 人口の高齢化を含む急速な人口学的な変化
曝露因子の差異：社会的物理的環境	社会規範 コミュニティの環境と社会的基盤 不健康で有害な消費物 規制のない市場 広告とテレビへの曝露
虚弱性の差異：対象グループ	貧困と失業 到達がむずかしい対象集団 ヘルスケアへのアクセスの困難さ 不十分な教育と知識 タバコと薬物依存 家庭とコミュニティの機能不全 望ましくない食の安全と栄養
ヘルスケアの結果における差異：個人	治療とケアにおける質のわるさと差別 患者とのかかわりの不十分さ
結果の差異：個人	社会・教育・雇用・経済的な結果 社会的排除とスティグマ 保険からの排除

（近藤克則編著：健康の社会的決定要因．p.102，日本公衆衛生協会，2013 による，一部改変）

➕ プラス・ワン

WHO「健康の社会的決定要因に関する委員会」の 3 つの勧告

「第 1 に，日常生活の条件―人々が生まれ育ち，生活，労働，そして年を重ねていく環境を改善すること，
第 2 に，日常生活の条件の元となる権力やお金，そして資源における不平等を，世界・国内・地域において是正すること，
第 3 に，健康格差を測定し，モニタリングし，活動を評価し，知識の基盤を拡充し，健康の社会的決定要因について訓練された人材を開発し，健康の社会的決定要因に関する社会の認識を高めることである。政策による健康への影響を予測してアセスメントする健康（公正）影響予測評価 Health(Equity)Impact Assessment，H(E)IA をすべきである。」[3]

健康格差

健康格差とは，「地域や社会経済状況の違いによる集団における健康状態の差」[4]のことである。健康格差が生まれる一因は，個人の生活習慣の違いだけでなく社会的要因が大きく影響している。
表5-1では，公衆衛生状態の分析枠組みとして，個人レベルの健康状態に差異がもたらされる要因を，①社会，②社会的物理的環境，③対象グループ，④個人の 4 段階に分けて示している。これらの要因が重層的に関連して健康格差を引きおこす。

る。

近藤ら[5]は，高齢者を4年間追跡し，所得(等価世帯所得⊞)と学歴(教育年数)と健康状態の関係についてみたところ，男性においては死亡，要介護認定，健康寿命の喪失(死亡または要介護認定)と関連しているが，女性では関連がみられないことを報告している。また，相対的剝奪⊞が絶対的所得や基本属性，生活習慣とは独立して，その後の死亡リスクの増大に関連することを明らかにしている[6]。

野口ら[7]は，成人期(20～69歳)を対象に，社会的・経済的要因と健康状態との因果性について検討している。野口らは総合健康指標として主観的健康観，心理的健康観，手段的日常生活動作(IADL)，自覚症状を用いたところ，仕事があり，所得階層が高いほど心理的健康状態の改善傾向がみとめられ，ソーシャルネットワーク(相談先)があり，学歴が高いほど健康状態がよいことを明らかにしている。

子どもの健康格差の要因について，阿部[8]は厚生労働省の「21世紀出生児縦断調査」のデータを用い，社会経済階層，とくに貧困層と非貧困層の間において，過去1年間の入院と喘息による通院で，子どもの健康格差が存在することと，過去の健康悪化からの回復力においても親の所得により差があることを明らかにしている。

藤原ら[9]は，ライフコースアプローチ⊞による研究のエビデンスをまとめて報告している。低出生体重が成人期の2型糖尿病や肥満，冠動脈性心疾患のリスクとなること，そのメカニズムは，子宮内で少ない栄養素で生きのびることができるようにプログラミングがなされ，出生後も低栄養状態に備えるが，成人期に栄養状態がよい環境になった場合，これらの疾患を発症しやすくなると考えられている。

プラス・ワン

日本の健康の社会格差に関する懸念

日本学術会議では，日本の健康についての社会格差に関する懸念を次のように示している。

①貧困層や生活保護世帯が増加している現状を背景に低所得者層に健康問題が集積するとともに，低所得者層が最低限の基本的な保健医療サービスを受けられなくなっているのではないかという懸念。

②社会階層全体を通して階層による健康問題の格差が生じ，その格差が拡大しているのではないかという懸念。

③社会的に不利な立場にある者(失業者，障害者，ホームレス，外国人労働者など)において健康問題が集積し，保健医療福祉サービスが十分に提供されていない可能性への懸念。

(資料　日本学術会議：提言　わが国の健康と社会格差の現状理解とその改善に向けて．2011.)

等価(世帯)所得(等価可処分所得)

同一世帯の者の間には支出に共有部分があることを考慮して，世帯収入を世帯人数の平方根で除して求めた値である。

2 生活とは

a 生活の構造

「生活」を国語辞典で引くと，「生存して活動すること(life)。生きながらえること」「世の中で暮らしていくこと(living)。また，その手立て。生計」などと記されている。

また，生活の構造面から，①生活水準，②生活関係，③生活時間，④生活空間の4つの次元からとらえることができる。

1 生活水準

生活水準とは，ある国・社会階層などに一般的な消費生活の程度のことをいう。個人や家庭の生活水準は，一般に所得や資産などの経済的要因や，職業・社会的地位，教育レベルなどをみる。

プラス・ワン

相対的剝奪感

社会生活における周囲との比較によるネガティブな心理社会的反応の1つで，他人がもっている地位や物を手に入れることができないという状況におかれたときの感情。

ライフコースアプローチ

胎児期，幼少期，思春期，青年期およびその後の成人期における物理的・社会的曝露による成人疾病リスクへの長期的影響に関する学問。

2 生活関係

生活関係とは，日常生活や社会生活において，さまざまな人との関係をもって過ごしている状況をいう。具体的には，家族や友人，職場の同僚，近隣の人々との関係などをいう。

3 生活時間

生活時間とは，生活構造の繰り返しがもつ時間的形式のことである。個人の場合は，誕生から死亡までの全生涯をいうほか，その個人の1日の生活をいう。家族の場合は，その成立から消滅までの全期間をいうほか，家族の1日の生活時間をいう。

4 生活空間

生活空間とは，生活を営んでいる空間，環境のことである。住んでいる地域の環境については，地理的な位置，日あたりや騒音，災害の危険性，交通機関や生活の利便性などをみる。住まいの環境については，居室，風呂・洗面所・トイレ，廊下，上がり框(かまち)などの状況をみる。

b 生活習慣と行動様式

個々の人間は，みずからの生命の維持のため，日常生活の継続や発展のため，満足した人生を送るためさまざまな行動をとっている。これらの行動は，学習や模倣によって獲得された行動様式である。人々は他者や社会によって育てられ，それらとのかかわりのなかで生活を営んでいるといえる。

生活習慣(life style)は，そうすることが決まりのようになっていることがら，あるいは日常生活での行動様式である。主として食習慣，喫煙，飲酒，休養・睡眠，運動や活動などの日常生活行動である。これらの日常生活での行動のほかに，働く，学ぶ，遊ぶといった行動も含まれる。つまり，仕事の仕方，対人関係の取り方などその人の生き方や価値観を含んだ行動である。

生活習慣とは，共通の社会意識をもつ個人や集団にみられる生活のパターン(生活様式)であり，個人ではなく特定の社会的地位にある人々の集団的な行動様式でもあることから，文化的側面から，生活上の行動や考え方として生活習慣をとらえることができる。

c 人々の生活状況を総合的にとらえる

人々の生活状況は，1日の食事や睡眠などの基本的な生命維持のための行動に費やされる時間，清掃や買い物などの生活維持のための時間，

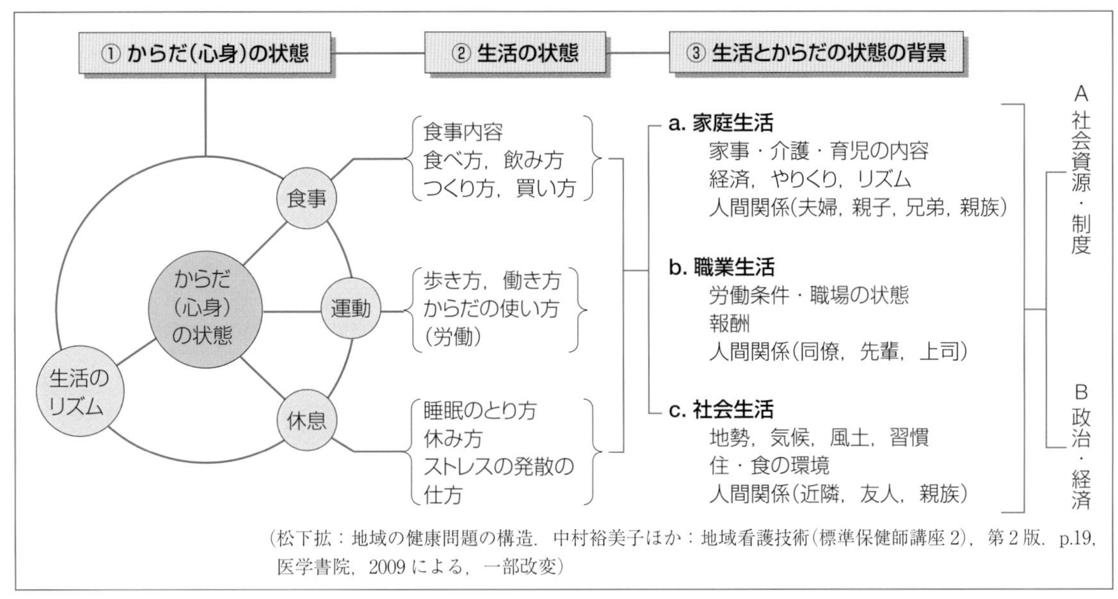

(松下拡：地域の健康問題の構造．中村裕美子ほか：地域看護技術(標準保健師講座 2)，第 2 版．p.19，医学書院，2009 による，一部改変)

図 5-1　生活状況と構造

学習・労働などの生産のために費やされる時間，余暇としての時間などを 24 時間，1 週間単位，1 か月単位など，その目的に応じた広がりでとらえることができる。

生活状況は，からだ(心と身体)の状態と密接な関係にある。「食事」「運動」「休息」および「生活のリズム」といった生活の状態により「からだの状態」(健康)は影響を受けている(**図 5-1**)。さらに生活状況は，「生活とからだの状態の背景」である「家庭生活」「職業生活」「社会生活」と密接な関係がある。また，それらの生活の背景を取り巻くものとして，「社会資源・制度」と「政治・経済」が影響を及ぼしている。

具体例として，食生活や運動不足が生活習慣病を引きおこしているということがあげられる。食事や運動などの人々の生活習慣の特徴は，それぞれの社会の規範や周囲との関係による影響を受けるものである。食生活の問題として食事が不規則になる原因には，仕事での残業や付き合い，家族や友人と違う食事をすることへの気がねなどみられる。また，運動不足の理由として，「車通勤」「運動施設が近くにない」「利用する経済的ゆとりがない」など，環境問題が存在することもある。

人々の生活習慣は，その人の生き方や価値観を含んだ行動であることから，その人の考え方や思いを把握し，理解することが欠かせない。そのなかにはみずからが気づいていない社会の影響を受けていることもある。そのため保健師には，社会背景を含めて人々の生活状況と健康とを関連させてとらえていくことが求められる。

●引用文献
1）公益社団法人日本WHO協会ホームページ．(http://www.japan-who.or.jp/about/who-what/charter/)(参照2021-05-20)
2）日本ホスピス緩和ケア協会：WHO（世界保健機関)の緩和ケアの定義(2002年)．日本ホスピス緩和ケア協会ホームページ(https://hpcj.org/what/definition.html)(参照2021-05-20)
3）近藤克則：健康の社会的決定要因(15)最終回 WHOの健康格差対策．日本公衆衛生学会誌58(7)：550-554，2011.
4）近藤克則編著：健康の社会的決定要因――疾患・状態別「健康格差」レビュー．p.11，81，日本公衆衛生協会，2013.
5）近藤克則ほか：高齢者における所得・教育年数別の死亡・要介護認定率とその性差．医療と社会22(1)：19-30，2012.
6）近藤尚己ほか：高齢者における所得の相対的剥奪と死亡リスク．医療と社会22(1)：91-101，2012.
7）野口晴子：社会的・経済的要因と健康との因果性に対する諸考察――「社会保障実態調査」および「国民生活基礎調査」を用いた実証分析．季刊・社会保障研究46(4)：382-402，2011.
8）阿部彩：子どもの健康格差の要因――過去の健康悪化の回復力に違いはあるか．医療と社会22(3)：255-269，2013.
9）藤原武男：胎児期・幼少期の親という環境が子の遺伝子発現を変える――ライフコースアプローチとエピジェネティクス．日本公衆衛生雑誌55(5)：344-349，2008.

●参考文献
・青井和夫ほか：生活構造の理論．有斐閣，1971.
・足達淑子編：ライフスタイル療法Ⅰ生活習慣改善のための行動療法，第4版．医歯薬出版，2014.
・近藤克則編著：健康格差社会への処方箋．医学書院，2017.
・近藤尚己：健康格差対策の進め方――効果をもたらす5つの視点．医学書院，2015.

B 公衆衛生看護活動の基盤―理論および展開方法

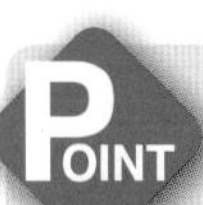

- 生活モデルは公衆衛生看護活動のアプローチ方法の基本である。
- 健康課題とその支援目的に応じ，ハイリスクアプローチとポピュレーションアプローチを使い分けたり組み合わせたりして活動する。
- 地区担当制を基盤にした公衆衛生看護活動の展開が望まれている。

1 公衆衛生看護活動の基盤となる理論

a 医療モデルと生活モデル

公衆衛生看護活動の対象へのアプローチ方法として，「医療モデル」と「生活モデル」がある。**医療モデル**は，病因に着目し，疾病の治療や個人の行動変容を目的とするもので，疾病や障害などの健康問題を有する対象に，専門職による医療(cure)が提供される。

一方，**生活モデル**は，個人と環境の相互作用に着目し，個人の生活やQOLの保障を目的とする。すなわち，生活モデルは生活の場で，生活者個々の心身の状態に応じて医療と同時あるいは連続的に，多職種による生活の支援(care)を提供するものである。生活モデルは医療モデルを包含する上位概念であるが，公衆衛生看護活動では，医療を要する急性期には医療モデルを，慢性期や障害に対しては生活モデルをと，対象の健康状態や生活機能に応じてアプローチする。それぞれのアプローチは連続し，互いに補完し合って展開することが重要である。

ICF（国際生活機能分類）では，当人の生活に着目する重要性が強調されているように，生活モデルでも生活者と環境の関係性をふまえ，その自助やセルフケアを促し，仲間づくりや地域のしくみづくりなどの共助も支援することが重要である。公衆衛生看護を展開するうえで，生活モデルを基本とした活動がより一層求められている⊞。

プラス・ワン

近年の動向

近年では，社会の高齢化の進展などにより，QOLを阻害する慢性疾患や，加齢に伴う生活機能低下・障害などを有する者が増加している。加齢に伴う生活機能低下・障害は，疾病とはみなされないことが多い。医療モデルにとどまらない，個人と環境や社会との相互作用をふまえた包括的なアプローチが求められている。

b 予防の概念

「予防」は，公衆衛生および公衆衛生看護活動の中核をなす概念である。公衆衛生における予防とは，個人・家族から特定集団，コミュニティま

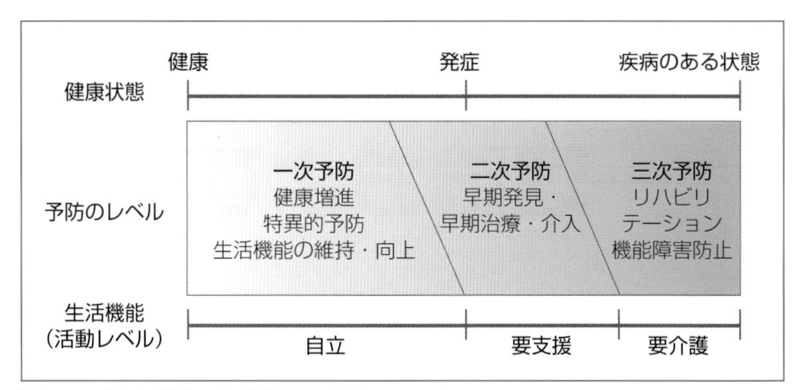

図 5-2 健康状態・生活機能と予防のレベル

でを対象として，単に健康障害や疾病の発症を未然に防ぐことのみならず，潜在的な健康課題の予見，疾病・リスクの早期発見・早期対処，疾病の進行や重症化防止，後遺症や二次障害防止のリハビリテーションなども含む幅広い概念である。レベル(Leavell, H. R.)とクラーク(Clark, E. G.)は予防を一次・二次・三次の3つの段階に分類した。この3段階に準じ，公衆衛生看護活動では，健康状態および生活機能(活動レベル)に応じた予防活動を展開していく(図 5-2)。

1 一次予防

■目的と対象

- **目的**：健康増進，特異的予防，生活機能の維持・向上
- **対象**：健康なレベルにあり，自立し活動的に生活している状態である。

■概要

一次予防はさらに次の3つの方向から活動を行う。公衆衛生看護における具体的な一次予防活動は，予防接種，保健指導，健康教育，職場における作業環境改善などである。

- **健康増進(Health Promotion)**：個人の生活スタイル(運動，栄養，喫煙，飲酒など)の行動変容を目ざす。
- **健康保護(Health Protection)**：安全をおびやかし障害を生じうる環境的な危険因子の除去・削減を目ざす。
- **疾病予防(Disease Prevention)**：感染症や循環器疾患など病気の発症予防を目ざす。疾病予防の観点から活動を展開する。

2 二次予防

■目的と対象

- **目的**：早期発見，早期治療・介入
- **対象**：健康状態では，発症前から疾病の診断が可能な状態～疾病発症の初期である。生活機能では，自立から要支援に移行する状態である。

■概要

二次予防では，自覚症状がない疾病や潜在しているリスクを早期に発見し，把握した疾病の進行・悪化の防止のために，すみやかに確定診断や治療につなげる。虐待のような潜在しているリスクでは，事故を未然防止し，被害を最小限にするために，予見と早期介入によるリスク低減や環境改善をはかる。公衆衛生看護における具体的な二次予防活動は，健康診査，がん検診，治療，要保護児童地域対策協議会による早期発見などである。

3 三次予防

■目的と対象

- **目的**：リハビリテーション，機能障害防止
- **対象**：健康状態では，疾病があり，障害期に移行する状態であり，生活機能では，要支援〜要介護の状態である。

■概要

三次予防では，適切な治療と相談支援により，疾病の症状の改善，疾病の慢性化・重篤化の防止，疾病からの回復・治癒を目ざす。また，生活機能の低下をきたす後遺症や機能障害が生じている場合は，さらなる機能低下や社会的不利を防止するため，リハビリテーションなどを通して，ADL の維持，QOL の向上，社会参加・社会復帰を目ざす。

公衆衛生看護における具体的な三次予防の活動には，機能回復訓練，デイケア，生活支援，職業訓練，地域包括ケアシステムの整備などがある。

2 公衆衛生看護活動の展開方法および遂行方法

a ハイリスクアプローチとポピュレーションアプローチ

効果的な公衆衛生看護活動を展開するには，対象を明確にし，その対象の健康課題に応じた適切なアプローチ方法を選択するなど，戦略的なはたらきかけが必要である。公衆衛生・公衆衛生看護においては，このように対象を定め戦略的に進める展開方法として，ハイリスクアプローチとポピュレーションアプローチがある(図 5-3)。「健康日本 21」では，この 2 つのアプローチを適切に組み合わせて，効果的な保健活動を展開することが推奨されている。

1 ハイリスクアプローチ

ハイリスクアプローチとは，疾病やリスク要因のあるハイリスク者をスクリーニングして，そのリスクが低くなるようにアプローチするものである。これは，おもに二次予防に該当する。

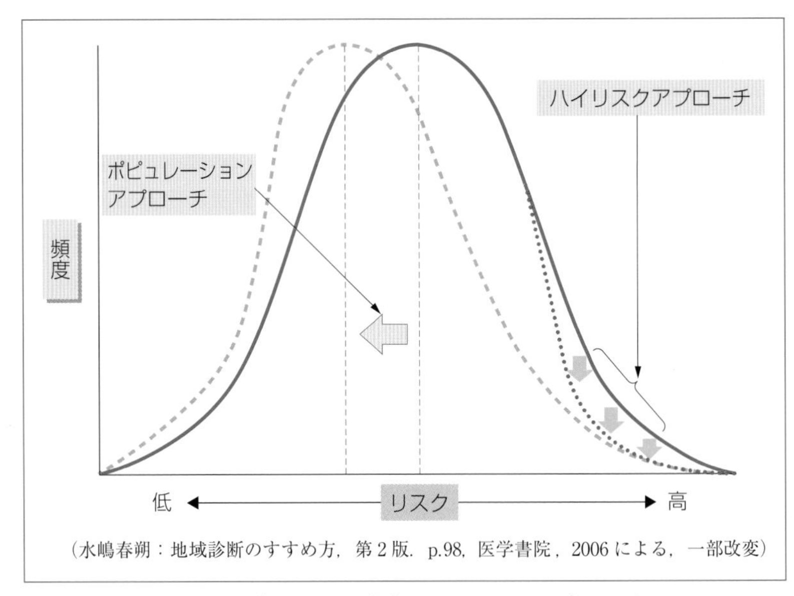

（水嶋春朔：地域診断のすすめ方，第2版．p.98，医学書院，2006による，一部改変）

図5-3　ハイリスクアプローチとポピュレーションアプローチ

ハイリスクアプローチは，ターゲットとする疾病・リスク要因を定め，健康診査・検診などにより，信頼性のあるスクリーニング方法を用い，疾病に罹患・発症するおそれがある者や自覚症状はないが罹患が疑われる者を，ハイリスク者として選定する。選定されたハイリスク者には，早期治療や，リスク低減のための支援が行われる。具体的には，がん検診での精密検査の勧奨，高血圧患者の減塩やメタボリックシンドロームの減量の指導などである。

2 ポピュレーションアプローチ

ポピュレーションアプローチは，集団全体にリスクが広く分布している場合にとられる戦略である。特定の疾患やリスク要因を前提としない方法は，ヘルスプロモーションに通じるもので，「予防の概念」の一次予防に該当する。したがって，ポピュレーションアプローチは低リスク群，境界域を含む集団全体・社会・環境が対象であり，これら集団全体のリスクを低減することがこのアプローチの目的である。具体例として，生活習慣病予防や受動喫煙防止のキャンペーン，バリアフリー化などの環境整備，予防接種などがあげられる。

b 業務担当制と地区担当制

公衆衛生看護活動をより効果的に行うため，保健師の活動形態として業務担当制と地区担当制がとられている。人口規模の大きい地方公共団体では，両者が併用されているところが多い。

プラス・ワン

ハイリスクアプローチのメリット・デメリット

メリット

ハイリスクアプローチのメリットは，費用対効果にすぐれていることである。すなわちスクリーニング方法が確立している疾病・リスク要因であれば，対象の選別基準が明確で，ハイリスク者を確実に特定できる。そのため，低リスク者への不要な介入を避け，より個別性の高い医療や支援をハイリスク者に提供でき，その効果があらわれやすい。

デメリット

ハイリスクアプローチのデメリットは集団全体の健康増進への貢献が小さいことである。つまりこのアプローチの対象は特定の個人であり，対象個々で成果の持続期間が異なることや，集団への波及効果が得られにくいことがあり，予防戦略として不十分な点である。

ポピュレーションアプローチのメリット・デメリット

メリット

ポピュレーションアプローチのメリットは，集団からハイリスク者を選別する手間や時間，スクリーニング費用がかからない点である。また，集団に対してアプローチするので，個から集団への波及効果が期待でき，地域における健康課題の抜本的な解決につながりやすいということである。

デメリット

デメリットは，個人への恩恵が小さいため，個人の行動変容への動機づけが弱くなりがちであること，アプローチの効果がすぐには見えにくいこと，費用対効果が低いことなどである。

1 業務担当制(業務分担制)

業務担当制は，各保健師が母子・成人・難病・感染症など特定の専門分野の業務を担当し，担当分野の家庭訪問や健康相談・健康診査・健康教育などの保健活動を展開する活動形態である。保健師は自分の担当分野の業務に専念できるため，専門性を高めやすくその結果として，質が高く効率的なサービスの提供が可能である。

一方で，業務担当として保健師が配置される分野は，保健分野だけでなく，福祉部門や地域包括支援センターなど多岐にわたるため，保健師の分散配置につながり，保健師間での指導や技術の伝承などの人材育成に関して困難が生じるという課題がある。また保健師として，地域全体をとらえる力が弱まること，健康問題に対する家族・コミュニティ単位での包括的なアプローチがむずかしいことなど，保健師本来の強みを発揮しにくいことが課題として指摘されている。

2 地区担当制(地区分担制)

地区担当制では，保健所や市町村保健センターの管轄区域を一定の人口あるいはエリアで区分した地区を，各保健師がそれぞれの受け持ち地区として担当する。保健師は受け持ち地区のすべての人に対し，保健事業の分野を横断して包括的に保健サービスを提供する。すなわち，担当地区の人々の暮らしぶりや健康観を把握し，保健活動や地域のしくみづくり(保健計画，ケアシステム)につなぐのである。

3 地区担当制に重点をおいた展開

業務担当制と地区担当制を具体的にみてみよう。たとえば，新生児訪問で子どもの母親が精神障害をもち，その人が身体障害のある親を介護している世帯を訪問し支援するとする。1人の家族成員の健康問題は，ほかの家族成員にも影響を及ぼすため，保健師には家族全体を見たて，家族が本来もっているケア機能を高めるためのかかわりが求められる。このケースに対し，業務担当制であれば，新生児は母子保健担当が，母親は精神保健担当が，その親は障害福祉担当が，それぞれ密に連携しながら，専門的かつ重層的に，支援を分断しないように注意深くかかわることが必要である。

一方，地区担当制であれば，その世帯がある地区の担当保健師が対象となる家族を横断的・包括的な視点からアセスメントし，家族間の調整や必要な支援にワンストップでつなぐことができる。このように対象者やその家族の身近な相談相手となりやすいこと，住民の意向に寄り添った支援の展開や，住民や地域がもつ解決能力を引き出すようなかかわりにつなげやすいことが地区担当制の強みである。

2013(平成25)年の「地域における保健師の保健活動に関する指針」の

「保健師の保健活動の基本的な方向性」においては，「地区活動に立脚した活動の強化」「地域特性に応じた健康なまちづくりの推進」「地域のケアシステムの構築」など，地区に根ざした地域保健活動の展開が推奨されている。「地区担当制の推進」についても地区の住民・世帯や地域全体の健康課題を把握し，その健康課題に横断的・包括的にかかわり，地域の実情に応じた必要な支援をコーディネートすることが期待されている。

また，近年の公衆衛生に関するキーワードには，地域の自助・共助，地域包括ケアシステムの構築，災害支援，地域のソーシャルキャピタル醸成などがあるが，保健活動においてこれらを推進するうえでも，地区担当制を基盤に展開することが望まれている。

●参考文献

・Leavell, H. R., Clark, E. G.：Preventive medicine for the doctor in his community, 3rd ed. McGraw-Hill, 1965.
・大川弥生：生活機能とは何か．東京大学出版，2007.
・ジェフリー・ローズ著，曽田研二・田中平蔵監訳：予防医学のストラテジー――生活習慣病対策と健康増進．医学書院，1998.

C 公衆衛生看護活動の基本的な展開方法

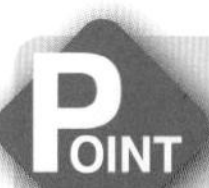

- 「保健師の保健活動の基本的な方向性」を視点におき，公衆衛生看護活動を展開する。
- 個別・家族へのアプローチと集団・グループへのアプローチを駆使して活動する。
- 地域へのアプローチは，地区活動とともに，地域ケアシステムやネットワークの構築が重要である。

1 総合的な地区活動

公衆衛生看護活動の展開方法には，家庭訪問，健康相談，保健指導，健康診査，健康教育，地区組織活動などがある。保健師は，これらを駆使して地域における公衆衛生看護活動を展開する。「地域における保健師の保健活動に関する検討会報告書」[1]では，今後の保健師の活動の方向性について提言が示されている⊞。

この報告書に示されている「みる」「つなぐ」「動かす」ということについて考えてみよう。「みる」は，保健師が地区活動で出会う住民の悩みや生活のしづらさを把握し，理解することであり，顕在化した問題だけでなく，潜在している問題やその背景にも視点をおいてみる必要がある。「つなぐ」は，個々の住民への対応だけにとどめずに個々人の状況の関連性を検討し明らかにすることにより，地域の健康問題や課題としてとらえ直しをすることである(表 5-2)。「うごかす」は，地域の健康課題の解決に必要な施策を提案していくことである。このような活動を進めていくことで地域ケアシステムが構築されていくことになる。

2 個別・家族へのアプローチ

a 家庭訪問

1 保健師が行う家庭訪問の目的・対象・場

保健師が行う家庭訪問は，対象である個人とその家族の生活の場において看護援助を行い，対象者の健康問題の解決をはかるものである⊞。家庭訪問は，地域の健康課題の解決へと発展させていく重要な展開方法でもあり，公衆衛生看護活動の基本となる。

表 5-2　保健師の活動分野，対象別のおもな活動

活動分野	個人・家族	集団・グループ	地区・組織
母子保健活動	新生児訪問 未熟児訪問 育児相談 児童虐待	乳幼児健康診査 妊婦教室 両親学級 子育てグループ	子育てサポート 外国人サポート 児童虐待防止ネットワーク
成人保健活動	生活習慣病 保健指導	特定健康診査 糖尿病教室 禁煙教室	健康づくり推進会議
高齢者保健活動	訪問・相談 要介護者 認知症，虐待	特定高齢者健診 介護予防教室 介護教室 介護者会	認知症見まもりサポート 地域ケア会議
精神保健活動	訪問・相談	家族教室 患者会	自助グループ
障害者(児)保健活動	訪問・相談	家族教室 親の会	地域サポートシステム
難病保健活動	訪問・相談	患者会	地域サポートシステム
感染症保健活動	訪問・相談 予防接種	手洗い教室	講演会
歯科保健活動	訪問・相談	歯科保健教室	講演会

家庭訪問の目的は，生活の場で対象者本人やその家族とともに心身の状態や生活の実態を明らかにし，具体的な生活に即して対象者がみずからの健康をまもり予防する力を身につけるように支援することである。その対象の範囲は，地域のすべての人々であり，地区内の支援を必要としている人々に対して，保健師が公衆衛生上の必要性を判断することにより家庭訪問を行うことができる。法律で明文化されている対象には，新生児，未熟児，妊産婦，結核患者，高齢者，精神障害者，難病患者，被虐待児などがある。

家庭は対象者にとって安心できる場であり，思いや考えをあらわしやすく，緊張感をもたずに話すことができる。一方で，他人である保健師を家にまねくことに抵抗を感じる対象者も多いことを理解しておく必要がある。保健師にとって家庭訪問は地域や住環境も含めて日常生活の様子を具体的に把握することができる場面であり，家族の相互関係や生活環境を見ることで多くの情報を得ることができる。

2 家庭訪問のプロセス

■対象把握と優先順位

対象把握は次の場合に行う。①法律により家庭訪問が規定されている場合(結核患者，新生児，未熟児，妊産婦，精神障害者など)，②健康診査のフォローアップの場合，③本人や家族から相談を受けた場合，④関係機関からの紹介や依頼があった場合などである。

優先順位は問題の深刻さを予測し，判断していく。

プラス・ワン

保健活動の本質

「地域における保健師の保健活動に関する検討会報告書」[1]では，「保健師の活動の本質」として以下の3点を保健師が活動するうえで要となることとして示している。

地域を「みる」「つなぐ」「動かす」

- 個人の健康問題の共通点や地域特性などから地域の健康課題や関連施策を総合的にとらえる。
- 健康問題の解決に向けて住民や組織をつなぎ，自助・共助などの住民主体の行動を引き出し，地域に根づかせる。

予防的介入の重視

- 日ごろの活動を通じて，健康課題やそれに付随する家族問題などが顕在化する前の段階からその可能性を予見し，予防的に関与する。
- 健康課題に気づいていない，あるいは支援の必要性を訴えることができない住民などに対し，義務や契約に基づかないアプローチを行う。

地区活動に立脚した地域特性に応じた活動展開

- 家庭訪問や健康づくり活動などの地区活動を通して地域に入り，住民やその生活の場に直接かかわり，地域の実態を把握する。
- 個々の事例に共通する要因や潜在しているニーズを地域の課題としてとらえ，その地域の特性に応じた活動を展開する。

保健師と訪問看護師の相違

在宅看護を担う訪問看護ステーションなどの訪問看護師が医師の指示のもとに，療養者との契約により訪問看護を提供する点において，保健師の家庭訪問と相違がある。

■情報収集とアセスメント，計画の立案

家庭訪問の情報収集とアセスメントでは，訪問前に得られる情報を整理する。家庭訪問計画の立案では，訪問時に把握すべき情報を明らかにしておき，支援計画を検討しておく。

■実施と評価

家庭訪問の実施においては，対象者が安心して相談できるように，対象者との信頼関係の構築を行う。不安や悩み，思いをじっくりと傾聴し共感することが必要である。問題の解決のための方向性や解決策を対象者とともに考えるような支援を実施する。

■ほかの事業と関連させた対応，連携・報告

ほかの事業と関連させた対応を行い，連携し報告する。家庭訪問の結果，個人の対応では解決できない課題や，地域として必要な対策が明らかになったときは，地区におけるほかの活動へつなげていく。

b 保健指導

1 保健指導の目的・対象・場

保健指導は，保健師が個人を対象に適切なサービス・情報・技術を提供して，1人ひとりの健康を支援するものである。

保健指導の目的は，地域の人々の健康問題の解決や疾病予防であり，対象者の生涯にわたるセルフケア能力を高めることである。取り扱う健康問題は，健康の増進，疾病の予防から悪化予防，リハビリテーションまで，すべての健康レベルが対象となる。

保健指導は，健康相談や健康診査の場で実施される。健診時の個人指導，健康相談や窓口対応時の面談，電話・メールでの相談などの場面である。また，地域で開催される育児相談会，健康相談などもある。保健指導を行うときは，プライバシーの保護に努め，対象者が安心して相談できる環境を整える必要がある。

2 保健指導の展開方法

保健指導では，一方的に問題点を指摘し知識を与えるという教育的なかかわり（ティーチング）⊞ではなく，対象者が自分の健康問題に気づき，みずから解決していけるように支援する。すなわち，対象者の思いや考えを尊重し，その不安に向き合い，必要な情報を提供する。そして対象者が提供された情報を理解し，今後の生活や健康への対応策を検討したり学習したりできるようにコーチング技法などを活用して支援⊞することが重要である。

とくに健康問題を生活と関連させてとらえることが必要である。たとえば生活習慣病の場合，健康診査の結果が示されても対象者が自分の健

プラス・ワン

ティーチング（teaching）

知識や技術などをクライアントに提供することを目的とし，指導者が答えを与える手法のことである。ティーチングは，学校教育や資格取得のための学習に用いられる。

コーチング（coaching）

コーチングは，馬車（coach）が「人や物を目的地まで届ける」役割をもつことから派生した言葉である。コーチングは，人材開発技術の1つであり，1対1の対話を基本としたコミュニケーション技術である。その特徴は，コーチングを受ける人（クライアント），の目的や目標を達成するために，クライアントの理想の状態を引き出す点にある。

具体的なやり方は，コーチが質問をして，クライアントに話してもらうことが基本で，自発的に考えた答えをクライアントから引き出すことで，クライアントの自己成長が促される。コーチにはクライアントにアドバイスや答えを提供せずに，クライアントの状態を観察しながら適切に話を聞きだし，サポートする能力が求められる。

康問題として認識することが困難なことが多い。そこで，自己の生活や仕事と結びつけて考えるように促すような保健指導が効果的である。具体的には，対象者に健診結果の経過を示したり，生活上の記録をつけることを提案したりすることにより，健康や生活の実態とともに健康問題がみえるようにする工夫も必要である。

3 集団・グループへのアプローチ

a 健康診査

1 健康診査の目的

健康診査には，法律に基づいて実施されている乳幼児健康診査や成人・高齢者の特定健康診査などがある。その目的は，健康状態の把握と予防的対策，疾病の早期発見・早期対応，対象者の主体的な問題解決，地域の健康状態の把握と対策への反映である。

2 集団健康診査と個別健康診査の展開方法

健康診査には，集団健康診査と個別健康診査があるが，実施方法の選択は市町村にゆだねられている。

■集団健康診査

集団健康診査の場合，案内・問診票の送付→問診→集団指導→計測→診察→個別指導→必要時の精密診査→要経過観察者の事後フォローという流れになる。従事者には，医師・保健師・看護師だけでなく，栄養士・歯科衛生士・心理相談員なども含まれ，地域のボランティアが参加する場合がある。健康診査は，健康状態の把握だけでなく，保健指導の機会でもあり，効果的なものとなるよう企画する。個別指導の場面では，対象者や家族の心情を配慮する必要がある。

■個別健康診査

個別健康診査の場合，対象者は自由に委託医療機関を受診でき，日時と場所が制限されない利点がある。受診後に医療機関から市町村保健センターに報告書が届けられ，その結果により保健師が電話相談や家庭訪問，精密診査の受診勧奨などの事後フォローを行う。医療機関から報告書が届くまでに時間を要する場合があるため，緊急を要する案件のときの対処方法を事前に調整しておく必要がある。

■健康診査の事後フォロー

健康診査によりなんらかの問題が発見された場合は，保健師はその対象者に精密健康診査の紹介，要経過観察者の事後フォローなどを行う。事後フォローは，健康診査への再受診の勧奨や，必要時に家庭訪問を行い，経過を把握し，保健指導を行う。対象者や家族は不安になっている

プラス・ワン

健康診査の種類

集団健康診査には，1歳6か月児健康診査や3歳児健康診査・特定高齢者健康診査，職域で実施される特定健康診査などがある。

個別健康診査としては，委託医療機関で実施される3か月児健康診査や，40歳以上を対象とする特定健康診査・がん検診などがある。

ことが多いため，信頼関係を結びながらていねいに対応することが必要になる。

b 健康教育

1 健康教育の目的・対象・場

健康教育は，意図的に企画された健康に関する教育活動であり，その目的は，個人やコミュニティを健康へと導くような知識の向上や生活技術の開発といったヘルスリテラシーの改善である。また，健康を改善するための活動に必要な動機・技術・自信を育てることも含まれる。

健康教育の対象は，健康問題や健康に関する学習要求をもっている人々である。健康レベルはすべてのレベルの人々を対象とする。その内容は具体的には，健康増進を目ざす，疾病予防のための知識や技術を習得する，健康の回復や療養のための知識や技術を習得する場合などがある。健康教育の対象者はライフスタイルや価値観が形成されている成人であることが多いことから，人々の要求に対応できる生活に密着した内容が求められている。また，ICT（information communication technology）の発達により一般人の情報へのアクセスは豊富になってきていることから，単なる知識や情報の提供では効果を得にくくなっている。

健康教育の場として健康教室が多く企画・開催されている。妊婦教室，両親学級，糖尿病教室，介護教室，認知症予防教室などがある。

2 健康教育の展開方法

健康教室の準備は，対象地区の地域アセスメント（地域診断）により問題を明らかにし，支援における健康教育の位置づけを明確にするところから始まる。とくに対象者の状況分析は重要である。地域の特性，集団としての特徴を対象の人々の健康状態および生活と結びつけて検討する。

企画時には，ヘルスビリーフモデルや変化ステージ理論（2巻3章A参照）などの学習に関する理論を用いて，企画する必要がある。可能な限り参加者が企画に参画することが望ましい。内容は参加者の関心や理解度に合わせて，講義や演習，話し合いなどで構成する。とくに，行動や態度の変容を期待する場合は，話し合いや体験できる演習を取り入れていくことが効果的である。

教室の評価は関係者とともに十分に行うことが重要であり，教授方法や講義内容の評価だけでなく，参加者調査などを用いて客観的な学習効果について分析することが欠かせない。

プラス・ワン

ファシリテーション(facilitation)

ファシリテーションは，集団による知識創造活動(会議による問題解決，アイデア創造，教育など)がうまく進むように支援・促進するように，舵(かじ)とりすること。

ファシリテーションを担う人をファシリテーター（facilitator)とよぶ。ファシリテーターは，会議の場合は進行役にあたる。

c グループ支援

グループへのアプローチとしてグループ支援がある。特定の人々の集団であるグループを対象に，それぞれの健康問題の解決のための支援を行う。支援する対象のグループには，健康増進のための歩く会，体操クラブ，子育てママの会，介護者の会や家族会などがあり，グループの特性や目的は多様性に富んでいる。

参加者が自主的に参加し運営していくことがグループ支援には求められる。保健師は側面的な支援者としてファシリテーションを行う役割を担う。支援内容は，地域や全国の情報を提供する，保健師活動で出会った当事者にグループを紹介し，グループとの橋渡しを行う，グループがかかえている問題についてともに考えて解決の糸口を見つける，相談相手となる，医学や看護に関する専門的知識などを提供する講師になるなどである。また，運営の側面的な支援としては，リーダーへ運営方法を支援したり，事務局や会場の場を提供したりすることもある。

自主グループでは活動が自主的に継続・運営されることが望まれるが，メンバーの減少やリーダーの交代がうまくできずに活動が停滞することもある。そのためグループの継続や活性化のための支援を継続する必要がある。グループ支援は，グループをつくることが最終目標ではない。グループが活動を継続し健康問題に取り組むことで，地区活動の一翼を担うグループへと発展していくことを目ざして支援する必要がある。

4 地域へのアプローチ

a 地区活動

公衆衛生看護活動の地域へのアプローチとして地区活動がある。保健師が行う地区活動について，「地区活動のあり方とその推進体制に関する検討会報告書」には，「地域の健康格差を縮小させながら，健康水準の向上をもたらすために，一人ひとりの健康問題を地域社会の健康問題と切り離さずに捉え，個人や環境，地域全体にはたらきかけ，個別はもちろん，地域の動きをつくり出す活動である」[2]と示されている。

地区活動では，積極的に地域に出向き，個人の健康問題の解決のために家庭訪問や健康相談を行う。それらから住民の生活の実態や健康問題の背景にある要因を把握する。共通する健康問題や課題，あるいは単独の課題であっても地域の健康課題として取り組む必要のあるものに対して，グループ支援や健康教育，組織活動などにより解決のための活動を展開する。このような地区活動を通してソーシャルキャピタルの醸成をはかり，住民と協働し，住民の自助・共助を支援することにより，地域包括ケアシステムやネットワークを形成し，地域づくり活動が活発なものとなる。

b 地域包括ケアシステム・支援ネットワークの構築

1 第１段階：公的サービスを中心とした地域包括ケアシステム

公的なサービスを提供している関係機関を組織化し，利用者のニーズに応じて適切に公的なサービスが利用できるようにシステムを整える。介護保険制度や難病対策，障害者総合支援制度などの利用にかかわるケアマネジメントにより，保健医療福祉の連携をはかることになる。

2 第２段階：関係機関および住民の組織化

公的な関係機関の組織化とともに，インフォーマルなサポートシステムを確立する。近隣，地域の友人や仲間，ボランティア活動に熱心な人や団体など，人的資源を把握して，公的なサービスと連携して活動できるように調整を行う。とくに地域の人々の主体的な活動による組織化が重要になる。たとえば，住民の組織化，当事者グループから発展した患者会，ボランティアグループなどの組織化，NPO法人化などを行う。保健師は，健康問題の解決に向けて住民や組織どうしをつなぎ，住民主体の取り組みが地域において持続するように支援する。

3 第３段階：地域での支援ネットワーク化

公的なサービスである保健・医療・福祉の連携と，インフォーマルな支援組織との連携を行う支援ネットワークを形成する。保健師は，関係する他職種・他関係機関および住民などと連携をとり，必要に応じて課題などを共有し，その解決に向けてともに検討するなど，部署横断的に連携し協働する。その場合，関係機関や代表者との会議では保健師はファシリテーターの役割✚を担うことが多い。支援ネットワークによる活動は，地域のさまざまな機関や団体，組織の協働によるものであるため，単にサービスの提供を円滑にするだけでなく，サービスの改善や向上につながる。また，地域の人々の問題認識や個々の住民の力量が高まり，住民の連帯による地域づくりへと発展していくことにつながる。

> ✚ プラス・ワン
> **ファシリテーターの役割**
> **①場の準備**
> 話し合いの場の準備として，話し合いの目的・メンバーや，具体的な進め方・時間配分などを検討する。話し合いの論点が明確になるように提示する。メンバーの関係性についても考慮し，話しやすい場となるようにする。
> **②話し合いの活性化**
> 参加者がたくさんの意見を出し合い，共感が深まり，アイデアを広げられるように，発言者の思いを引き出す。コミュニケーション技術を用いて意見の関係性を整理し，参加者が幅広い論点で考えられるようにする。
> **③内容の構造化**
> 参加者の意見が出そろったタイミングをみて，出された意見をかみ合わせていく。さらに議論の全体像を整理して，さらに議論を進める論点をしぼり込む。
> **④合意形成**
> 結論の方向性がしぼられてきたら，結論として合意形成できるように，結論を決定するための基準や異なる意見の調整方法を検討する。合意形成ができたあとは，結論の内容や今後の計画を参加者に確認する。

5 施策化・事業化へのアプローチ

公衆衛生看護活動として，地区活動・健康診査・健康教室などの事業を行うなかで，住民の健康状態や生活環境の実態を把握することができる。そのなかで地域の健康問題や背景を明らかにし，その解決のための取り組み方法を検討する。すでに解決策が取り組まれている場合もあるが，そうでない場合は新たに事業を企画する必要がある。

プラス・ワン

政策と施策

政策：政府・政党などの，基本的な政治の方針。政治方策の大綱。政綱。
施策：施すべき対策。

地域保健法第4条に基づく「地域保健対策の推進に関する基本的な指針」では2012(平成24)年の改正により，ソーシャルキャピタル(社会関係資本)を活用し住民と協働することで「地域保健基盤を構築し，地域住民の健康の保持及び増進並びに地域住民が安心して暮らせる地域社会の実現を目指した地域保健対策を総合的に推進することが必要である」と述べられている。

保健師は，国の政策により決められた施策に基づく事業を展開するだけでなく，地域の健康問題を解決するための取り組みを提案し，展開することが重要になる。つまり保健師から保健所や市町村保健センターの長などに施策化への提言を行い，具体的な事業を企画する事業化に取り組む。具体的には，PDCAサイクル(plan-do-check-act cycle)(6章A参照)に基づき施策と事業の展開とその評価を行う。日常の活動のなかで把握した地域の実態と合わせて，調査研究や統計情報などの分析を行い，健康問題を構成する要素を検討し，地域において取り組むべき健康問題を明らかにする。その健康問題の優先度を判断し，計画を立案し，具体策を検討する。計画に基づいて関係者との連携をはかり事業を実施し，その評価を行う。

●引用文献

1）地域における保健師の保健活動に関する検討会：地域における保健師の保健活動に関する検討会報告書(平成24年度地域保健総合推進事業)．2013．(http://www.jpha.or.jp/sub/pdf/menu04_2_h24_02.pdf)(参照2021-11-04)
2）地区活動のあり方とその推進体制に関する検討会：地区活動のあり方とその推進体制に関する検討会報告書．p.9，2009．(http://www.jpha.or.jp/jpha/pdf/chiku%20report%20h20.pdf)(参照2021-05-28)

●参考文献

・Putnam, R. D. 著，猪口孝訳：流動化する民主主義——先進8カ国におけるソーシャル・キャピタル．ミネルヴァ書房，2013.
・一般財団法人日本コミュニケーショントレーナー協会：【完全解説】コーチングとは？(https://www.communication.or.jp/cat_cncs/8792/)(参照2021-06-01)
・尾田進：「地域における保健師の保健活動に関する指針」のポイント．保健師ジャーナル69(7)：496-503，2013.
・日本ファシリテーション協会：ファシリテーションとは．(https://www.faj.or.jp/facilitation/)(参照2021-06-02)
・堀公俊：組織変革ファシリテーター．東洋経済新報社，2006.
・堀公俊：ファシリテーション入門(日経文庫)，第2版．2018.

6章

公衆衛生看護活動の展開方法

A 公衆衛生看護活動における地域アセスメント

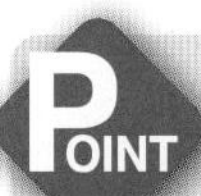

- 地域アセスメント(地域診断)は，公衆衛生看護活動の計画・実施・評価の基盤であり，かつ，PDCA サイクルの各段階のいずれにおいても実施される。
- 地域アセスメントは，公衆衛生看護活動の目的達成に向けて，系統的な情報収集･分析を行い，地域の特徴や課題などを特定するプロセスである。
- 地域アセスメントで明らかになった課題は，地域の特徴をふまえながら，優先順位をつけて解決策を計画する。

アセスメント(査定)とは，支援を行うために，対象者から得られた情報を客観的に分析し，評価や解釈を行うことである。保健師の対象は，個人・家族―集団・組織―地域と階層的であり，おのおのの階層レベルのアセスメントが生じる(図 6-1)。本節では，地域レベルのアセスメントについて学ぶ。

1 地域アセスメントの必要性と実施する場面

a 地域アセスメントの定義

地域アセスメントは，地域の健康問題の解決などの目的に向け，系統的な情報収集と客観的な分析を行い，地域の特徴や課題を特定するプロ

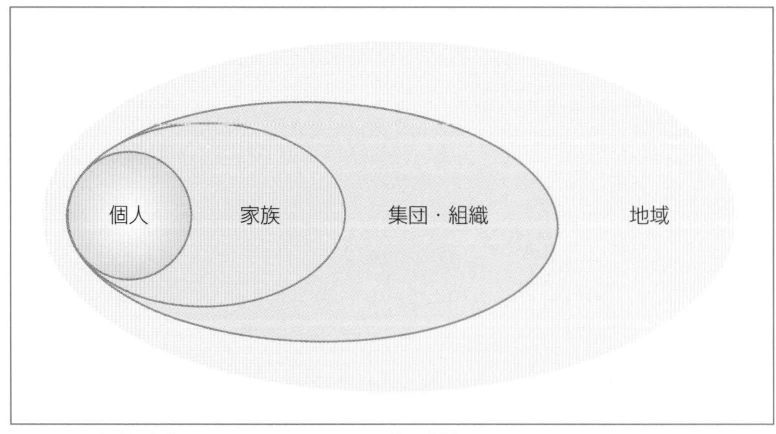

図 6-1 地域社会における公衆衛生看護の対象のレベル

プラス・ワン

「保健師活動指針」における地域診断とPDCAサイクル

「地域における保健師の保健活動に関する指針」では，「保健師の保健活動の基本的な方向性」として，所属する組織や部署にかかわらず留意して保健活動を行うことを規定している。「地域診断とPDCAサイクルの実施」は，その第1項として次のように示されている。

「保健師は，地区活動，保健サービス等の提供，また，調査研究，統計情報等に基づき，住民の健康状態や生活環境の実態を把握し，健康問題を構成する要素を分析して，地域において取り組むべき健康課題を明らかにすること（以下「地域診断」という。）により，その健康課題の優先度を判断すること。また，PDCAサイクル（plan-do-check-act cycle）に基づき地域保健関連施策の展開及びその評価を行うこと。」[1)]

表6-1　地域アセスメントを行うおもな場面

①はじめて担当する地区の特徴や健康課題を把握するとき
②地域（地区）を対象に解決すべき健康課題が所在する可能性があると考えたとき
③保健計画や事業計画の立案や見直しを行うとき

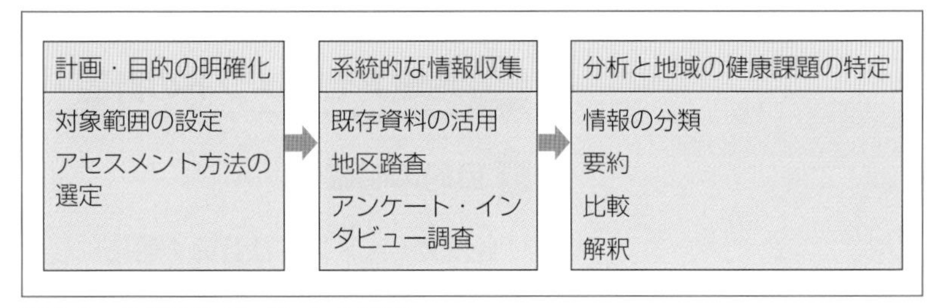

図6-2　地域アセスメントの過程

セスである。地域診断や地区診断とよばれることもある。適切な地域アセスメントがあってこそ，公衆衛生看護の最善の効果を住民にもたらすことができる。

地域アセスメントは，公衆衛生看護活動の計画・実施・評価，すなわち後述するPDCAサイクルの基盤となるものである。計画作成段階はもちろん，実施・評価のどの局面でも実施される。

b 地域アセスメントを行うタイミング（表6-1）

保健師活動において地域アセスメントはどのようなときに行うのだろうか。まず，①はじめて担当する地区の特徴や健康課題を把握するときがあげられる。どのような地区かを知ることで地区活動を開始することができる。

次に，②地域（地区）を対象に解決すべき健康課題が所在する可能性があると考えたときがあげられる。たとえば，担当地区で訪問を重ねるうちに，子育て中の世帯では転居者が多く，親どうしの交流の場が地区内にない印象を受けた場合，地区の統計資料で転居者数を確認したり，ほかにもニーズはあるのかを調査したりすることで，より客観的な判断を行うことが可能になる。

また，③保健計画や事業計画の立案や見直しを行うときにも地域アセスメントは必要である。保健計画や事業計画は地域アセスメントから導き出された地域の健康課題をもとに優先度を考慮し，立案・見直しが行われる。

2 地域アセスメントの過程（図6-2）

ここまで述べてきたように，地域アセスメントは，公衆衛生看護活動の質にかかわる重要な技術であり，活動のあらゆる場面で必要である。ここからは具体的な地域アセスメントの実施方法について，前述した地域アセスメントの定義にそって，「計画・目的の明確化」「系統的な情報収集」「分析と地域の健康課題の特定」に分けて説明する。

a 地域アセスメントの計画・目的の明確化

1 目的の明確化

地域アセスメントは目的を明確にして行うことが重要である。そうでないと，膨大な資料を収集をしたものの，どうまとめたらよいかわからなくなるといった状況に陥る。なんのために実施し，どのような成果物を作成したいかをある程度明確にしたうえで取りかかる必要がある。

また，ときには仮説をもって開始することも必要である。たとえば，「近年，若年者の妊娠が増加しているのではないか」「その原因の1つは，若年者への性教育の不足があるのではないか」などの仮説をもち，地区の10代の妊娠・中絶数の推移，性教育の実施状況を調べる。このように，ふだん保健師活動において感じていることや，先行研究で明確になっていることをもとに情報収集や分析を行うことで，効率的に実施することが可能になる。地域アセスメントは時間を要するため，目的に応じて計画的に実施することが重要である。

2 地域アセスメントの対象範囲の設定

公衆衛生看護活動ではおもに，①地理的な範囲(保健所・市町村・地区など)と，②対象の特性として健康課題領域(難病患者，障害者など)やライフステージ(親子・成人・高齢者など)の範囲という2つの軸により対象範囲を設定することが多い。たとえば保健所や市町村の保健医療福祉計画を立案する場合は，保健所管内や市町村全体の地域アセスメントが必要になる。

3 アセスメント方法の選定と計画

次項で述べるように情報収集の方法はさまざまあり，目的に応じてどのような方法でアセスメントを行うかを選ぶ。

「目的の明確化」で述べたとおり，系統的な情報収集と分析は膨大な時間を要する作業であり，通常の保健師活動においてこれに多くの時間を割くことはむずかしいが，その作業のなかには通常業務に組み込んで実施できるものもある。そこで，目的や計画を明確にし，日常業務に携わることが重要になる。そうすることで，健診事業，電話相談，訪問場面など，あらゆる活動の情報を地域アセスメントに役だてられるようになる。

また，複数人で地域アセスメントに取り組む際には，実施内容を書き出して，タイムラインを作成し，役割分担を明確にすることも必要である。

b 系統的な情報収集

ここでは，おもな情報収集方法である既存資料の活用，地区踏査，インタビュー，アンケート調査について述べる。また，既存資料を活用する際にコミュニティ-アズ-パートナーモデル（図6-3）を用いた情報収集の視点について述べる。

1 既存資料の活用

既存資料とは，地方公共団体の統計データなどのすでに存在する資料である。既存資料は保健所や保健センターや，市町村図書館から国会図

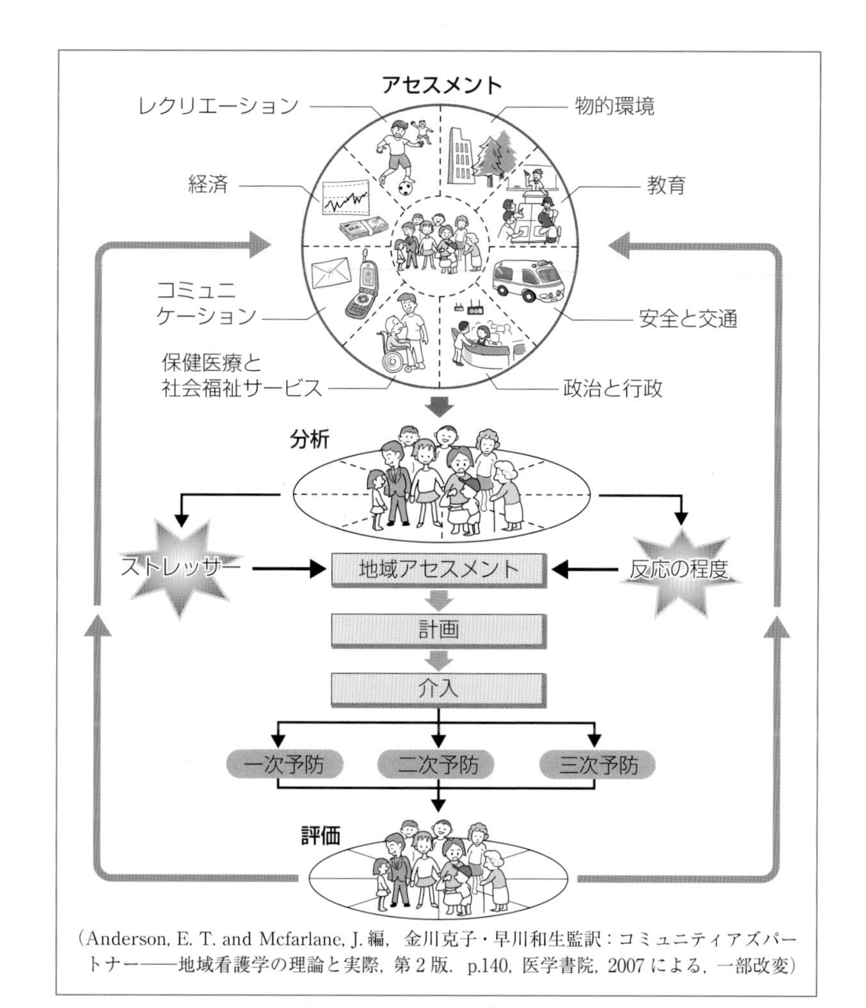

（Anderson, E. T. and Mcfarlane, J. 編，金川克子・早川和生監訳：コミュニティアズパートナー——地域看護学の理論と実際，第2版．p.140，医学書院，2007による，一部改変）

図6-3 コミュニティ-アズ-パートナーモデル

表 6-2　地域アセスメントのための情報・資料：住民と 8 つのサブシステムによる分類

住民・サブシステム		情報・資料
住民		・**人口動態・人口静態・健康指標など**：総人口，人口推移，人口密度，年齢別人口，転出入，性別，世帯数，出生数，合計特殊出生率，乳児死亡率，低出生体重児の出生数，死因別統計（SMR，PMI）疾病統計，受診率，健康診査結果 ・**歴史・価値観など**：歴史資料，地域の歴史・風習，住民意識調査，世論調査，住民の価値観・信念 ・**健康状況**：生活行動・生活習慣，健康意識・態度（受診行動・保健行動），介護・育児の実施状況，国民健康・栄養調査
サブシステム	物的環境	・**地域特性**：気候，地理的条件，地形，住居環境，騒音，水質
	教育	・**教育環境**：教育・文化施設，学校保健統計
	安全と交通	・**生活安全**・防災：治安，警察・消防関連資料，地域防災計画，ハザードマップ ・**交通関連**：交通網と利便性（高齢者・障害者の移動），道路環境，交通関係統計
	政治と行政	・**地方行政**：首長の施政方針，基本構想・基本計画，行政広報・掲示板 ・市民活動・自治会・老人会の活動状況
	保健医療と社会福祉サービス	・**サービスの活用**：保健所報・衛生統計年報，保健福祉事業報告，公費申請状況，介護保険・障害者支援の利用状況，保健医療福祉サービスの種類・認知度・情報提供方法 ・**地域のネットワーク**：地域のネットワーク会議の種類・状況，住民組織の活動と連携の状況
	コミュニケーション	・**コミュニティのつながり**：タウン広報誌，コミュニティの結びつき，ボランティア活動への関心
	経済	・**経済・労働関連**：自治体財政報告，労働力調査報告，労働の状況（労働時間・環境・人間関係・有害物質曝露），経済状況（物価・消費），国勢調査
	レクリエーション	・**サービス・資源の状況**：教育・文化施設，公園

プラス・ワン

8 つのサブシステム

8 つのサブシステムは，物的環境，教育，安全と交通，政治と行政，保健医療と社会福祉サービス，コミュニケーション，経済，レクリエーションからなる。

書館までさまざまなところに保管されている。国や各地方公共団体の Web ページには統計など多くの資料が公開されている。こうした資料を収集し，目的に応じた観点で集約する。最初は膨大な資料を前に，どこから手をつけ，どう整理したらよいか途方に暮れるかもしれない。そこで情報収集の視点を与えてくれるのが，コミュニティ-アズ-パートナーモデルやプリシード-プロシードモデルなどの概念モデルである。

たとえば，コミュニティ-アズ-パートナーモデルでは**図 6-3** で示すように，コミュニティの構成要素を「人々」と，それを取り囲む 8 つのサブシステムとしている[2]。地域アセスメントのために収集する情報・資料をこの 9 つの要素に分類したのが**表 6-2** である。これらの情報を収集する観点が重要であり，このモデルにおいて「健康」は生活の目的ではなく，日常生活の源であるため，まずは保健システムと地域の社会的・経済的発展の両方を重視し検討する必要がある。次に，人々の健康が環境，すなわち 8 つの要素とどのように影響し合っているかを検討することが重要である。

また，プライマリヘルスケアの観点から，顕在しているニーズだけでなく，潜在しているニーズにも着目する必要がある。

コミュニティ-アズ-パートナーモデルおよびプリシード-プロシードモデルについては，あとで概説する。

2 地区踏査

地区踏査とは，地域に実際に足を運び，地域を見て直接情報を得る方法である。単にながめるだけでなく，注意深く観察することで意味を見いだすことができる。コミュニティ-アズ-パートナーモデルでは，地域をまわって観察するときの視点と観察項目・内容が示されている[2)]。たとえば，「物的環境」について観察する際には，その地域はどのように見えるかという視点で，その地域における空気の状態，植物，住宅，区画，空間，緑地，動物などに関して気がついたことを情報とするのである。また，金川ら[3)]は，日本の状況に合わせて項目を修正し，家屋と街並み，広場や空き地の様子，境界，集う人々と場所などの15項目からなる地区視診のガイドラインを提示している。これらを参考に，地域アセスメントの目的に応じて，地区踏査で見るべきものの計画をたててから出かけるとよい。

■エスノグラフィ

地区踏査に応用できる手法として，エスノグラフィがある。エスノグラフィは文化人類学における未開の民族の調査に起源をもち[4)]，フィールド✚でおこる現象を自分の目で見て，耳で聞くことを通じて観察し，対象者をさがしインタビューを行う。このようなエスノグラフィのフィールドワーク✚の中心は，「見ること」と「聞くこと」である。インタビューでは，自分の立場や目的を対象者に示し，信頼関係をつくることが基本となり，あらかじめインタビューガイドを作成し，知りたいことを明確にして実施する。

3 アンケート・インタビュー調査

既存資料だけでは不足する内容について新たに調査することがある。おもな方法は質問紙などによるアンケート調査やインタビュー調査である。その目的には，集団の健康状態を把握することや，問題となる健康状態の要因や潜在的な原因を探索したり，サービスや支援を評価することなどがある。これらの調査手法は調査研究の手法と類似するため，それらを解説した文献を参照されたい。

C 分析，地域の健康課題の特定

第1章において，健康課題✚を，健康問題を解決するために取り組むべきこと(対策・行動)と定義している。既存資料や地区踏査から得た情報を分析し，地域の健康課題を特定する手法は確立されているとはいいがたい。それは，膨大な資料に埋もれてまとめられないことや，地区踏査で見たり聞いたりしたことに引っぱられて客観性を失った分析になるということなどが理由である。

✚ プラス・ワン

フィールド

フィールドは，地理的や文化的なまとまりだけではなく，会社や学校などの組織なども含み，保健師の担当する地区もフィールドといえる。

フィールドワーク

調査地に身をおいて，おもに観察とインタビューから，資料や記述的なデータを収集する方法のことである。公衆衛生看護では，フィールドワークのような地域や人々のとらえる方法を日常の活動のなかで実践している。

エスノグラフィでは，インタビューの対象者を「**インフォーマント(情報提供者)**」とよぶ。**キーインフォーマント**は地域や特定の領域について知識があり，その文化の代表者であり，意図的に注意深く選ばれた人である。一方，**プライマリーインフォーマント**は一般的情報提供者をさす。両者へのインタビューによってフィールドへの理解を深めることが可能になる。

健康課題の分類

健康課題の分類はいくつかあるが，次のように分類すると，社会において現在おこっていて顕在化している健康課題に限らず，将来おこる可能性のある潜在的な健康課題や，さらにはより健康に，ゆたかに生活するための課題があることがわかる。

顕在的健康課題

現在おこっている健康課題のこと。例としては要介護状態にある高齢者の増加。

潜在的健康課題

将来的におこる可能性のある健康課題のこと。例としては認知症予備軍の人の増加。

健康の保持・増進に向けた健康課題

より健康的に，ゆたかに生活するための健康課題。例として体力を維持するための体操グループを望む人の増加。

そこで，この段階の目的は，地域の特徴や課題を明確にし，公衆衛生看護活動の計画につなげることとする。そのための分析は，①情報の分類，②要約，③比較，④解釈という段階で進めるとよい。

1 情報の分類

分類の枠組みは目的に応じて異なるが，情報収集の段階で用いた枠組みで分類するのが効率的であろう。コミュニティ-アズ-パートナーモデルであれば，コアとなる人々と8つの側面に分類する。

2 要約

要約では，分類された情報の要点をまとめたり，表やグラフ化することにより情報をまとめたりする。視覚的に整理すると，関連要因や潜在的ニーズに気づきやすい。近年では，地理情報システム➕など，視覚化をたすけるツールが増えており，これらの活用は効果的である。

3 比較

要約の段階から比較を行うことで，より特徴的なことが浮きぼりになる。地区のアセスメントであれば，ほかの地区と比較をしたり，より上位の市や県，全国と比較したりする。

4 解釈

解釈の段階では，要約された情報から考えられることを，根拠をもって論理的に説明する。そのためには，既存の研究論文などをレビューし用いることが必要になることもある。また，人々に影響を与える環境を解釈する際には，健康課題だけでなく，課題を緩和する地域の強みにも着目することが重要である。

d 健康課題の優先性の判断

明らかになった複数の健康課題のうち，どの課題に優先的に取り組むのか判断することも地域アセスメントにおいて求められる。**表6-3**に

表6-3　健康課題の優先順位を判断する視点

視点	判断する内容
重要性・緊急性	その健康課題が生死にかかわる程度や，生活を困難にする程度，その疾病・健康障害の発生の程度など
実現可能性・効率性	予算・マンパワー・資源があるか
具体性(効果の大きさ・速さ)	成果としてどのようなことが期待できるか
測定可能性	成果を実績としてあらわすことができるか
協働性	地域の関係機関との連携調整をはかれるか

➕ プラス・ワン

地理情報システム

地理情報システム(GIS：Geographic Information System)とは，「地理空間情報の地理的な把握又は分析を可能とするため，電磁的方式により記録された地理空間情報を電子計算機を使用して電子地図上で一体的に処理する情報システム」と定義されている(地理空間情報活用基本法〔第2条〕)。すなわち，電磁的に記録された地理空間情報をコンピュータにより電子的な地図のうえで処理することにより，位置に関する情報データについて高度の分析や迅速な判断を可能にする地理的情報システムのことである。

ハードウェア，ソフトウェアの低価格化が進み，GISを活用しやすくなったことから，地域アセスメントにも活用可能なツールとなった。たとえば，地域内の感染症患者数と医療機関の病床占有率を地図上で重ね合わせることで，優先的に対応すべき地域を一目瞭然に把握することが可能になる。

示したようないくつかの視点から，取り組む際の優先性を判断する。

地域の状況によってなにを重視するかは異なるものとなる。そこで国・都道府県・市町村の政策や地域の特性に応じて判断することが必要となる。

3 地域アセスメントに活用できるモデル

一般に概念モデルは，ものの見方や実践方法に示唆を与えてくれるものである。地域アセスメントに活用できる概念モデルを説明する。

a コミュニティ-アズ-パートナーモデル

コミュニティ-アズ-パートナーモデルは，アンダーソン（Anderson, E. T.）とマクファーレイン（McFarlane，J.）（2004）[2]によって公衆衛生看護の定義を説明するモデルとして開発された。このモデルは，「すべての人に健康を」というスローガンを提唱した**プライマリヘルスケア**（8ページ参照）の考えに基づき，「健康」は生活の目的ではなく，日常生活の源とされる。また，保健システムと地域の社会的・経済的発展の両方を重視することに加え，住民をパートナーとしてとらえ，人々のヘルスケアへの参加を最大にして自立させることにも力点がおかれている。そのため看護は予防活動を重視し，一次予防から三次予防によって人々の健康を維持・増進することを目的とする。

また，このモデルでは，システムモデルの考えを取り入れており，システムは境界をもつとともに，共通の目的をもつ部分や相互に関係する部分をもつとされる。したがって，地域をシステムととらえることで，地域において，個人や集団・組織ならびに地域は境界をこえて，環境とたえまなく相互に作用し合うとされるのである。そのため，公衆衛生看護活動では，個人を対象とする場合，その環境として集団・組織や地域のことを考慮し，地域全体を対象とした場合は，地域の要素として集団・組織や個人を考慮することが必要となる。

このモデルでアセスメントは計画を立案する前に実施されることとして位置づけられている（113ページ，図6-3）。アセスメントの車輪の中心には，住民がおかれ，住民についての人口統計・価値観・歴史などが含まれる。住民は車輪を囲む地域の8つのサブシステムの影響を受けると同時に影響を与える。

b プリシード-プロシードモデル

プリシード-プロシードモデルはグリーン（Green, L. W.）とクレイター（Kreuter, M. W.）（1999）によって開発された，ヘルスプロモーション活

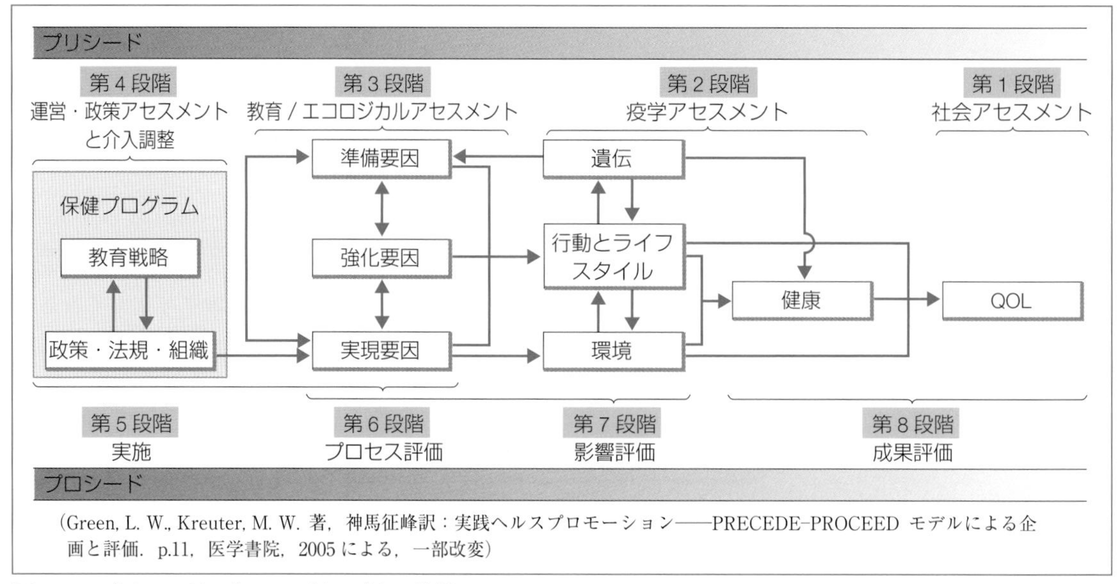

(Green, L. W., Kreuter, M. W. 著，神馬征峰訳：実践ヘルスプロモーション——PRECEDE-PROCEED モデルによる企画と評価. p.11，医学書院，2005 による，一部改変)

図 6-4　プリシード-プロシードモデルの枠組み

動を展開するためのモデルである[5]。人々の QOL を目標におき，その資源として健康を位置づけている。また，このモデルでは，人々を支えるものとして，支援的な環境，健康教育などが包括されている。本モデルの活用により，ライフスタイルに影響を及ぼす因子を明らかにし，不足する因子の充足をはかる取り組みを検討することができる。

プリシード(PRECED)とは，“Predisposing, Reinforcing, Enabling Constructs in Educational/Epidemiological diagnosis and Evaluation” の頭文字である。プリシードは**図 6-4** の第 1～4 段階の部分であり，アセスメントプロセスである。プロシード(PROCEED)は” Policy Regulatory and Organizational Constructs in Educational and Environmental Development”の頭文字である。プロシードは**図 6-4** の第 5～8 段階の部分であり実施と評価である。このように，アセスメントは，実施と評価の前に実施する PRECEDE に位置づけられている。

C　PDCA サイクル

図 6-5 は，公衆衛生看護の活動過程に用いられる Plan（計画）-Do（実施)-Check（点検・評価)-Act（調整・改善)の 4 段階からなる管理サイクルで，PDCA サイクルとよばれる。PDCA サイクルは計画，実施，点検・評価，調整・改善の 4 つのプロセスを繰り返すことで活動の継続的な改善をはかるものである。このサイクルにおいてアセスメントは，情報収集や分析を行い，実態を客観的に把握することであり，PDCA のどの部分にもかかわる。

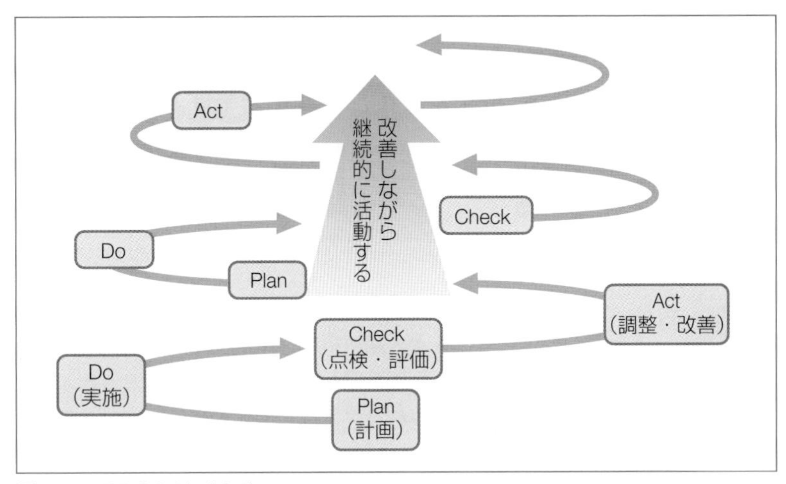

図 6-5　PDCA サイクル

PDCA サイクルは，公衆衛生看護活動においても地域アセスメントをもとに活動や事業を立案し実施していくなかで用いられる。たとえば，計画作成に向けてコミュニティの地域アセスメントを行う際には，コミュニティの特徴や課題などを明らかにするために，情報収集や分析を行う。

以上のように，地域アセスメントに活用できる概念モデルを紹介した。多角的に情報収集を行えたり，実施目的に向かう道筋をとらえやすくしたりするため，これらのモデルを状況に応じて活用されたい。

●引用・参考文献

1）厚生労働省健康局長：通知「地域における保健師の保健活動について」（平成 25 年 4 月 19 日，健発 0419 第 1 号）．2013.

2）Anderson, E. T. and Mcfarlane, J. 編，金川克子・早川和生監訳：コミュニティアズパートナー――地域看護学の理論と実際，第 2 版．p.140，医学書院，2007.

3）金川克子・田高悦子：地域診断，第 2 版．東京大学出版会，2011.

4）Roper, J. M., Shapira, J. 著，麻原きよみ・グレッグ美鈴訳：エスノグラフィー（看護における質的研究 1）．日本看護協会出版会，2003.

5）Green, L. W., Kreuter, M. W. 著，神馬征峰訳：実践ヘルスプロモーション――PRECEDE―PROCEED モデルによる企画と評価．p.11，医学書院，2005.

B 公衆衛生看護活動の計画・実践・評価

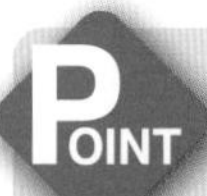

- 計画策定は多くの人と一緒に行い，策定プロセスを大切にする。
- 計画策定において，評価計画もたてておき，目標設定を明確にする。
- 計画に基づいた評価を行うことは，公衆衛生看護活動の発展に欠かせない。

1 計画策定とは

a 計画策定のプロセス

計画策定には，地方公共団体(自治体)の政策の総合計画である**基本構想**をもとに当該自治体の解決すべき健康問題についての具体的な計画としての**基本計画の策定**と，基本計画にそったさらに具体的な行動計画である**実施計画の策定**という2つのプロセスがある(図6-6)。

公衆衛生看護活動の計画は，保健所の場合は都道府県の基本計画を受けて，保健所の業務単位ごとに実施計画として策定される。市町村の場合は都道府県の基本計画および市町村の基本計画にそった地域の行動計画として実施計画が策定される。これらの計画は，策定すること自体が最終目的ではなく，策定した計画を実行し成果をあげることが目的である。そのためには計画策定においては，地域の健康問題に対しての実践に即した計画を目ざすことが重要になる。

b 計画に必要な5つの要素

一般に計画には，次の5つの要素が含まれていることが必要である。

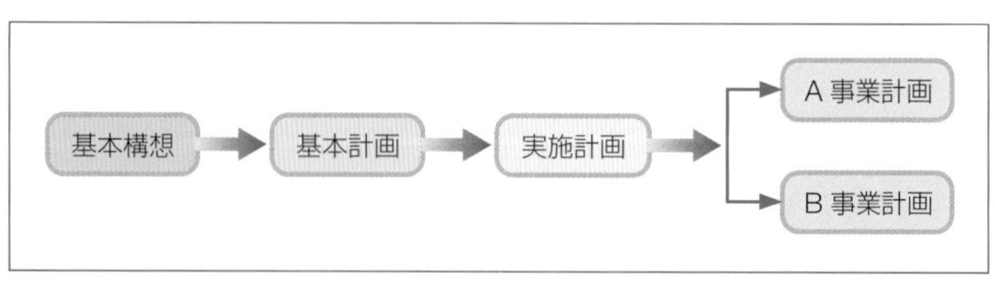

図6-6　計画の流れ

プラス・ワン

基本計画・実施計画・事業計画

都道府県の基本計画は，国の基本計画を勘案して都道府県ごとに策定される。市町村においては国や都道府県の基本計画を勘案して，地域の状況に合わせた基本計画が策定される。

実施計画は基本計画を具体的に実行するための行動計画である。実施計画にあがった健康問題ごとに必要な事業計画を策定する。

■目的と目標の明確化

計画の概要やねらいに焦点をあて，目的と目標が明確に表現されていることが大切である。目標については，どのような健康問題を解決しなければならないのか，どのような地域をつくろうとしているのかが明確であることが重要である。

■目標達成のための条件

予算・人員(マンパワー)・周知方法など目標達成のために取り組む条件を具体的に記載する。

■実施計画

新規事業の開設や既存事業の見直し，関係機関との協働・役割分担など取り組みの予定について，「誰が，どのように，なにによって，いつ行うのか」を具体的に記述する。実施計画の結果として誰に影響を及ぼすのか，なにがかわるのかを明記する必要がある。

■基盤整備計画

目標達成のため実施計画が円滑に運営されるには，基盤となる人員(マンパワー)・予算・設備が必要であることを明記する。基盤整備は公的機関に限定せず，民間機関の整備状況や利用可能範囲なども把握する。

■評価計画

計画に記載された目標や取り組み方法などの手段の評価をする計画のことである。具体的には，企画評価・構造(ストラクチャー)評価・経過(プロセス)評価・結果(アウトカム)評価の各段階の評価について，誰が，いつ，どのように実施するかを，計画段階から決めておく。

C 計画策定は多くの人と一緒に

公衆衛生看護活動における計画策定は，保健師の地区活動としての位置づけであっても，同一職場の関係職員はもちろん，課題に応じて関係機関の担当者や住民の代表者も含めた多くの人たちとともに協働して取り組む必要がある。これは，地域の健康問題・課題の共有化や，活動における連携の推進をはかるためにも重要なことである。

計画作成のため新たに会議を設けることがむずかしい場合は，既存の会議を利用して話し合う機会をつくるなど，日常の活動を活用するとよい。そのプロセスで多くの人と計画の目的や目標を共有し，地域の健康問題と課題について共通認識をもてるようになる。計画策定のプロセスを大切にし，住民や関係者が地域の実態を把握し，問題はなにかを話し合い，解決のためのさまざまな方法について論議することが重要である。

話し合いは意見に対して批判的にならないよう進め，自由に発展的な意見交換をする。意見や考えを発言しやすいように少人数のグループを設定し，ブレーンストーミング法など効果的な方法を活用する。話し合いで出された意見の関係づけやまとめには，KJ法や系統図法など

プラス・ワン

目的と目標

目的は最終的に達成することを目ざすことがらをいう。
目標は目的をなし遂げようとして設定した目あて・指標をいう。

ブレーンストーミング法(brainstorming)

創造性を開発するための集団的思考の技法で，会議のメンバーが自由に意見や考えを出し合ってすぐれた発想を引き出す方法である。次の4つの基本的なルールに基づいて行われる。
①発言・発案について，よいわるいという批判を一切しない。
②アイデアは自由奔放に発想する。
③発言・アイデアの質より量を求める。
④他人のアイデアをヒントにした便乗を歓迎する。

KJ法

日本の文化人類学者，川喜田二郎が考案した創造性開発の技法である。ブレーンストーミングなどで出されたアイデアや意見，または調査などから収集された雑多な情報を小さなカード1枚に1項書き込む。それらのカードから近い内容のものを2，3枚ずつ集めてグループ化し，さらに小グループから中グループ，大グループへと組みたてて図解していく。この作業からテーマの解決に役だつヒントやひらめきを生み出す。

系統図法

複数の人で物事の結果･原因，目的･方法などの関係性を考えて系統的に図解する方法である。考えた事実をカードに1件1葉で複数の人全員が数枚ずつ書き，それを大きな紙の上に因果関係を考えて並べ，関係線を直線で引く。
結果・原因の系統図は，1番左側に重要な結果が書かれ，1番右側に真の原因が書かれる。右側の原因が真の原因に到達されるように「なぜか？」を繰り返して真の原因を追究する。いくつかの原因が集約されて真の原因に到達するので，原因・結果の系統図全体の形は中央が幅広い魚型になる。
目的・方法の系統図は，1番左側に目的が書かれ右に行くほど具体的になり，形は彗星型になる。

種々の手法を用いる。計画策定のための参考資料をもち寄って学習会を開いたり，先駆的に実践している地域に見学に行ったり，アドバイザーを依頼するなどの方法も効果的である。

関係機関の人々や住民と協働して計画を策定するためには，保健師から住民への情報提供は重要である。いま地域の状況がどのようになっているのか，行政の把握している情報を箇条書きにまとめたり，地域の状況の経過を示すデータに全国や同規模地域と比較したデータを添えてグラフ化するなど，表・図・絵などを用いて具体的に情報を提供する。さらに，関係機関や住民の把握している情報も交換し，それらの情報を統合して計画に反映させていく。

このように関係する住民や関係者とともに計画策定することは，保健師だけでなく関係する人々が地域の健康に関する問題や課題について共通認識をもつこととなる。結果として活動への参加意欲を高め，活動の活性化にもつながる。

2 計画策定の具体的な流れ

a 問題や課題の構造化と優先順位の検討

地域アセスメントにより住民ニーズを把握し，健康問題・課題を明らかにできたら，それらの課題を社会背景や生活状況，健康障害が引きおこされるメカニズムなどにより構造化し，体系的に整理する。

次にどの課題が重要かを検討し優先順位を決定する。優先順位は，次の視点から考えて決定する。すなわち，①住民ニーズの緊急性・重要性があるか，②実行にあたり，自分たちのマンパワー・予算・力量で可能な範囲か，③結果が見えやすく，実績を数値であらわせるか。また，成果として評価されることが予測できるか，④成果が出るまでの期間は短期間ですむか，⑤地域の人々が協力すれば効果が上がるか，などである。

b 目的・目標の設定

目的には，実施計画のねらいと将来を幅広く方向づけるものとして，実施計画の結果，誰に影響を及ぼすのか，なにが変化するのかを明記する。目的は，実施計画の概要やねらいに焦点をあてて，簡単・簡潔に一文程度の短文で明確に記述する。

健康課題の解決のためには目標についても明確にする必要がある。目標は目的と対応するように，「誰が，どのくらい，なにによって，いつ行うか」について，具体的に記述する。

目標には，**理念型目標**と**指標型目標**がある。目標は評価を行うことを前提とするため，測定可能な指標型目標が望ましい。指標型目標は量

プラス・ワン

具体的な目標設定による効果

①これから行う活動の実施目標が理解しやすくなる。
②実施目標や評価についての情報交換が容易になる。
③活動目標や進度についての共通理解が得られやすくなる。
④効率的かつ効果的に活動目標に到達するためには，どのような方法を選択し，どのような資源を準備するか，どのような時間配分がよいかなどの計画がたてやすくなる。
⑤目標が達成できたか否かの評価がしやすくなる。

理念型目標と指標型目標

理念型目標：文章で表現される定性的な目標である。アイデアやコンセプトなど理念的な成果を文章で表現する。

指標型目標：目標を定量的に数字で表した目標である。数値での測定が可能である。

表 6-4　期間別目標

名称	特徴
長期目標	長期的視野にたった，国や地方公共団体または企業の理念のための方針や目標と，その達成のための計画の目標となる。期間は 5〜7 年が一般的で，10 数年に及ぶものもある。
中期目標	長期目標と短期目標の橋渡し的な役割を果たす。期間は 3 年程度が多い。状況の変化に応じて見直しや変更を行う必要がある。
短期目標	現在与えられた条件で，どのように行動するかを示したものである。期間は 1 年程度。この 1 年間でなにを行うべきか，目標と実行手段，予算案も含めて具体的に示す。業務の執行計画なので，部門別に詳細な計画をたて，たえず経過評価を行いながら進める。

的評価に役だつからである。理念型目標は計画策定の際に忘れられがちな「なんのためにその事業を行うのか」についての共通理解を得るために効果的であり，質的評価のように指標型目標を設定することが困難な場合に役にたつ。

目標にはその到達までの期間・過程，取り扱う内容や対象者などによって種々のものがあるが，到達までの期間によって，便宜的に「長期目標」「中期目標」「短期目標」の 3 つに区分される(表 6-4)。それぞれの期間の目標を設定し，実施計画に反映させる必要がある。

目標設定時には，手段を目標とすること(例：「訪問件数を増やす」「受診率を上げる」を目標にすること)を避け，設定目標がライフサイクル別か，健康課題への対策別かを明確にしておくことが重要である。

C 実施計画の設定

次に，目標に対して具体的な行動計画としての実施計画を検討する。実施計画は，個人(事例)の問題を解決するための個別対応と，同じような問題をもつ人々が共通して援助が受けられるための集団的対応のほかに，地域全体で取り組むためのネットワーク化・システム化についても考える必要がある。また，問題解決のための計画だけでなく，問題を悪化させないための方策や，将来的に問題を発生させないための予防的対応策まで考え，実施計画を立案することが重要である。

実施計画を設定する際には，特定の対象に対するハイリスクアプローチによる活動計画か，地域全体に対するポピュレーションアプローチによるものかを検討する。さらに，目的や到達目標をどこにおくのか，活動の結果どのような成果が得られるのか，ほかへの影響や波及効果をもたらすのか，評価指標はどのようにするのかなどについても検討する。こうしてできるだけ具体的な計画を立案する。

また，計画立案の際に，①住民主体の内容になっているか，②支援チームづくりやシステムの構築，関係団体や住民との協働・連携について考えられているか，③既存の資源の活用や事業が十分に機能しているか，

④活動内容・方法の選定と手順は明確か，⑤予算案を作成しているか，などについて検討することも重要である。あわせて，実施計画を円滑に運営するための基盤となるマンパワー・予算・設備などの必要性を基盤整備の計画として明記しておく必要がある。

d 活動の優先順位の設定

実行できる計画には限度があるため，実施計画を立案したら，それぞれの計画について効果・実現性などを評価し，優先順位をつける。優先順位は，住民のニーズの**緊急性・重要性**，その地域の資源・資金・マンパワーなどによる**実現性・効率性**，成果としてどのようなことが期待できるか(**具体性**)，その成果は実績として短期間にあらわすことができるか(**測定可能性**)，その成果によって地域の関係機関との連携や調整がはかられるか(**協働性**)など，さまざまな視点から検討し決定していく。

実施計画の優先順位が決まったら，次項で述べるように具体的な事業計画をつくる。その際にたとえばある町の実施計画から複数の事業計画が立案された場合は，**表6-5**のように検討項目にそって計画を評価し，そのなかで最も評価の高い計画から着手する。このときに，まず１つの課題についてモデル地域を設定し，実施可能な地域から始める方法もある。住民や関係者の問題意識・やる気をみて，効果の出やすい計画から取り組むことも優先順位の設定の１つの方法である。

立案された実施計画と，「地域保健対策の推進に関する基本的な指針」などの指針との整合性を検討することも忘れてはならない。

e 具体的な事業計画の立案

公衆衛生看護活動の実施計画が立案されたら，具体的な事業の活動を展開するために，実施計画の目的・目標にそって具体的な事業ごとに事業計画をたてていく。事業計画は，事業を実施する際の内容や手順などの運営方法を詳細に取り決めた計画である。その要素には6W1H[+]，すなわち「なぜ，いつ，どこで，誰が，誰に，なにを，どのようにするのか」が含まれる必要がある。

事業の推進のためには，実施内容・役割分担・時期・場所・実施方法・

表6-5　事業計画の検討と優先順位

検討項目／事業計画	緊急性重要性	実現性効率性	具体性	測定可能性	協働性	評価得点	優先順位
A事業計画案	○	○	○	○	○	25	1
B事業計画案	△	△	△	×	×	11	2
C事業計画案	△	×	×	×	△	9	3

注)点数：5点：○(すぐれている)，3点：△(普通)，1点：×(わるい)

プラス・ワン

6W1H：事業計画の検討要素

「いつ，どこで，誰が，なにを，なぜ，どのようにするのか」の英単語の頭文字から5W1Hと表現するが，誰に(whom)も加えた6W1Hを考える必要がある。

なぜ(why)：実施する目的・必要性を明らかにしておく。

いつ(when)：対象者(集団)の状況を考慮する。

どこで(where)：参加しやすい利便性の高いところがよい。

誰が(who)：単独か，ほかの専門職と連携して行うのか。

誰に(whom)：個人・家族・集団か，対象者のライフステージ・状態，地域の範囲を検討する。

なにを(what)：対象者のニーズ，優先順位の高いもの，解決が容易なものから取り組む。

どのようにするのか(how)：目標に向かって対象者と努力していく姿勢が求められる。

表 6-6　事業の推進要因の確認事項

①住民参加による計画策定か
②活動の組織的な展開体制ができているか
③経過や実践のなかに住民参加の機会が確保されているか
④地域組織の育成・支援があり，地域全体への波及効果が期待できるか
⑤行政内部の危機感や問題意識，共通認識が明確か
⑥仲間だけでなく，上司や他職種の了解・理解を得ているか
⑦関係機関などとの円滑な連携がはかられているか
⑧マンパワー・時間および予算が，それぞれ確保できているか
⑨民間団体の参加を促すしくみがあるか
⑩そのサービスにより達成可能な健康改善の具体的目標の設定があるか（評価のできる計画内容，目標の指標化，手段の指標化，評価のための指標化）

留意点・予算などを具体的に記述していく。事業の推進要因を考慮して，主体は誰か，支援チームづくりやシステムの構築，関係団体や住民との協働・連携は考えられているか，既存の資源や事業を十分活用しているか，活動内容・方法の選定と手順は明確か，予算案を出しているか，などをチェックしながら具体的に策定する（表 6-6）。

また，できるだけ具体的な計画表・予定表に基づいて事業計画を作成する。時間や日程の調整ができるよう事業計画にはゆとりをもたせ，問題が生じたら修正をする。計画どおりに遂行できない場合は，その原因を追究し，計画を調整して改善・改良していく。

3　公衆衛生看護活動の計画策定・実施による波及効果

住民や関係者との協議や協働作業によって策定された公衆衛生看護活動の実施計画や事業計画は，保健師だけで考えた形式的な計画ではなく，具体的な地域の状況を反映したものになる。また，そこにかかわった人々が地域の健康問題や課題についての共通認識をもつことにより，波及効果として実践段階での協働活動が容易になり，他機関の活動や住民の活動へと連動し発展させていくことができる。

たとえば，本章Ｃに掲載した認知症高齢者への支援についての計画策定では，社会資源の見直しだけでなく，利用者の声もとり上げ，地域の介護問題に対する理解を深めている。その結果，住民は認知症高齢者の問題を地域の問題としてとらえるようになるとともに，ボランティア組織や住民のネットワークづくりなど，住民１人ひとりが地域のなかでの役割や関係をもち，活動が発展していくことが期待された。計画策定が住民の介護問題についての意識の形成に影響を及ぼしたのである。

高齢者や介護者をどれだけ地域で支えられるかは，サービスの整備状況や住民の考え方で決まる。認知症高齢者は通所施設ができれば，そこへ外出することができる。外出の機会が増えることはよい刺激になり，認知症の進行を防止する。認知症高齢者が地域で過ごせる姿を見た元気な高齢者も安心感をもつ。行政と協働して計画を策定したことで，予算の使われ方への関心と理解が住民に生まれる。サービスを使い高齢者や介護者がいきいきと過ごせるようになれば，新たな介護予防活動として，サービス利用に対する社会通念をかえ，医療費の節減にもつながる。

地域アセスメントから計画の策定・実践・評価というプロセス自体が公衆衛生看護活動である。そのプロセスには問題を解決する大きな力があり，前述したような波及効果が期待される。実践的な計画策定の活動は，地域における人々の健康度を向上させていくことになり，人間関係の豊かな暮らしを築くことができる。

4 公衆衛生看護活動の評価

a 評価の目的

公衆衛生看護活動における評価の目的は，それぞれの活動が公衆衛生看護活動の目的に適応しているか否かを判断することである。つまり，その活動は地域の健康問題の解決に貢献しているのか。活動のプロセス段階の成果や実施結果から，なにがどれだけ改善されたか，健康レベルは向上したか，健康問題は解決したかを明らかにすることである。それによって計画の修正，実施方法の改善，障害となる条件の改善や必要なサポートを明らかにしていくことができる。

b 評価の分類

評価は，実施された結果だけを対象に行うのではなく，公衆衛生看護活動のPDCAサイクルにおけるすべての段階において行う。評価は，事業計画に関する企画評価と事業実施に関する4つの評価からなる。

1 企画評価（事業計画に関する評価）

■地域アセスメントと目標設定の評価

地域特性，地域の健康問題・社会資源などの分析により，優先順位を検討して企画された事業であるか，事業の目的・目標が具体的に総合的に明示されているかを評価する。

■プログラムの評価

事業対象者の選定，予想参加者数，プログラムの構成のほかに，必要な機材・人員（マンパワー），時期，会場，周知方法，事業予算などについて，事業計画の適切性を評価する。

2 事業実施に関する評価

事業実施に関する，最終的な評価はアウトカム評価で評価されるが，結果のみでは問題点が明らかにされないことから，プロセス評価とストラクチャー評価により，結果にいたる過程と事業の構造の側面から検討し改善策を見つけるのである。また，数値的な結果が得られにくい場合はアウトプット評価をあわせて行う。

■ストラクチャー（structure，構造）評価

ストラクチャー評価は，事業の構造や組織・体制を評価する。具体的な指標には，職員の体制（職種，人数，資質など），事業の予算，施設・設備の状況，他機関との連携体制，社会資源の活用状況などがある。

■プロセス（process，過程）評価

プロセス評価は，事業を実施するプロセスから，実施方法が適切であったか，事業の内容やプログラムを評価する。プロセス評価により事業運営の問題点を明らかにし，それを次の事業に反映させることができる。具体的な評価指標には，事業の実施過程における情報収集，アセスメント，問題の分析，目標の設定，指導手段，記録の状況，対象者の満足度などがある。

■アウトカム（outcome，結果）評価

アウトカム評価は，最終的な事業の目的・目標の達成度，成果の数値目標に対して評価するものである。具体的な評価指標は，健診結果の変化，有病率・死亡率・要介護率・医療費の変化などがある。事業がねらった効果が得られたかについて，事業に参加した住民，対象者とその家族，近隣の人々，関係者，関係機関における期待した変化や，経済効果などを評価する。アウトカム評価は，データをとることに数年かかる場合がある。

■アウトプット（output，事業実施量）評価

アウトプット評価は，目的・目標の達成のために行われる事業の実施状況に対し評価するものである。具体的な評価指標には，健診受診率，保健指導実施率，継続率などがある。なお，この評価は，アウトカム評価を補完するものとして位置づけられていることが多い。

C 評価の計画（評価計画）

評価の計画（評価計画）とは，評価の仮説，評価指標を明確にして，どの段階で，どの時期に，どのような方法で，どのように分析するのかという評価デザインを描いておくことである。評価デザインとは，意味のある評価をするためのデータのとり方と分析方法を示すものである。

公衆衛生看護活動の計画策定において，実施計画や事業計画を作成するときに評価の計画もたてておく。評価計画が設けられていないと，事業の実践開始後に効果測定のための評価計画の立案を開始することになり，調査項目が制限され十分な評価を行うことがむずかしくなる。

公衆衛生看護は，地域で生活している人々の認識にはたらきかけ，健康状態や行動の改善を目ざす活動であり，活動の効果・成果を短期間に得ることや，直接観察したり客観的に測定したりすることが困難な場合や，その時点で得られた結果を最終的な効果・成果であると判断することがむずかしい場合もある。そのため評価計画では，評価の対象と時期，評価方法を十分に検討しておく必要がある。

d 評価の指標

評価の指標は，同時に目標の指標でもある。評価で使用する指標は，文章で表現された定性的な理念型目標であっても，数量で示された指標型目標の指標に変換し，その到達時期も示しておくとよい。事業の実施後に，目標で示された効果・効率の指標を分析し，その意味を解釈する。そのためには，到達目標を目標値として定め，目標値に到達できなかった場合は早期に軌道修正することが必要になる。

従来は事業の参加人数・実施回数などの件数が活動実績の指標として得られやすいために活用されていた。現在ではそれらに加えて，住民や対象者の健康度，健康に関する知識・意欲などの認識・行動・態度の変容の度合いなどの心理社会的な指標がある。科学的に測定するためには，検査値の変化，要介護度の変化，地域集団の死亡率・有病率などの改善，医療費の改善などを指標とすることが望ましい(表6-7)。

e 評価の方法

1 評価の種類・枠組み・分析方法

■評価の種類

従来から行われている保健従事者による自己評価や法に基づいた行政による監査，公平な視点から第三者機関が実施する第三者評価がある。また，ヘルスプロモーションや住民のエンパワメントを目標においた活動として，住民と協働して行う参加型の評価がある。

■評価の枠組み

評価の枠組みは，活動の理論の一部であるプリシード-プロシードモ

表6-7　評価の指標

指標	内容
個人の主観的指標	健康度，主観的健康観，生きがい，生活の質，幸福感などの満足感，行動・態度指標，心理社会的指標など
個人の客観的指標	血圧や血液などの検査値，体重，BMI，食事摂取エネルギー量，運動の実施回数や内容，要介護度，認知症の程度(認知症高齢者の日常生活自立度判定基準)など
集団の指標	出生率，死亡率，平均寿命，SMR，有訴者率，受療率，罹患率，有病率，医療費，運動習慣者の割合など
事業の指標	事業の参加人数，実施回数などの活動実績件数，予算など
基盤の指標	施設の整備状況，マンパワー，関係機関のネットワーク状況

デルやコミュニティ-アズ-パートナーモデルなどがある(6章A参照)。

■評価の分析方法

評価の分析方法には，効果を数値におきかえて標準や基準値と比較する量的方法と，言葉や観察されたものを用いて意味を解釈する質的方法がある。

2 事業評価の実際

事業評価を行う場合は，事前と事後のデータの比較を行うことが多いが，その両者の比較だけでは，得られた結果がこの事業による効果なのか，そうでないのかが判断できないために，コントロール群を設けて検討することが望ましい。しかし，住民や対象者に対しての倫理的問題からコントロール群の設定が困難な場合も多く，科学的な根拠に支えられた評価を行うには，前年度の実績や他地域の取り組みの結果，先行研究との比較など，検討するデータの工夫をする必要がある。

また，評価を行ううえで問題になるのは，事業の実施件数が最終目標のように取り扱われることである。たとえば，訪問件数や受診率を向上させること自体が活動の目標にされ，その効果について十分な検討をしない場合，「手段の目標化」とよばれる。評価を行う場合は，件数の増減の評価だけではなく，それによって得られた効果を分析することが必要である。さらに，効果や効率を明らかにすることは評価の手段であって，評価の最終的な目的ではないことも意識しておく必要がある。

プラス・ワン

量的評価と質的評価

評価の分析方法には，量的方法と質的方法がある。量的方法ではより多くの人を対象に調査を行うことができ，また，対象者どうしの比較をすることができる。
一方，質的方法ではとくに意図しない効果の発見や，なぜ効果が生じるのかという理解の点ですぐれている。

事業評価の観点(厚生労働省：厚生労働省における政策評価に関する基本計画〈第2期〉，2007)

政策評価の観点としては，必要性，効率性および有効性の観点を基本としつつ，評価の対象とする政策の特性などに応じて公平性，優先性などの観点を用いるなど，総合的に評価することとする。
また，評価にあたっては，政策評価の方式や評価の対象とする政策の特性などに応じて，政策評価の観点を具体的に設定することにより，実効性の高い評価を行うものとする。

①「必要性」の観点
- 政策の目的が国民や社会のニーズに照らして妥当か，上位の目的に照らして妥当か。
- 行政関与のあり方から見て行政が担う必要があるか。

②「効率性」の観点
- 投入された資源量に見合った効果が得られるか，実際に得られているか。
- 必要な効果がより少ない資源量で得られるものがほかにないか。
- 同一の資源量でより大きな効果が得られるものがほかにないか。

③「有効性」の観点
- 政策の実施により，期待される効果が得られるか，実際に得られているか。

④「公平性」の観点
- 政策の目的に照らして，政策の効果の受益や費用の負担が公平に分配されるか，実際に分配されているか。

⑤「優先性」の観点
- ほかの政策よりも優先的に実施すべきか。

●参考文献
・健康体力づくり事業財団：健康長寿社会を創る——解説健康日本21(第二次)．健康・体力づくり事業財団，2015.
・健康体力づくり事業財団：地域における健康日本21実践の手引き．健康・体力づくり事業財団，2000.
・厚生労働省：第4章 保健指導の評価．厚生労働省：標準的な健診・保健指導プログラム【平成30年度版】．pp.69-73，2018.
・佐伯和子編著：地域保健福祉活動のための地域看護アセスメントガイド，第2版．医歯薬出版，2018.
・日本健康教育学会編：健康教育——ヘルスプロモーションの展開．保健同人社，2003.
・平野かよ子・尾崎米厚編：事例から学ぶ保健活動の評価．医学書院，2001.
・星旦二編：みんなの保健計画策定マニュアル．医学書院，1997.

C [演習①]地域アセスメント(地域診断)

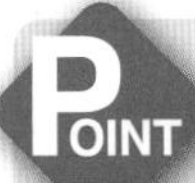

- コミュニティ-アズ-パートナーモデルを活用して，情報収集からアセスメントまで具体的な地域アセスメント(地域診断)を実施する。
- Plan-Do-Check-Act のマネジメントサイクルによって地域アセスメントを進める。

本項では，業務担当制をとっている高齢者担当チームの保健師たちが次年度の活動計画を立案するために行った地域アセスメント(地域診断)のプロセスを紹介する。

例年，A 市の保健師たちは，決められた次年度の事業予算に則し十分な活動の見直しをせずに事業計画をたてて活動していた。しかし，日常業務に追われているなか「忙しいばかりで，活動のあり方はこれでいいのか，住民のニーズにあっているのか？」という問題意識をきっかけにして，活動計画をしっかりとたてようと考えた。あらためて地域アセスメントを学び，コミュニティ-アズ-パートナーモデル(6章A参照)を理論モデルに，高齢者に関する情報を収集して地域アセスメントを行った。

保健師の問題意識

A 市の高齢者を担当している保健師たちは，介護保険制度など高齢者に対するサービスが整ってきているにもかかわらず，家庭訪問や相談で受ける介護者の悩み，とくに認知症高齢者とその家族の介護負担や周囲からの孤立などの状況が改善していないと感じていた。しかし漠然とした問題意識だけで，それを検証するにはいたっていなかった。そこで，次年度の重点事業として認知症予防事業を地域づくりの視点から充実させていくことにした。

1 既存の資料や日常の保健活動から把握した情報

保健所や市町村には，さまざまな健康指標や地域の特性の資料がある。市勢要覧や衛生年報などの統計・資料である。家庭訪問・健康相談・健康診査(健診)など日ごろの保健師活動や関係職種へのインタビュー，市民を対象のアンケート調査などからも認知症高齢者や家族の生活実態が把握できる。

a 既存の資料からの情報の抽出

保健師は，高齢者保健福祉計画や健康実態調査のデータなど既存資料を整理し，必要な情報を抽出した。その結果，人口や世帯の状況から明らかになったのは，①高齢化率が急激に上昇し，65歳以上の者のいる世帯が増加していること，②なかでも高齢者の単独世帯および夫婦のみ世帯の増加が著しいこと，③認知症高齢者は，75～84歳の年齢層で増加していると推計されていることであった。

これらの情報から予測されたのは，①今後も認知症高齢者の増加が見込まれることと，②高齢者の単独世帯や夫婦のみの世帯という介護力の弱い世帯の増加に伴い，介護の問題も大きくなることである。

b 健康相談の内容の整理と関係機関からの情報収集

認知症高齢者の状況を把握するために，認知症相談の内容を整理したところ，①認知症の周辺症状⊞への対処方法や介護に関する相談，②診断や治療に関する相談，③入院・入所施設の紹介が多くみられた。とくに若年性認知症の相談が増えていた。認知症相談後の支援状況と支援体制を検討するために，地域包括支援センター・訪問看護ステーション・警察などの関係機関からの情報収集を行った。その結果，①市内に認知症高齢者の専門の相談機関が不足していること，②認知症行方不明高齢者SOSネットワーク（以下，SOSネットワーク）は十分に活用されていないこと，③介護力が弱い高齢世帯が多く，通所施設や介護施設の不足から介護負担が生じていることが明らかになった。

c 住民・当事者からの情報収集

地域の実態に合わせた活動計画の立案には，統計資料だけでなく，住民の生の声に耳を傾け，地域で暮らす認知症高齢者にかかわる健康問題を抽出することが必要となる。保健師が，民生委員にヒアリングした結果，周辺症状をもつ認知症高齢者への具体的な対応ができていないことが明らかになった。A市では多くのNPOが活動していて，住民の健康への意識は高く，地域活動への参加も活発に行われている。しかし，認知症高齢者の問題への関心は低く，地域の問題として認識されていないことをあらためて確認できた。

収集した情報をコミュニティ-アズ-パートナーモデルの「コア と8つのサブシステム」という視点から整理し，地域の特性や健康状況を把握したプロセスについて次項で紹介する。ここでは，認知症高齢者にかかわる主要な情報にしぼり，そのなかでも問題を検討するのに必要な情報だけを**表6-8**に示す。

⊞ プラス・ワン

周辺症状

「認知症の行動・心理症状」（BPSD）であり，本人の性格や環境心理状態によって出現するため，個人差がある。

不安や抑うつ，徘徊，妄想，せん妄，幻覚，暴力・暴言，失禁，ろう便，睡眠障害，異食など，多様な種類がある。

表 6-8　認知症高齢者に関する地域の情報

領域　　コミュニティ：コア

歴史・文化

- A 市は昭和 14 年に a 町と b 町が合併し市制を施行した。以後，昭和 23 年に近隣 c 町と d 町を編入して現在にいたっている。歴史的遺産を多くもつ市である。
- A 市の総面積は 39.53 km^2，総面積の 1/4 が風土保存区域になっている。（市勢要覧）
- 古い町並みが続く旧市内と，宅地造成が行われマンションの多い地域とがある。
- 市内には 6 つの行政センターがある。

人口・世帯

- 人口 17 万 7658 人。人口密度は 1 km^2 あたり 4,494 人(県平均は 1 km^2 あたり 3,785 人)。
- 平均寿命は男性 81.85 歳，女性 87.92 歳。
- 年齢 3 区分別人口割合をみると，高齢化率が急激に上昇し，全国平均よりも高い(**表 i**，**表 ii**)。
- 市内の 6 行政センター管轄地区の老年人口割合をみると，中心地にある行政センターは 26.0%であるが，旧市内の行政センターでは 32.4%と高い。なかには 40%をこえる地区もあり，老年人口割合の地域格差が大きい。
- 1 世帯あたりの人員は 2.26 人，65 歳以上の高齢者のいる世帯のうち単独世帯や高齢者夫婦世帯は増加している(**表 iii**)。
- 死因の第 1 位は悪性新生物(28.8%)，第 2 位心疾患(15.9%)，第 3 位肺炎(9.2%)，第 4 位脳血管疾患(8.9%)，第 5 位老衰(7.3%)である。主要 4 死因の比率は全国平均と類似しているが，5 位の老衰の死亡率が上昇傾向にある。
- 認知症高齢者の推計数は，とくに 75～84 歳で増えている(**表 iv**)。
- 介護保険認定者のサービス利用率は 79.2%，要支援者の利用率は 49.8%である(**表 v**)。

表 i　A 市の人口の推移

	A 市の総人口(人)	A 市の年齢 3 区分別人口割合			老年人口(県)	老年人口*(全国)
		年少人口 0～14 歳	生産年齢人口 15～64 歳	老年人口 65 歳以上		
20××年(10 年前)	167,583	12.7	67.3	20.0	13.5	17.4
20△△年(5 年前)	173,451	12.0	61.2	26.8	20.3	23.0
20□□年(現時点)	177,658	11.9	58.5	29.6	24.0	26.7

＊老年人口(全国)：総務省統計局「国勢調査報告」による.

表 ii　A 市の年齢 3 区分別人口(20□□年〔現時点〕)

(単位：人)

	計	年少人口 0～14 歳	生産年齢人口 15～64 歳	老年人口 65 歳以上	(再掲)		
					65～74 歳	75～84 歳	85 歳以上
男	83,803	10,837	50,824	22,142	11,034	8,291	2,817
女	93,855	10,231	53,186	30,438	14,152	11,232	5,054
計	177,658	21,068	104,010	52,580	25,186	19,523	7,871

従属人口指数：70.8　年少人口指数：20.3　老年人口指数：50.6　老年化指数：249.6

表 iii　A 市の総世帯数と 65 歳以上の者のいる世帯数

(単位：世帯)

	20××年(10 年前)	20△△年(5 年前)	20□□年(現時点)
総世帯	65,344	72,945	78,609
65 歳以上の者のいる世帯	23,393	29,250	33,845
内訳　単独世帯	4,538	6,681	8,954
内訳　夫婦のみの世帯	6,503	8,716	11,669
内訳　親と未婚の子のみの世帯	3,672	5,206	5,211
内訳　三世代世帯	5,965	5,352	4,536
内訳　その他の世帯	2,715	3,295	3,475
一世帯あたりの人員*	2.56	2.38	2.26

＊この項のみ単位は「人」

表 6-8　認知症高齢者に関する地域の情報（つづき）

表 iv　A 市の認知症高齢者の推計値　（単位：人）

	計	65〜74 歳	75〜84 歳	85 歳以上
20××年（10 年前）	2,581	438	1,240	903
20△△年（5 年前）	2,903	447	1,223	1,233
20□□年（現時点）	4,206	608	2,095	1,503

表 v　A 市の要介護・要支援認定者数およびサービス利用者数　（単位：人）

	20××年（10 年前）	20△△年（5 年前）	20□□年（現時点）		
	認定者数	認定者数	認定者数	居宅サービス利用	施設サービス利用
要支援 1	998	849	1,172	402	0
要支援 2	860	1,005	1,072	715	0
要介護 1	1,512	1,466	1,683	1,236	48
要介護 2	1,101	1,282	1,590	1,218	138
要介護 3	986	1,076	1,246	972	284
要介護 4	860	1,006	1,023	617	451
要介護 5	742	875	992	435	437
計	7,059	7,559	8,778	5,595	1,358

領域　①物的環境

気候・自然環境

- 県の南部に位置し，東南は海に面し，奥には三方が樹木におおわれた丘陵地帯になっている。年平均温度は 15 度と温暖である。
- 緑豊かな丘陵と S 湾を望む美しい海岸線を有する。
- 地形的に谷戸や切り通しが多く，雑木林が散在している。

住宅

- 古い町並みが並ぶ旧市内は昔ながらの平屋建てである。新市内の丘陵地帯に大規模な住宅開発が始まり，最近 10 年間で分譲マンション建設が進んでいる。
- 旧市内は都市計画が進まず，狭い道路が混在していて一方通行の道が入り組んで階段が多く，高齢者は買い物に出るのが不便である。
- 病院受診時にタクシーを呼んでも家のそばまで入れない状況にあり，救急車の搬入がむずかしい。

領域　②保健医療と社会福祉サービス

＜医療＞

- 総合病院（5 か所），診療所（213 か所）が新・旧市内に散在している。病診連携を行っているのは 64 か所（全体の約 30%）である。
- 認知症専門病院は 1 か所で，病床数が少ないため，緊急時の入院は B 市へ搬送している。

○保健医療福祉施設数

病院 5（認知症専門病院 1）
一般診療所 213　在宅医療支援診療所 18（診療所の 8.4%）
訪問看護ステーション 36　介護老人保健施設 4　短期入所施設 5
地域包括支援センター 6　特別養護老人ホーム 5　認知症対応型共同生活介護（グループホーム）10
認知症対応型デイケア 6　小規模多機能型居宅介護事業所 4

- 認知症疾患医療センターまでは車で 2 時間かかる。
- 疾病分類別受療率が高い疾病は，「循環器系疾患」と「筋骨格系及び結合組織の疾患（歯周疾患を除く）」である。（国民健康保険疾病統計）

＜保健＞

- 保健センターの保健師は 20 人（保健師 1 人あたり受けもちは約 8,900 人）。緊急対応が多く，継続支援につながらない。
- 市内に保健所がある。保健所保健師は 5 人で業務分担をしている。精神疾患の相談や虐待ケースなど多問題をもつ複雑なケースを担当している。

＜認知症高齢者に関する取り組み事業＞

○市役所・保健センターで実施した事業・サービス：年間の件数および参加人数

- 認知症相談：保健師の随時相談（75 件）。若年性認知症の相談が増えている。
- 認知症患者への家庭訪問：51 件。高齢福祉課が担当し，介護保険認定調査時に把握するが，継続訪問はできていない。

表 6-8　認知症高齢者に関する地域の情報(つづき)

・健康推進委員養成講座(年1回　3日間コース)：参加人数25人。認知症地域支援推進相談員養成講座：参加人数30人。
・認知症サポーター養成講座(地域包括支援センターと共同で地域，小・中学校，銀行を対象に実施)：参加人数105人。
・成年後見制度定期相談窓口(弁護士が担当)：月1回。
・SOSネットワークシステム：事務局は市役所が担当している。80人の認知症患者を登録しているが，継続訪問ができていない。
○**地域包括支援センターで実施した事業・サービス：年間の件数**(実施箇所数含む)
・認知症カフェ：各センターで実施(17か所)
・認知症予防教室：各センターで年1回。
・地域高齢者支援連絡会(ケア会議)：年6回。
・事例検討会(市役所・保健所と合同で実施)：年10回。
○**保健所で実施した事業・サービス：年間の件数**
・認知症相談(月2回実施)：保健師などの随時相談310件，精神科医の定例相談45件。
・認知症高齢者への支援状況：①家庭訪問：のべ75件，②電話：290件，③文書：52件。
・認知症講演会(年3回)：参加人数315人。
・かかりつけ医認知症研修会(認知症ケアプラン研修，年1回)：参加人数10人
・処遇困難事例検討会(年10回)。
・保健福祉サービス連携調整会議(年1回)
・在宅ケア部会(認知症対策，高齢者虐待防止対策，年2回)：のべ参加人数53人。
・認知症高齢者の家族会は開催しているが，参加者が少ない。
＜A市健康実態調査の結果＞
○**日常生活において健康について知りたいことの内容**(対象：40歳以上の市民)
第1位　がん・高血圧などの生活習慣病にならないための工夫(52.3%)
第2位　認知症の予防(50.8%)
○**介護保険のサービスを利用しない理由**(対象：要介護・要支援認定者)
家族の介護で十分(48.3%)　ショートステイを必要なときだけ使いたい(45.1%)
重度になったときに利用する(32.5%)　本人が受けたがらない(25.3%)
知らなかった(12.8%)　距離が遠い(25.3%)
・要介護3〜5の約半数はなんらかの認知症をかかえている。
・高齢の要介護者を65歳以上の妻や夫が介護している「老老介護」が介護者の44%を占めている。
・なんらかの健康障害をおこしている介護者が25%あった。
＜保健師活動から把握した情報＞
○**本人の状況**
・昼夜が逆転している。
・本人が認知症の状態を認めたがらない。
・疾病が複数あり，症状も重症化している。
・認知症に伴う周辺症状(行動障害：暴力・徘徊などや精神症状：妄想・幻覚など)を有している高齢者が多い。
・主治医が複数いて，治療上の調整が必要なケースが多い。
・ひとり暮らしの認知症高齢者は周辺症状が顕著になってから発見されるなど対応が遅れる。
・認知症の確定診断を受けて症状が重症化してから介護保険サービスを利用する。
○**介護者の状況**
・認知症の周辺症状の対処方法がわからず，ふりまわされる。
・転倒予防や認知症予防の方法を知りたい。
・介護教室がどこで開催されているのかわからない。
・介護に24時間かかりきりになり，自分の時間がとれない。
・徘徊のため目が離せないので，負担が大きい。
・先の見通しがたたない。
・イライラ・腰痛・睡眠不足・高血圧などの身体症状が出てきている。
・介護の限界を感じてから相談に来所する。
・近所に相談する相手がいない。
・介護者が高齢者で，利用サービスの手続きに時間がかかり，共倒れの危険性がある。
○**地域の支援体制**
・専門病院が見つからない。
・介護者の介護負担が大きくても入所できる施設が少ない。
・ひとり暮らし，日中独居などの認知症高齢者への支援体制がうまくとれない。
・介護保険サービスの利用時期や利用内容が地区によって差がある。
・地域の人たちは，認知症は当事者の問題と考えており，自分たちの問題とはとらえていない。

表 6-8　認知症高齢者に関する地域の情報（つづき）

・認知症サポーターが認知症高齢者の支援者として具体的な活動を行っていない。

＜地域関係者からのヒアリングで把握した情報＞

○民生委員からの情報

・認知症高齢者が徘徊して 2〜3 日行方不明になり，家族と一緒に捜索する事件が数件あった。家族も疲労困憊（こんぱい）しており，もっと早く発見できる方法はないか。

・認知症高齢者のことを家族が地域の人に隠す傾向がある。

・家族が 1 人でかかえ込んでいて介護がたいへんであるため，家族が休めるように支援したい。

・家族が，日中働きに行き，認知症高齢者が 1 人で家にいる。民生委員が訪問しても家族に会えない。

・通報ペンダントの貸し出しサービスはあるが，利用者は年間 600 人である。

○地域包括支援センターからの情報

・介護保険を申請しても非該当になり，介護保険サービスにつながらないひとり暮らし高齢者や虚弱高齢者が閉じこもり傾向にある。

・認知症独居高齢者が高額の商品を購入するなど財産管理が困難な事例が増えてきている。相談窓口来所時には成年後見人制度に関する情報を周知させるようにしているが，必要なケースに情報が届いていない。

・認知症高齢者を介護している配偶者が認知症を発症（認認介護）し，在宅介護の継続が困難な事例が増えている。

○訪問看護ステーションからの情報

・要介護度の低い人でも認知症をかかえていて負担が大きい。

・老老介護や認認介護が増えている。

・要介護 4・5 には認知症をかかえている人が多い。

・高齢者の家庭を訪問すると，おむつがいつもぬれているケース，家族が厳しい口調で叱りつけたり，長々と愚痴を言ったりしているケース，本人に関心を寄せていないケースがある。

・ひとり暮らしの軽度認知症高齢者への訪問が増えている。

○警察からの情報

・1 年間で 30 人程度の徘徊高齢者の保護をする。そのうち，SOS ネットワークからのケースは 21 人であった。

・ほとんどの徘徊ケースが半日〜1 日行方不明になって身内が捜索したあげくの保護申請であり，発見が遅れる。

・早期に保護申請をすれば警察も対応できる。

・管内にどのくらいの認知症高齢者がいるのか状況を把握したいが，どこで把握しているのかわからない。

・「認知症についての基本的な病理や対処方法がわからないので，研修会を実施し学習したい」という警察の要望が保健センターにあった。

＜福祉＞

・認知症高齢者がショートステイできる施設が少ない。

・特別養護老人ホームの入所待機者数は 205 人であり，2 年待ちの状態である。

・認知症対応型デイケアは特別養護老人ホームで行っている。

・社会福祉協議会でボランティア教室を年 2 回開催し，毎年 60 人近くの修了生がいるが，修了後の活動の場が不足している。

・市内には 72 団体の NPO が活動している。そのうち保健関係は 7 団体，福祉関係は 3 団体で，おもに送迎ボランティアを実施している。

領域　③経済　④安全と輸送　⑤政治と行政　⑥コミュニケーション　⑦教育　⑧レクリエーション

③経済

・産業構造は 70%以上を第三次産業が占めており，そのうち約 60%は隣市で就業している。

・企業収益の減少により，市の税収が減少している。

・スーパーやファミリーレストランは旧市内には少ない。旧市内には小売店がある。

④安全と輸送

・JR で市内と都心が直結し，私鉄もあるため，都心への通勤も可能である。

・旧市内は平坦な道が多いが，交通量が多く道幅が狭い。

・サービス利用の送迎には，福祉ボランティアや NPO の送迎ボランティアが必要である。

・高齢者の病院通院用のバスは本数が少なく，渋滞と重なり不便である。

⑤政治と行政

・市長は文化教育に関して非常に熱心であるが，保健衛生・福祉に関する予算は前年度比で 3%減少した。

・住民の政治への関心は高く，情報公開申請は 35 件あった。

・市長選挙の投票率は 56%であり，近隣市町村のなかでは高い。

・高齢者保健福祉計画は，従来介護中心であったが，健康福祉プランの基本方針に認知症高齢者に対する支援の充実として，①認知症に関する理解と早期発見の促進，②地域における認知症ケアの体制整備，③認知症対応型介護サービスの充実と，④ SOS ネットワークシステム体制の推進が重点目標にあげられている。

表 6-8　認知症高齢者に関する地域の情報（つづき）

⑥コミュニケーション
・認知症高齢者の問題について，家族は近隣に知られないように対処する傾向がある。
・市内にミニコミ誌を発行しているグループが 7 グループある。
・住民の自治会や老人クラブへの加入率には地域差が大きい。

⑦教育

表 vi　教育文化施設　（単位：か所）

小学校	中学校	高等学校	図書館	文化センター	美術館	公民館	老人福祉センター
25	13	3	5	1	1	5	5

・図書館は，21 時まで利用が可能である。
・生涯学習センター（公民館）ではサークル活動が活発であり，一般市民向けの認知症予防講座が年 2 回行われている。
・老人福祉センターは市内に 5 か所ある。入浴設備が整備されており，保健師の出張健康相談が月 1 回行われている。
・老人福祉センターで小・中学生との世代間交流や福祉教育のための実習生の受け入れを実施している。
・少子化の影響で公立小学校で空き教室が目だつようになった。

⑧レクリエーション
・市内に公園が整備されており，高齢者のグランドゴルフと子どもの遊ぶ砂場とは距離をおいて設計されている。
・体育館は市内に 1 か所あり，夜間開放している。
・市内の小学校・中学校・高等学校は休日に校庭および体育館を開放している。
・老人クラブ（96 クラブ）の活動は活発で，友愛訪問を実施している。

2 アセスメントで抽出した問題の整理

a A 市の高齢化の現状

情報を整理する過程では，保健師のほかに住民や関係者，当事者である高齢者や介護者の意見を出してもらって，問題を検討した。その結果わかったのは，A 市は他市よりも高齢化が進んでおり，① 65 歳以上の老年人口はこの 10 年間で 20.0％から 29.6％へと増加している，②今後の高齢化の進展により認知症高齢者の増加が確実である，③高齢者の約 2/3 は，ひとり暮らしか夫婦のみの世帯である。老年人口は地域格差が大きく，40％をこえる地区もある。

b 認知症高齢者の状況についてのアセスメント

次に，認知症高齢者に関する状況を，高齢者本人と家族，サービス提供の基盤となる医療・保健・福祉などの関係機関，生活背景となる近隣や地域の状況の視点から関連図を描いてアセスメントした（図 6-7）。

A 市における認知症高齢者の第 1 の問題は，早期相談と早期受診の機会や場所が不足し，気軽に専門家に相談できるところが少なく，症状が重くなってから相談に来ていることである。とくに相談事業は保健センターだけでなく，保健所や地域包括支援センターでも実施されているにもかかわらず，その活動の認知度が低いため，関係者間の情報共有や

プラス・ワン

認知症カフェ
認知症の人やその家族が，地域の人々や専門家と相互に情報を共有し，互いを理解し合う場。認知症施策推進総合戦略（新オレンジプラン）に位置づけられている。

本人・家族の状況

<1. 本人の状況>
- 認知症高齢者の推計数が増えている。
- 昼夜逆転の生活をしている。
- 確定診断まで時間がかかる。
- 主治医が複数いて調整がむずかしい。
- 周辺症状をかかえている認知症高齢者が多い。
- ひとり暮らしの高齢者が多い。

<2. 介護者の状況>
- 周辺症状の対応に困っている家族が多い。
- 介護に24時間かかりきりになり，自分の時間がとれない。
- 相談する場が不足している。
- 高齢者の介護者が多い。
- 認認介護が多い。
- 健康障害をおこしている介護者が25%いる。
- 介護者の体調がわるくても入所できる施設が少ない。
- 認知症高齢者をかかえる家族の会は開催しているが，参加者が少ない。
- 認知症高齢者のことを家族が隠す傾向にある。

アセスメント

問題1．認知症高齢者への初期対応が不十分
- 専門医が少なく，認知症に対する的確な診断が十分得られていない。
- 認知症の初期の段階での把握がむずかしい。
- ひとり暮らしの高齢者は，認知症の発見が遅れる傾向がある。

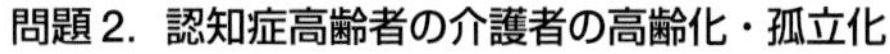

問題2．認知症高齢者の介護者の高齢化・孤立化
- 認知症高齢者のことを家族が隠す傾向にある。
- 周辺症状をかかえている認知症高齢者の家族は介護負担が大きい。
- 介護者は高齢者が多く，睡眠不足や高血圧など健康への支障をきたしている。
- 家族会も開催されているが，現実的には認知症高齢者本人をおいて参加することは困難である。
- 認知症対応型のグループホームやショートステイなど介護者の健康管理上，緊急避難的に利用する福祉サービス（レスパイトケア施設）が不足している。

関係機関

<3. 医療機関>
- 専門病院は1か所。
- 緊急時は隣のB市に搬送している。
- 病診連携の実施は全体の約30%。
- 在宅医療支援診療所は18か所。

<4. 保健機関>
- 保健所，保健センター，地域包括支援センターそれぞれに認知症高齢者の相談や家庭訪問活動をしている。
- 認知症高齢者の相談件数は少ない。
- 電話相談は重症になってからかける。

<5. 福祉機関>
- 特別養護老人ホームは入所まで2年待ちの状態である。
- 認知症対応型グループホームは市内に10か所ある。
- 小規模多機能型居宅介護事業所は4か所，短期入所施設が5か所と少ない。

- 保健福祉サービス連携調整会議を年1回開催しているが，業務連絡がおもな内容である。
- 在宅ケア部会は年2回，認知症高齢者と高齢者虐待防止対策について担当部署が情報交換している。
- 事例検討会は年10回実施されているが，ケースの検討で終わっている。

<6. 警察署>
- 徘徊高齢者の保護申請数が増加し，発見も遅れがちである。
- 地域の認知症高齢者を把握できていない。
- 警察職員は認知症の病態や対処方法を知らない。

問題3．認知症高齢者に対するかかわりが個別対応で終わっている
- SOSネットワークで保護される者が登録数の約半数で，ネットワークが十分に機能していない。
- 認知症高齢者の健康相談や家庭訪問をそれぞれの機関で対応しているが，連携が不十分である。
- 認知症高齢者へのかかわりが個別の対応で終わり，地域の対応にまで広がっていない。

近隣

<7. 住民の意識>
- 一般住民は認知症予防への関心が高い。
- 家族の介護で十分と考え，介護サービスの利用が少ない。

- **NPO活動・ボランティア** 72団体のNPOが活動。保健福祉関係は10団体が送迎ボランティアなどを担当。老人クラブは友愛訪問を実施している。

- **健康推進員**
- **認知症サポーター**，活動する場が少ない。

問題4．住民の支え合いの場が少ない
- さまざまな機関でボランティアを養成しているが，活動する場が少ない。
- 認知症サポーターが地域の認知症高齢者を支える具体的な活動を行っていない。
- 住民は認知症の問題を地域の問題ととらえていない。

環境
- 自然環境は谷戸や雑木林が多く，徘徊高齢者が迷い込みやすく発見が遅れる。
- 多くの高齢者は旧市内に居住しているが，旧市内は道路も狭く救急車の搬入が困難である。
- 道幅が狭く慢性的な交通渋滞でバスの本数も少ない。

問題5．認知症高齢者が生活しにくい環境
- 狭い道路と交通渋滞により，緊急時に救急車の搬入が困難である。
- 認知症高齢者が迷いやすく発見しにくい地理的環境にある。

図6-7　A市の認知症高齢者に関する状況とアセスメント

プラス・ワン

認知症サポーター

認知症サポーター養成講座を受講・修了した者のこと。認知症に対する正しい知識と理解をもち，地域で認知症の人やその家族に対してできる範囲で手だすけをする。

相談から訪問へというフォローが十分にされていない。すなわち，「認知症高齢者への初期対応が不十分」とアセスメントできた。

認知症高齢者をかかえる家族の問題としては，介護者が認知症高齢者のことを隠したり，1人でかかえ込んだりして，地域から孤立しているケースが多いことがあった。介護者自身の高齢化も進み，介護者の健康問題は深刻であり，体調がわるくても入所できる施設が少ないなど，介護者への地域の支援やサポート体制が不十分である。そこで「認知症高齢者の介護者の高齢化・孤立化」が第2の問題として明らかになった。

一方，認知症高齢者を取り巻く関係機関の連携も不十分であり，事例検討会はケース検討だけで終わっている状況であった。こうして第3の問題として「認知症高齢者に対するかかわりが個別対応で終わっている」という問題がアセスメントできた。

第4の問題として，地域の人々はボランティア活動にも積極的で，地域活動の発展の素地はできている一方で，①養成された認知症サポーター＋の活動の場がまだないこと，②住民は認知症高齢者の問題を地域全体の問題とはとらえていないことなど，「住民の支え合いの場が少ない」ことが明らかになった。

第5の問題として，救急車の搬入が困難な狭い道や谷戸や雑木林があり「認知症高齢者が生活しにくい環境」であることが明らかになった。

このようにアセスメントしたA市における認知症高齢者の問題をもとに，今後の活動計画を考えた経緯については次項で紹介する。

3 計画と評価の実際

a 活動計画づくりのための話し合いと調査

さまざまな情報を整理・分析した地域アセスメントの結果，A市の保健師の漠然としていた問題意識が明確になった。認知症高齢者に対する次年度の計画をたてるにあたり，まずこの状況を住民や関係機関に知ってもらう必要があると考え，上司と相談し，行政で把握している情報をわかりやすいかたち(図解にしたり，全国・県との比較データを加えたりなど)にアレンジして，関係機関の会議や地域の人々との話し合いの機会を利用して現状を報告し，「認知症高齢者も介護者も安心して生活できるまちづくり」のための計画づくりをよびかけた。

話し合いでは，「ひとり暮らしの軽度認知症高齢者の訪問が増えている」「日中1人で家で過ごす認知症高齢者もいる」「老老介護や認認介護が増えている」「Gさんが行方不明になったときは，みんなに声をかけて協力したので早く見つかった」「最近，ひとり暮らしの高齢者が亡くなってから発見された」「認知症は防げないのか」などの意見が語られた。そして，A市がどんな地域になれば認知症高齢者や介護者が暮らしやすいかというテーマを自由な発想で考え，話し合った。必要な情報も新たに収集された一方で，新たな調査も必要なことがわかり実施した。

前述のように，多くの関係機関や住民の代表者と話し合い，実態調査も行った結果，A市では「認知症高齢者になっても介護が必要となっても安心して生活できるまちづくり」を目的とした「認知症高齢者の支援対策」を重点施策として取り上げることになった。また，将来的には高齢化率がますます高まり，ひとり暮らしや核家族の多いこの地域では，「高齢者の健康の維持・増進と認知症の発症予防と地域サポートネットワーク」も考えていく必要があることが確認された。

その後も，関係機関・住民の話し合いを数回開催して，解決策のための事業について検討した。検討事項は，①誰を対象にしたものか，②緊急性や重要性はどうか，③時間・お金や人の手当てなどを考えた場合の実現性はどうか，④誰がどのように担当したらいいのか，⑤住民でできることか，⑥行政が担当しないとできないことか，⑦行政と住民で協力するとできるのか，などに分け，優先順位も考え計画をたてた。

アセスメントにより明らかになった認知症高齢者の5つの問題を今後の活動課題として具体的な活動計画を考えるために，対象を3区分(①認知症高齢者とその介護者，②認知症高齢者集団や介護者と支援団体，③関係機関および地域の人々)にして整理した(図6-8)。また，つねに予防の視点を忘れないような活動となることも意識して計画づくりを行った。

今回は初期の対応に力を入れることにして，図6-9の右側に示したように，対応すべき健康課題を次の3つに整理した。すなわち，①認知症高齢者の相談体制の充実・整備，②認知症高齢者の介護者の孤立化の予防，③関係機関の連携強化とサービス体制の充実，とした。そのうち，認知症高齢者への早期相談対応ができることを優先順位の第1位に位置づけ，介護者の問題を第2位とした。

これらの健康問題に対する最終的な公衆衛生看護活動の目的として，「認知症高齢者になっても介護が必要となっても安心して生活できるまちづくり」を掲げた。さまざまな関係機関と住民の参加を得て，取り組

健康レベル／活動対象	個人・家族	集団・組織	地域
一次予防(発症予防・健康増進)	認知症高齢者(発症する前の人から周辺症状のある人まで)とその介護者	認知症高齢者集団や介護者とその支援団体など	関係機関や地域の人々
二次予防(早期発見・早期治療)			
三次予防(重症化防止・リハビリテーション)			

図6-8　公衆衛生看護の対象の3区分：「個人・家族」「集団・組織」「地域」

地域の実態	問題
専門医が少なく認知症に対する的確な診断が十分になされていない。	1. 認知症高齢者への初期対応が不十分
認知症の初期の段階での把握がむずかしい。	
ひとり暮らしの高齢者は，認知症の発見が遅れる傾向がある。	
認知症高齢者のことを家族が隠す傾向にある。	2. 認知症高齢者の介護者の高齢化と孤立化
周辺症状をかかえている認知症高齢者の家族は介護負担が大きい。	
介護者は高齢者が多く，睡眠不足や高血圧など健康への支障をきたしている。	
家族会も開催されているが，現実的には認知症高齢者本人をおいて参加することは困難である。	
認知症対応型のグループホームやショートステイなど介護者の健康管理上，緊急避難的に利用する福祉サービス（レスパイトケア施設）が不足している。	
SOSネットワークで保護される者が登録数の約半数で，ネットワークが十分に機能していない。	3. 住民の支え合いの場が少ない
認知症高齢者の健康相談や家庭訪問をそれぞれの機関で対応しているが，連携が不十分である。	
認知症高齢者の対応が個別の対応から地域の対応にまで広がっていない。	
さまざまな機関でボランテイアを養成しているが，活動する場が少ない。	4. 認知症高齢者への対応が個人レベルで終わっている
認知症サポーターが地域の認知症高齢者を支える具体的な活動を行っていない。	
住民は認知症の問題を地域の問題ととらえていない。	
狭い道路と交通渋滞により，緊急時に救急車の搬入が困難である。	5. 認知症高齢者が生活しにくい環境
認知症高齢者が迷いやすく発見しにくい地理的環境にある。	

優先順位	健康課題
1	認知症高齢者の相談体制の充実・整備
2	認知症高齢者の介護者の孤立化の予防
3	関連機関の連携強化とサービスの充実

図6-9　地域の実態から抽出された健康課題とその優先順位

みを具体化していくこととなった。目標と活動計画を策定し，それぞれの目標が達成できるための具体的な事業とその目標値を考えた。

b 対象に合わせた目標と活動計画（図 6-10）

1 目標「認知症高齢者の相談体制の充実・整備」

目標「認知症高齢者の相談体制の充実・整備」についての具体的な活動計画の実際と実施・評価を表 6-9 に示す。

■活動計画

高齢者の単身世帯・夫婦世帯など，介護力の弱い世帯が A 市には多く，認知症高齢者についての不安や問題を感じていたり，実際に認知症高齢者の問題をかかえている市民は多い。認知症やその症状についての判断，家庭での看護や介護の方法，周辺症状への対処法などについて気軽に相談できる窓口が増設され，多様な窓口が設けられる必要がある。具体的には，①身近なところに相談窓口をたくさん設置する。②日中働いている住民も利用できる夜間電話相談やインターネットによるメール相談を実施する。③必要なときに必要な人が利用できるように，さまざまな方法による相談システムを新設する。

また，認知症の初期段階で対象者を把握し対応できるように，①行政や関係機関職員への認知症についての研修事業を行う。②地域における認知症高齢者の支援者である認知症サポーターや民生委員からの情報提供システムづくりをする。

最終目的	順位	健康課題	活動計画
認知症高齢者になって介護が必要となっても安心して生活できるまちづくり	1	認知症高齢者の相談体制の充実・整備	・既存の相談窓口の充実 ・相談窓口の新設・増設（夜間電話相談・メール相談など ） ・行政・関係機関職員の認知症高齢者研修の実施 ・認知症高齢者の治療機関の確保 ・住民や民生委員，認知症サポーターからの情報提供システムづくり
	2	認知症高齢者の介護者の孤立化の予防	・認知症高齢者をかかえる家族の会の開催 ・認知症カフェの充実 ・認知症対応型のサービス（グループホーム・ショートステイ・レスパイトケア施設など）の充実 ・認知症サポーター・健康推進員・ボランティアの育成 ・地域の人々への啓発活動（認知症や高齢者の問題をテーマにした演劇・映画・講演会など）
	3	関連機関の連携強化とサービスの充実	・介護サービス調整会議や要介護高齢者対策推進会議の運営方法の改善と開催回数の増加 ・高齢者問題懇談会の開催や困難事例の検討 ・徘徊時の探索サービスやSOSネットワークの活生化 ・通所サービス・短期入所サービス・グループホームなどサービス基盤の充実

図 6-10　目標と対象に合わせた活動計画

表 6-9　目標「認知症高齢者の相談体制の充実・整備」についての具体的な事業計画・実施状況・評価

対象および目標	具体的な事業計画	評価指標や目標値	予算・時間・人	優先度*	評価時期	今年度の実施状況	実施結果	評価
1)既存の相談窓口の充実	**①認知症高齢者相談窓口の配置・開設時間・相談担当者の見直し**	開設窓口数，開設時間の延長，利用者数の増加	人員配置	◎	毎月	相談の開催は，週1回(金曜日の13～16時)に増やす。担当保健師は3か月で交代する。	相談のうち認知症高齢者からの件数は400件(実数)である。	相談の開催数を増やしたことで，件数が増加したが，これは広報への掲載と連載記事の効果と考えられる。担当者を3か月固定したことで，対応が継続されやすくなり，相談者のニーズにこたえることが容易になった。他機関への紹介や調整も行いやすくなった。
	②精神保健福祉相談	開設回数と利用者数の増加		◎	半年後	毎週開設し，2回/月は認知症専門医が加わって，相談に対応した。相談の案内を広報に掲載した。	認知症高齢者の相談は，60件に増加した。	相談窓口が多様になったことで専門医への相談を継続できた数も増えた。
2)相談窓口の新設・増設	**①電話相談**	開設時間の延長 利用回数の増加		◎	毎月	電話相談は，月曜～金曜の終日受け付けるようにした。		相談の方法を多様にすることで随時相談に対応することができるようになった。一方，専門相談に来所する人は少なく，メールから面接や訪問などに継続される事例も少ないことから，相談者の追跡調査を行い，問題を明確にする必要がある。
	②メール相談	利用回数		◎	毎月	メール相談を開始し，担当者が相談内容に答え，必要時に所内の相談や家庭訪問につなげた。	メール相談の件数は256件。働いている介護者からの相談が多い。所内の健康相談に来所したのは47件。精神保健福祉相談に継続したのは38件。	メール相談の利用者は若い世代が中心である。今後は高齢介護者が気軽に相談できる方法を検討し，開発する必要がある。
	③物忘れ相談の開設	認知症疾患医療センターとの連携	時間・人・予算	◎	1年後	専門医療機関の紹介，物忘れ相談	隣接市にある認知症疾患医療センターとの連携により，物忘れ相談の紹介・実施をした。	相談機関が開設されたことで，住民が予防的に，治療に向けての相談をしやすくなった
	④表示や広報・口コミなどのPRの工夫	広報への掲載回数，民生委員会などの報告回数		◎	1年後	広報に毎月の相談日を掲載した。3か月ごとに認知症高齢者についての連載記事を掲載した。また，民生委員会に昨年度の認知症高齢者の問題を報告した。高齢者の集まりや地域のイベント時にさまざまな相談窓口の案内をした。	定例の広報にPRしたときよりも，高齢者の集まりや地域のイベント時に案内したあとのほうが利用者が増加した。	PRは定例以外の方法で，いろいろな機会を活用すると効果的である。また，民生委員など高齢者と接する機会の多い人たちには詳細な情報および高齢者の実態を伝える必要がある。

表 6-9　目標「認知症高齢者の相談体制の充実・整備」についての具体的な事業計画・実施状況・評価（つづき）

対象および目標	具体的な事業計画	評価指標や目標値	予算・時間・人	優先度*	評価時期	今年度の実施状況	実施結果	評価
	⑤ほかのサービスとの連動	活動実数		◎	1年後	相談者の状況に応じて，専門病院の紹介，通所サービスの利用勧奨などを行った。	保健師により，相談ケースの事例検討を行い，対応・連携について検討した。	相談ケースから専門病院の紹介や介護保険事業への連携が必要なケースが多くあった。
	⑥地域包括支援センター連絡会	開催回数の増加	時間と地域の協力が必要	○	1年後	従来の会議に参加していなかった機関の関係者も加えて地域問題検討会や地域包括支援センター連絡会を開催した。その結果，福祉・警察・消防・自主組織・NPOの連携をはかることができた。	地域問題検討会，地域包括支援センター連絡会の開催回数の増加により地域の関連組織の連携につながった。	開催回数がまだ少ないので，情報交換が主となり，具体的な活動にはつながりにくい。参加者どうし互いの顔はわかってきた。さらに会議の開催回数を増やし，地域の具体的な問題について検討できるような会にしていく必要がある。
3)行政・関係機関職員の認知症高齢者研修の実施	行政職員の研修に認知症高齢者研修を入れる	職員研修プログラムに必ず加える		◎	1年後	行政の窓口はどこも高齢者が多くなってきているので，職員には基本的な認知症の特徴や関係サービスを知ってもらうようにした。	研修の回数が多く，保健師の時間調整がとてもむずかしいときがあった。	訪問や窓口業務の人が認知症高齢者について関心をもち，保健センターへの相談や窓口利用につながった。
4)適切な受診の実現	専門医療機関への紹介システム	専門医療機関との連携	時間・人	◎	1年後	物忘れ相談との連携が多かった。	専門医療機関との連携を実施できたケースは早期対応ができた。	早期対応のためには，的確な判断と専門医療機関との連携が重要である。
5)認知症高齢者の治療機関の確保	①専門医による相談	相談実施回数	予算	◎	1年後	認知症疾患医療センターの専門医に精神保健福祉相談を依頼した。検査や診断，治療時の受け入れ態勢を整備した。また，市内精神科の診療所に，認知症高齢者の相談治療を依頼した。	地域の医師会と共催で，認知症高齢者への対応について，専門医を講師とした研修会を開催した。あわせて介護者·ボランティアの体験報告を行った。	相談できる専門医の確保と身近な診療所での対応が実現した。今後の対応に効果を発揮できる体制が確立した。当事者の体験報告は研修参加者が認知症を理解するうえで有効であった。
	②専門医との連携	連携回数		○	1年後			
	③専門医療機関の設置	入院設備のある施設を1か所	予算	△	2～3年後	関係機関との情報交換や相談・調整のレベルである。	市内に認知症の専門医療機関を設置できなかった。	医療機関の設置は長期計画で考えていく予定である。
6)関係者からの情報提供・システムづくり	①地域住民・民生委員との連携	連携回数		◎	半年後	地域に心配な人がいれば連絡できる窓口を常時設置する。	いつでも連絡を受けられるようにしたため，いろいろな相談が入った。	連絡後の対応が次の連絡にもつながるので，1つひとつの対応を大事にする必要がある。
	②認知症サポーターの活動の場の確保	活動回数		◎	半年後	認知症サポーターの活動の場を確保する。	認知症サポーターが相談窓口に実際に立ったり，情報整理に協力したりした。	学習した内容を実践できたり，地域の事態がわかったりしたことで，認知症サポーターのやる気が増した。認知症サポーター数を増やす必要がある。

※優先度は◎○△の順に高い。

高齢者が適切な治療やサービスが受けられるような対策としては，地域に認知症高齢者の専門医療機関を確保する。

2 目標「認知症高齢者の介護者の孤立化の予防」

■活動計画

認知症高齢者の介護は負担が大きく，介護者は介護にかかりきりになりがちで，近隣との関係が希薄化し孤立している状態が想像できる。介護者どうしが集う場を開設し，自宅にいてもその情報が届くようにする。

認知症高齢者の介護者の負担が軽減できるように，認知症対応型共同生活介護（グループホーム）やショートステイなどの施設や緊急避難的に認知症高齢者を預かる福祉サービス（レスパイトケア施設）を充実させる。

家族介護者は介護方法や周辺症状への対応に困惑する一方で，サービスの利用には抵抗感がある場合も多い。そのため，家族介護者が認知症高齢者のことを隠さずにオープンに語れるように，認知症サポーター・健康推進員・ボランティアなどを育成する。

住民への啓発活動としては，認知症高齢者に関する映画・演劇・講演などの開催や，認知症高齢者の家族会のメンバーから体験談を聞く機会などを企画する。

3 目標「関連機関の連携強化とサービスの充実」

■活動計画

高齢者問題懇談会および要介護高齢者対策推進会議の運営方法を改善し，開催回数も増加させることにより，関係機関間での情報の共有をはかり，問題を明確にし，問題解決に向けた共同計画の立案と施策化に結びつける。具体的な支援活動としては，地域の介護サービス担当者会議および，地域包括支援センターや保健所などで行われている困難事例の検討会の充実をはかり，十分な連携により支援していく。そのうえで，いままで連携をとっていなかった機関・NPOとの連携をはかり，地域のネットワークづくりをする。

あまり活用されていない状況にある徘徊時の探索サービスやSOSネットワークの活性化とともに，通所サービス・短期入所サービス・グループホームなどサービス内容の充実をはかる。

C 活動計画の見直し・点検と事業計画の策定

作成した活動実施計画案から，なにを優先して，誰が，いつ，どこで，どのように実施したらよいのか，優先順位をつけて事業計画を考える。具体的な事業計画を策定する前に，①目標が明確であるか，②評価しやすい指標型の目標が示されているか，③計画が具体的であるか，④基盤整備についての記述があるか，⑤評価の時期や方法についても明記されているかなどを見直し点検する。

事業計画では，予算がなくても明日からすぐ実行に移せることもある。時間のかかることや予算や人手の必要なことについては，さらに準備会や運営会議を開きながら考え，具体的な事業計画を策定していく。

d 公衆衛生看護活動の実践とその評価

地域アセスメント・計画・実施結果をもとに，A市の認知症高齢者への公衆衛生看護活動の評価を行っていく。

1 企画評価（事業計画に関する評価）

■地域アセスメントと目標設定の評価

・地域アセスメントにより地域の情報を，理論やモデルにそって把握し，幅広い分析を行っていた。得られた情報は，行政が作成している既存の事業実施報告書などの単年度の人数や件数の資料が多いが，それらを補足するために関係機関・関係者からヒアリングした情報と合わせることで，地域の状況を的確にとらえることができていた。今後は，関係者や当事者調査などにより，さらに地域の実態を詳細にとらえ，問題の所在を明確にし，計画立案に反映させていく必要がある。
・コミュニティ-アズ-パートナーモデルのコアと8つのサブシステムの状況にそって，A市の状況は詳しくまとめられている。地域の問題を明確化するために，状況の関係性を分析し，それによって問題を具体的に示すことができており，抽出された3つの健康課題の優先順位の検討は妥当であった。
・活動計画の目的の設定は妥当であったが，目標は理念型で表現されていることと，計画に事業の評価方法が明示されていないため，事業の推進と評価が困難であった。
・計画は地域づくりを推進するという目的を明確に示している。地域の人々や関係部署が参加して計画を検討するという展開により，認知症高齢者に対する支援事業の実施者として，関係者，地域の人々を位置づけることができていた。
・計画のなかに事業の評価方法が明示されておらず，対象者から結果にかかわる情報を把握できていない。

2 事業実施に関する評価

すべての活動内容や事業について述べるには誌面が足りず，目標「認知症高齢者の相談体制の充実・整備」の事業計画（142～143ページ，**表6-9**）の評価を記述する。

■ストラクチャー（構造）評価

・相談担当保健師を配置し，認知症専門医の予算を確保することで，相談事業の実施体制は強化され，相談を定期的に開催することを実現した。

・メール相談の体制を整えたことは，時期にあった効率のよい体制整備であった。

・地域包括支援センター連絡会は関係機関の参加者を増やすことで，連携活動につながった。

■プロセス(過程)評価

・広報に掲載したときよりも，高齢者向けのイベントや地域のイベントなどの際にPRしたほうが，利用者が増える傾向にあった。さまざまな機会を利用してPRすることが必要である。

・会議や関係機関へのはたらきかけに関して，他部署との調整などの役割分担を明確にしておくことが事業の成果を効率よく上げるために必要であった。

■アウトカム(結果)評価

・健康相談・精神保健福祉相談・電話相談・メール相談など多様な相談窓口の設置は，利用者を増やすなど，地域のニーズに対応した取り組みであった。しかし，メール相談の利用者は若い世代が中心であり，高齢介護者が相談しやすい方法を検討する必要がある。また，相談から継続支援となる事業が少ないことから，今後は，継続支援，重症化防止，予防活動にまでに結びつけることが課題である。

・認知症高齢者の治療については，医療機関の協力により専門医の受け入れ態勢を整えることができた。

・認知症サポーターの活動の場は増加してきた。

■アウトプット(事業実施量)評価

・相談窓口の対応として，高齢者からの件数は400件，精神保健福祉相談での認知症高齢者の相談は60件，メール相談256件に増加した。

・関係機関職員に対する認知症に関する研修は，複数回実施できた。

・住民や地区民生委員との連携の実績は，まだのびていない。認知症サポーターを増加させることが課題である。

3 次年度の計画に反映させる事項

①相談事例に対する支援体制づくり
②地域包括支援センターとの連携強化
③認知症への早期対応システムの検討
④認知症サポーターやボランティア養成数の増加

D ［演習②］子育て支援についての地域アセスメント・計画立案・評価

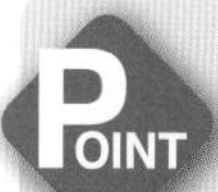

- 地域の母子保健活動を題材に保健師の地域アセスメントの実際を学ぶ。
- 具体的な演習により保健活動の計画立案と評価の進め方を学ぶ。

本節では地域アセスメントの誌上演習として１～６の課題を設け，その解答例と解説を示す。保健師の立場から課題について考えをまとめ，解答例と解説を読み進めてほしい。

事例

Ａ市（人口約 17 万 8000 人）は，気候が温暖で，平地と丘陵地帯と海岸部からなる都市近郊の町である。市の保健センターには保健師が 20 人配属され，母子保健事業担当は 10 人である。「健やか親子 21（第２次）」の取り組みとして，子育て世代包括支援センター✚を保健センター内に開設し，保健師と助産師が１人ずつ配置されている。近年は「切れ目のない妊産婦・乳幼児への保健指導」や，「子どもの健やかな成長を見まもりはぐくむ地域づくり」などの整備をする必要性が高まってきていた。

母子保健事業担当保健師は，１歳６か月児健康診査フォロー教室終了後に療育センターにつないだケースの情報をなかなか把握できずにいた。また，保育所や幼稚園に在籍している健康診査などの要フォロー児へのかかわりが十分できていなかった。さらに，訪問看護ステーションや特別支援学校とは事例を通して必要時に連絡をとる程度の連携であり，療育ネットワークのシステムが不十分なことを感じていた。そこで，母子保健事業を見直し，いまの時代の地域のニーズにあった子育て支援活動を展開するための改善点や方向性を検討することにした。

保健師は，コミュニティ-アズ-パートナーモデルにそって，既存の資料から地域の実情を把握した（図 6-11）。疫学的な統計情報や実態調査の結果を確認し，子育て支援にかかわる機関や関係者からの聞きとりを行い，Ａ市における母子保健事業の流れと関係機関（図 6-12），母子保健事業・サービス・子育てに関する情報（図 6-13）を収集した。

✚ プラス・ワン

子育て世代包括支援センター

母子保健法第 22 条が改正され，2017（平成 29）年４月から子育て世代包括支援センター（法律上の名称は「母子健康包括支援センター」）を市町村に設置することが努力義務とされた。保健師や助産師などの専門スタッフが妊娠・出産・子育てに関するさまざまな相談に対応し，必要に応じて支援プランの策定や地域の関係機関との連絡・調整といった妊娠期から子育て期にわたる切れ目のない支援を行っている。

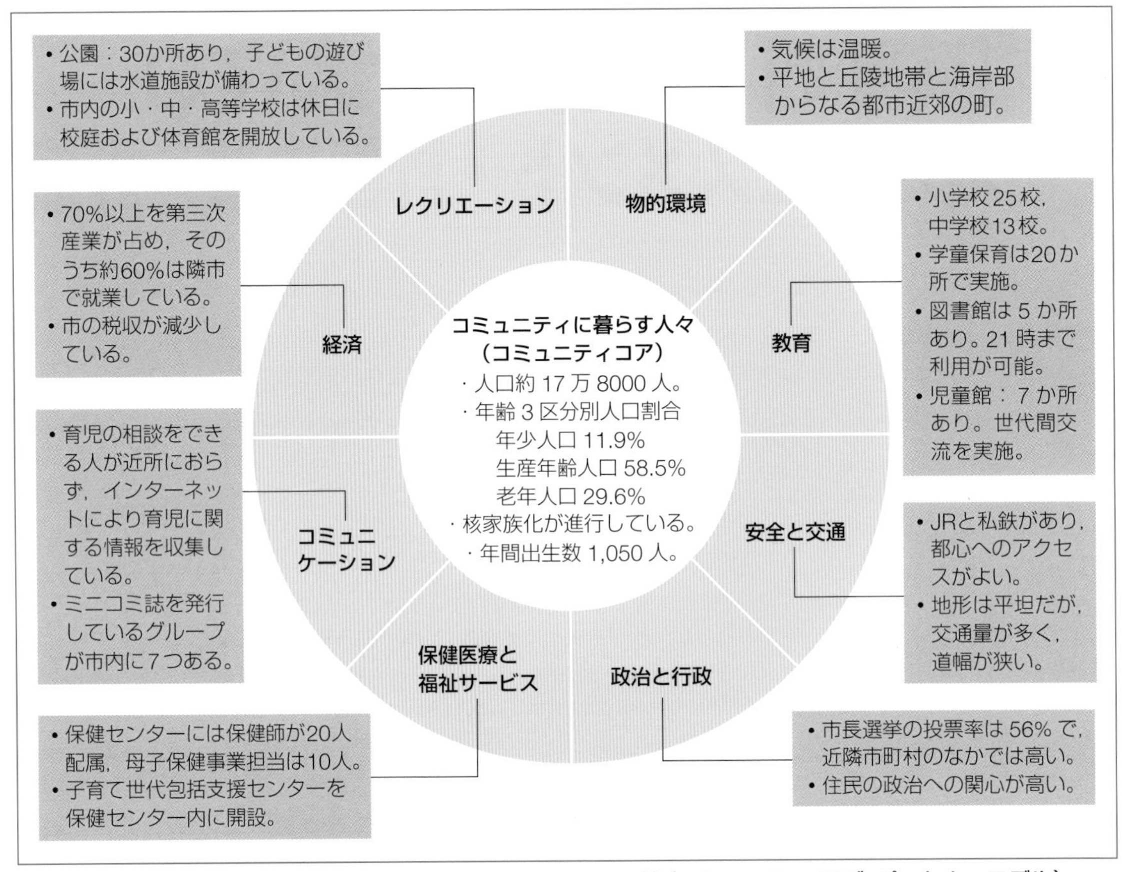

図 6-11 A市の子育て関連状況のコミュニティアセスメントの輪(コミュニティ-アズ-パートナーモデル)

演習1 子育て支援活動の状況から問題点を整理しよう

A市の子育てに関する情報(図6-11～6-13)から問題点を整理しよう。

a 解答例

・新生児訪問・産婦訪問指導において，全出生児を訪問できていない。
・乳幼児健康診査の受診率は高いが，未受診児の把握が不十分である。
・1歳6か月児健康診査フォロー教室の参加者が多く，十分に支援ができていない。
・要フォロー児に対する保育所などへの巡回相談では，子どもの成長・発達に伴う課題に応じきれていない。
・両親教室終了後の自主グループの活動が活発ではない。
・地域子育て支援拠点✚で気になる子どもなどの相談が，赤ちゃん会などの市の事業につながっていない。
・児童相談所とA市役所との会議は事例報告中心で，対象者の支援方針の決定や役割の明確化のための話し合いが十分できていない。

✚ プラス・ワン

地域子育て支援拠点

地域子育て支援拠点は，児童福祉法に基づき市町村が実施しており，公共施設や公民館などで，子育て家庭の親とその子ども(以下「子育て親子」という)が集う場のこと。身近な地域の拠点として，子育て親子を支援する中核的機能を担うことが期待されている。2014(平成26)年に厚生労働省が定めた「地域子育て支援拠点事業実施要領」では，「一般型」「連携型」の事業類型が設けられ，次の基本事業を実施する。①子育て親子の交流の場の提供と交流の促進，②子育てなどに関する相談，援助の実施，③地域の子育て関連情報の提供，④子育ておよび子育て支援に関する講習などの実施。

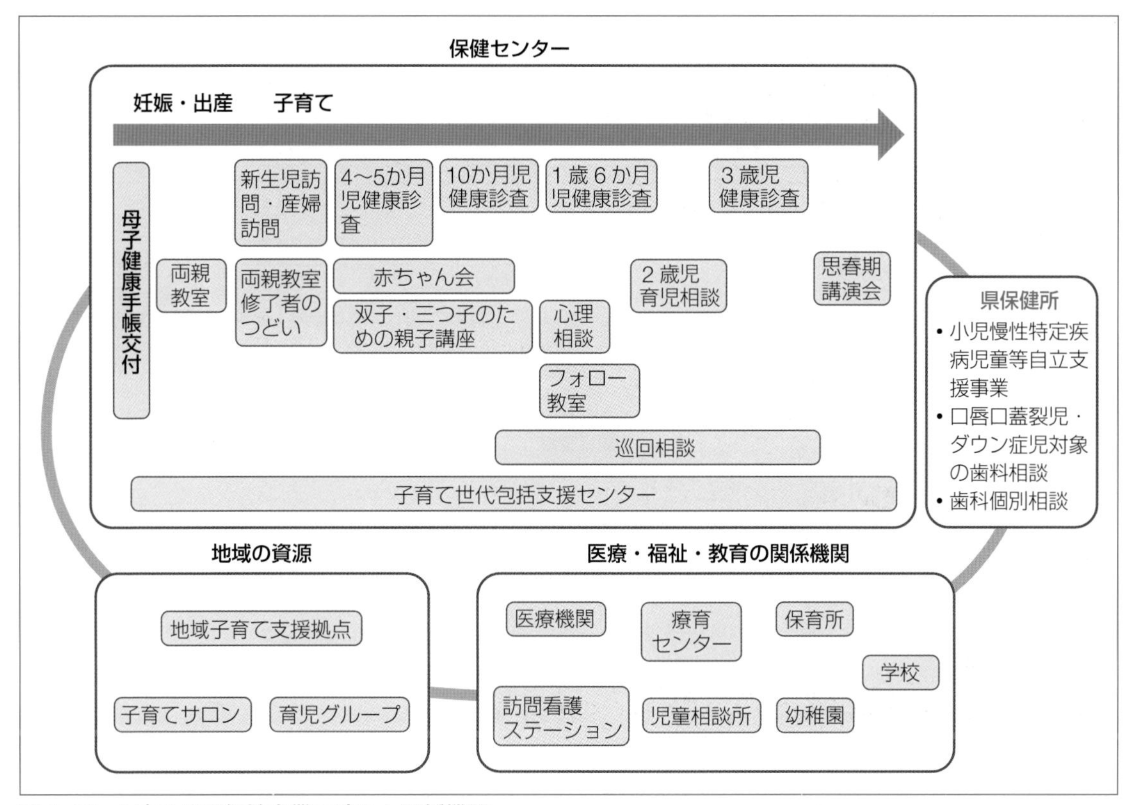

図 6-12　A 市の母子保健事業の流れと関係機関

b 解説

新生児期の家庭訪問は，育児に不慣れで，産後うつ状態に陥るリスクも高い母親の大きな支えとなる。全対象者を訪問すること（全数訪問）ができていないことは子育て支援活動の問題である。もれのないように全数訪問を実現し，早期に母子保健事業との接点をつくる必要がある。

乳幼児健康診査の受診率は高いが，未受診児がおり，そのなかに問題が隠れている可能性がある。近年の被虐待児童の増加から考えて，未受診者への支援に重点をおく必要がある。健診の要フォロー児への対応も不十分であることから，きめ細かく継続的に支援していく。とくに乳児期から幼児期に移行する 1 歳 6 か月児健康診査の時期は，心理発達や生活習慣の確立など新しい子育ての課題に直面することがあるため，十分な支援が必要となる。現状はフォロー教室の参加者が多く，参加者へのフォローが十分行えていない。地域の子育て支援活動にかかわる関係機関と連携がとれていないことも問題である。

母子保健に関する統計（市勢要覧：20××年）

- 年少人口割合の地域格差が大きい。
- 核家族化が進行している。ひとり親家庭は世帯全体の5%。
- 年間出生数は1,050人，合計特殊出生率1.18（全国・県と比較しても低い）。
- 低出生体重児は98人（9.3%）。
- 養育医療申請者は28件。ダウン症児は市内に5人。

市役所・保健センターで実施した母子保健事業・サービス

妊娠届出・母子健康手帳交付：1,103件実施。
新生児訪問・産婦訪問指導：980件実施。
こんにちは赤ちゃん訪問事業：主任児童委員と母子保健推進員に実施を依頼。882件実施。

両親教室
- 3日間コース，年12回実施。参加者はのべ453人（うち男性参加36.9%）。先輩ママパパの話，妊娠中の過ごし方，赤ちゃんの沐浴，お父さんの妊婦体験，妊娠中の喫煙などをテーマにした教室を保健師・助産師を中心に実施。出産後は**両親教室修了者の集い**を開催して自主グループへとつなげているが，参加者が減少し活動が活発ではない。

乳幼児健康診査
- ①4～5か月児健康診査：月2回，受診率96.8%, ②10か月児健康診査（医療機関委託）：受診率91.1%, ③1歳6か月児健康診査：月2回，受診率96.3%, ④3歳児健康診査：月2回，受診率94.1%。
- 未受診者に対しては，ハガキや電話により，受診勧奨をしている。連絡がとれない場合は，地区担当保健師が家庭訪問をしているが，全数把握にはいたっていない。

1歳6か月児健康診査フォロー教室
- 発達面の要フォロー児が2か月の間に4日間参加する教室である。児の経験の拡大や保護者の児への接し方の習得をねらいとしている。毎月新規の対象児を受け入れている。
- 1回の教室に10～12組が参加し，年間参加者はのべ523組。教室終了後は，心理相談，保育所などへの巡回相談，家庭訪問などでフォローしている。参加者が多くフォローしきれないことが課題。

赤ちゃん会
- 各行政センターで毎月実施している。0歳児とその保護者の交流の場になっている。
- 参加者は会場により4～10組と地域差がある。年間の参加者は，のべ540組である。

巡回相談
- 市内の保育所・幼稚園10か所を対象に年2回，臨床心理士と保健師が巡回相談を実施している。内容は乳幼児健康診査やフォロー教室を終了した児の様子の確認，保育士の相談である。
- 児の成長・発達に伴う課題に応じきれていない。

双子・三つ子のための親子講座
- 年3回実施。年間の参加者は，のべ24組。

思春期講演会（いのちの教室）
- 6校で開催している。年間の参加者は，381人。

関係機関

保健所
- 小児慢性特定疾病児童等自立支援事業について申請時の面接と，講演会（年1回開催）を実施している。
- 口唇口蓋裂児・ダウン症児などを対象とした歯科個別相談を年10回実施。年間の参加者は，のべ63人。

児童相談所
- A市を管轄する児童相談所に報告された被虐待児の総数は154件で，そのうちA市の事例は48件であった。転出入者や乳幼児健康診査未受診者のなかに虐待および虐待の疑いの事例がみられた。
- 児童相談所とA市役所との連絡会は年4回，処遇困難事例検討会は年10回，要保護児童対策地域協議会は年2回実施。事例報告に時間がかかり，対応方針や役割の明確化の検討時間が限られていることが課題である。

療育センター
- 発達支援として言語聴覚指導，リハビリテーション指導，心理指導を実施している。
- 年間指導件数は言語聴覚指導1,042件，リハビリテーション指導805件，心理指導21件である。発達支援システムネットワーク推進会議を年2回実施し35事例を検討した。

訪問看護ステーション
- 利用者の重症心身障害児について，病院と連絡をとっている。
- 「利用できる地域の施設などについての情報がほしい」という要望が利用者から出されている。

保育所・幼稚園
- 生活リズムが乱れている子どもや落ち着きのない子どもが増えている。集団の遊びのなかで発達が気になる子どももいる。
- 「保育士に向けた子どもの発達の見方に関する研修をしてほしい」「障害のある子どもを受け入れているが，定期的に子どもの対応について相談に乗ってほしい」という要望が園長から出されている。

子育て世代包括支援センター
- 保健センター内に設置されている。
- 助産師と保健師が切れ目のない支援として，面接・相談を随時受けている。

地域の社会資源・子育て環境

- 学童保育：20か所で実施。
- 図書館：5か所あり。21時まで利用が可能。絵本の読み聞かせを54回実施。
- 児童館：市内に7か所あり。小・中学生との世代間交流を実施。
- 学校開放：少子化の影響により公立小学校で空き教室が目だつようになり，市内小学校・中学校・高等学校は休日に校庭・体育館を開放。
- 公園：30か所あり。子どもの遊ぶ遊具や，砂場・水道設備が備わっている。
- 体育館：市内1か所あり。夜間も開放している。
- 生涯学習センター（公民館）：サークル活動が活発で，子育てに関する講座を年10回実施。

図6-13　A市の母子保健事業・サービスおよび子育て支援に関する情報

保健師が感じていること，保健師活動から把握した地域の母親たちの声

〈保健師が感じていること〉
- 新生児訪問などから産後うつの母親が増えていることを感じる。
- 低出生体重児や養育医療申請者は医療につながっているので，おもな対応は病院にまかせていることがある。保健センターと病院で必要時連絡をとり合っているが，現状以上の連携が必要である。
- 外国籍の保護者のなかには，乳幼児健康診査未受診の人もいる。
- 育児について相談できる人が近所におらず，インターネットを通して育児に関する情報を収集している。
- 10 代の母親の自主グループが数年前にできたが，数回開催したあとは活動が継続されていない。
- ダウン症児の母親が市内で交流する場がない。
- 未婚のシングルマザーが増えており，生活背景が多様である。

〈母親たちの声〉
「地域の育児グループに参加しようと思っても，子どもがトラブルをおこすので参加できない」
「生涯を通して相談できるような支援体制がほしい」
「障害があっても，できるだけ地域の子どもたちと一緒に過ごせるようにしてほしい」
「特別支援学校を卒業したあとに，地域で参加できる場が限られている。参加できる人も少ない」

子育て支援に関する実態調査の結果

〈サポート体制について〉
「安心して子どもを遊ばせる場がない」39.2%
「気軽に相談できる人がいる，緊急時や用事のある時に祖父母などにみてもらえる」45.0%
「緊急時や用事のある時に友人にみてもらえる」18.3%
「公共施設や公共機関に子どもを連れていくことについて，施設・機関の理解がない」14.5%

〈希望するサービスについて〉
「子どもを遊ばせる場や機会がほしい」68.4%
「親自身が友だちをつくれる機会がほしい」21.8%
「子育てに関する情報がほしい」37.9%
「子育て中の親どうしの仲間づくりの場がほしい」35.2%
「子どもの病気や障害についての相談の場がほしい」23.8%

〈子育て世代包括支援センターについて〉
「子育て世代包括支援センターを知っている」17.8%
「子育て世代包括支援センターを利用したことがある」2.1%
（次世代育成支援に関するニーズ調査：子育て世代包括支援センター 20×× 年）

地域の子育て支援

子育てサロン
- 各行政センターで年 11 回実施。出生数の少ない地区では子育てサロンを開催しても人が集まらない状況である。
- 利用者の声：「ママ友がほしい。育児グループに入りたいが，どのような雰囲気なのかわからないので参加することを迷っている」「ほかのお母さんと話しがしたいが，走りまわる子のあとを追いかけているだけで精いっぱい」

民生委員・児童委員・主任児童委員
- 「近所で大きな声で叱っている家があるが，どのように接していいかわからない」「最近母親が亡くなり，父子家庭になった家があり，気になっている」

地域子育て支援拠点
- 市内に 2 か所あり。市から委託を受けた社会福祉法人が運営している。気軽に遊べるフリースペースがある，子育てアドバイザーが常駐し育児情報が得られ，子育てについての不安や悩みも相談できる。
- ふれあいデーを年 3 回（のべ参加者 120 組）開催し，育児相談は月 2 回（のべ 186 件）実施。
- 利用者の声：「母親どうしは話し合う機会が少なくセンターに来ても個々に遊んでいて職員が声をかけないと仲間づくりができない」「遊び方を知らない母親が多いことが気になる」「『2 歳になった上の子が，会場で走りまわったり他の子を叩いたりするので，行けない』と，第 2 子が生まれてから来なくなった親子がいる」

育児グループ
- 市内に 20 グループがあり，それぞれ独自に活動をしている。
- 利用者の声：「参加者を増やしたいが，急に声をかけてもとまどうかもしれない」「地域の人と交流を深めたいが，誰に言えばいいかわからない」

演習2 子育て支援に対する地域のニーズを整理しよう

A 市の子育て支援に関する情報から地域のニーズを整理しよう。

a 解答例

地域のニーズは，図 6-11 ～ 6-13 の情報から次のように整理できる。

・低出生体重児や養育医療申請者は，成長・発達上のリスクを最小にするために，継続的なかかわりが求められる。
・産後うつの母親の増加がみられ，対応が求められる。
・ひとり親家庭の，個別のニーズを把握する必要がある。
・外国籍の養育者のなかに健康診査の未受診者がいる。受診機会を逃さないように受診勧奨をしていく必要がある。
・地域をあげて児童虐待予防対策を進めていくことが求められる。
・母親たちは気軽に育児相談ができる機会や場所を求めている。
・子育て支援アドバイザーや保育所・幼稚園はそれぞれ気になる子どもに対応している。効果的な支援をするために関係者が情報を共有する必要がある。
・子育て支援拠点で母親どうしが話し合えず，仲間づくりができない親への支援が求められる。
・子育て世代包括支援センターのことが住民に知られていないので周知する必要がある。
・保育所の保育士は，子どもの発達についての研修を希望している。

b 解説

地域の情報から，健診の要フォロー児，低出生体重児や病児などハイリスク児へのきめ細かい継続的な支援が必要である。また，産後うつの母親が増加しており，母親の精神的健康への支援の必要性が高いことも推測される。これらの養育者を孤立させず，育児不安をできるだけ軽減することで，地域で安心して子育てできるように，子どもの健やかな成長と発達を継続して支援する必要性がある。

社会的弱者である外国籍の親やひとり親家庭は，母子保健サービスにつながっていない可能性があるため，妊娠中からの支援や健診未受診者対策を十分に行う。一方，母親たちは仲間づくりをむずかしく感じ，相談相手や相談の場を求めている。子育て支援の情報の PR も必要である。

保育所の巡回相談では，発達の遅れの心配な子どもについての相談や研修が保育士から保健師に求められている。研修で知識を獲得することで，要フォロー児に対する保育の質を高めていく必要がある。

演習3 切れ目のない子育て支援活動を実現するための課題を検討しよう

演習1・2で整理した問題点と地域のニーズから，A市において切れ目のない子育て支援活動を実現するための課題について検討しよう。

a 解答例

1. 妊娠から出産後の一貫した支援体制を整えるための，乳幼児健康診査におけるフォローアップ体制の強化。
2. 育児相談の場や活用できる地域資源・サービスの周知。
3. 地域の子育て支援の場や育児グループの増加。
4. 子育ての関係機関との情報交換や研修の増加，子育て支援ネットワークの構築。

b 解説

A市は各乳幼児健康診査の受診率が県・全国を上まわり養育者の意識が高いが，少数ながら健診未受診者がいる。潜在しているハイリスク母子と考えられる，健診未受診者を把握することは重要である。加えて健診と健診の間の期間でも手厚くフォローする支援を検討し，母子保健事業間の切れ目のないフォローアップ体制を整えることが必要である。とくに子どもの成長・発達上の課題に加え，社会生活上の課題が増える1歳6か月児健康診査から3歳児健康診査までの間の支援や，健診後のフォロー教室へのつながりについて検討していく。このように妊娠から出産，子育てまで一貫した支援体制の整備は大きな課題である。

母親が育児相談できる機会を整備することも必要である。保健分野以外の福祉や地域の行政機関が実施している子育て支援や育児グループの活動など，地域における子育て支援活動も活性化させて増やしていく。こうした子育て支援活動の情報を取りまとめ，利用を促すようにあらゆる機会を利用して広報していくことも重要な課題である。

保育所の保育士や幼稚園の幼稚園教諭は発達についての専門的知識を得る機会が不足し，保育への不安をもっており，保健師が研修の機会を提供する必要がある。また，要援護児童・要フォロー児・被虐待児などを支援する関係機関間での情報交換や事例検討の場を増やし，子育て支援関係者のネットワークを構築していくことも課題である。

演習4 子育て支援活動の次年度の目標を考えてみよう

演習1～3をふまえて次年度の目標を考えてみよう。

a 解答例

次年度の目標を「子どもの健全な育成とともに養育者が安心して子育てに取り組めるように，健診や子育て関連の教室などの事業を充実させ，関係機関との協働による切れ目のない，地域における子育て支援体制を整える」とする。

b 解説

保健師は子どもの成長・発達を保護者とともに見まもりながら，安心して子育てできる環境を整えていく必要がある。切れ目のない子育て支援活動について，子どもと養育者への一連の支援のつながりや保健センターと地域の子育て支援機関・子育て支援者とのつながり，そして地域で子育てしている母親どうしのつながりなどを総合的・包括的に構築していくことで地域づくりを目ざしていく。

演習5 課題に優先順位をつけて，各課題の目標と事業計画を立案しよう

演習3で選定した課題に優先順位をつけて，目標と事業計画を立案しよう。

a 解答例

演習3で選定した課題について優先順位をつけて目標を立て，それぞれの事業計画の項目を整理した（表6-10）。

b 解説

課題について取り組む優先順位は，住民のニーズの①緊急性・重要性，②実現性・効率性，③具体性，④測定可能性，⑤協働性などの視点から検討する（124ページ参照）。

演習3で導き出された4つの課題の優先順位を検討した。問題の緊急性・重要性から要フォロー児などのハイリスク，うつなどの母親への支援が最も優先されると判断し，優先順位の1番目として妊娠から出産後の一貫した支援体制を整え，乳幼児健康診査におけるフォローアップ体制の強化をはかることをあげた。2番目には多くの対象が求めている課題として，子育てに対する不安をサポートするための子育て相談の環境を整えることをあげた。3番目には，関係機関間の切れ目をなくし，現状で縦割りとなっている事業や活動をネットワーク化するために関係機関との連携強化をあげた。4番目には長期的な取り組みにより地域づくりに発展させていくことをねらって地域の子育て支援活動の連結と活性化をしていくことをあげた。

表 6-10　選定した各課題の優先順位・目標・事業計画

課題(優先順位)と目標	事業計画の項目
課題 1(優先順位 1) 目標①：「妊娠から出産後の一貫した支援体制を整える」	①ハイリスク妊婦(ひとり親・外国籍を含む)のフォロー，出生児の全数把握の徹底。 ②乳幼児健康診査時における問診票・カルテの見直し，フォロー教室参加者選定などの見直し。
目標②：「健康診査のフォローアップ体制を強化する」	①乳幼児健康診査未受診者への受診勧奨(全数把握)の徹底。 ②１歳６か月児健康診査フォロー教室の見直しとフォローアップ体制の整備。 ③母子健康手帳交付時から就学時までのカルテなどの情報の一元管理の整備。
課題 2 目標①：「子育てに関する総合相談を実施する」	子育て世代地域包括支援センターとの協働による総合相談の実施。
目標②：「地域で活用できる地域資源・サービスを周知する」	子育て支援に関する広報の充実。
課題 3(優先順位 3) 目標：「子育てに関係する機関との情報交換や研修の機会を増やす」	①保育所の保育士などへの研修の開催。 ②子育て支援を充実させるための関係機関との情報交換。 ③要援護児の早期発見と支援につなげるためのネットワークシステムの構築。
課題 4(優先順位 4) 目標：「地域のなかで誰もが参加しやすい子育て支援の場や育児グループを増やす」	①育児グループのリーダーによる情報交換会や参加者の交流会の開催。 ②子育てサロン，子育て支援拠点事業の効果的な利用の促進。 ③地域づくりとしての子育てネットワークの構築。

事業計画の企画にあたっては，目標の設定，具体的な事業計画と評価指標や目標値，必要な予算・時間・人，評価時期を設定することが求められる(6章Bおよび7章を参照)。以下にそれぞれの課題(優先順位)とその事業計画について述べる。

1 課題 1(優先順位 1)

課題1については，目標①「妊娠から出産後の一貫した支援体制を整える」と目標②「健康診査のフォローアップ体制を強化する」を設けた。

目標①の事業計画は，直接的な支援としてハイリスク妊婦のフォローと早期に母子保健事業へつなぐための出生児の全数把握の徹底を掲げる。支援体制の基盤整備として，乳幼児健康診査時における問診票・カルテの見直し，フォロー教室参加者選定などの見直しをする。

目標②「健康診査のフォローアップ体制を強化する」のための事業計画として，健診未受診児のなかに問題をかかえている親子や，サービスの情報が届いていない外国人や転入者がいる可能性があることから，未受診者の受診勧奨の徹底をはかる。また，対象児をフォローしきれないという課題があげられていた1歳6か月児健康診査フォロー教室の見直しとフォローアップ体制の整備をあげる。母子健康手帳交付時から就学時までの情報をカルテで一元管理し，低出生児などのハイリスク児や，新生児訪問，健康診査の受診・フォロー状況などを把握できるようにする。

2 課題2(優先順位2)

課題2については目標①「子育てに関する総合相談を実施する」と目標②「地域で活用できる地域資源・サービスを周知する」を設けた。目標①のための事業計画として，子育て世代包括支援センターと協働して妊娠・出産・子育てに関する総合的な相談を実施する。その方法は保健センターが従来実施してきた対面型の育児相談や電話相談に加え，ICTを活用したWeb相談（ビデオ電話，SNS，メール）により利便性を高める。

目標②の事業計画として，総合相談についてホームページ（HP）に掲載し，あわせて保健事業の場でPRし周知をはかる。地域の子育てサロンや育児グループなどA市の地域資源・サービスについての子育て支援マップ（冊子）を作成し，母子保健手帳交付時や，乳幼児健康診査・両親教室・離乳食教室など各種母子保健事業のときに配布したり，関係機関に置いたりして，地域の子育て資源の活用を促進する。

3 課題3(優先順位3)

課題3は目標を「子育てに関係する機関との情報交換や研修の機会を増やす」とする。その事業計画には次の事項を記す。

関係機関に対する研修は，保育士・幼稚園教諭を対象として年2回実施し，保育所の巡回相談時の状況や日ごろ発達などが気になる子どもへの対応など支援困難事例をテーマにした内容とする。

関係機関との情報交換では地域の子育て支援関係者との連絡会を年4回開催し，公的機関と地域の関係組織の担当者として，子育て世代包括支援センターや市保健センターの保健師・助産師，子育てサロンの主任児童相談員，地域の子育て支援拠点の子育てアドバイザーなどが参加する。この連絡会により，日常の活動で把握している母子の事例や活動の悩みなどの情報を共有し，事例検討により地域の担当者の力量形成をはかる。

要援護児などへの支援のネットワーク構築のために，子ども病院，療育センター，訪問看護ステーションとの連絡会を新設して年1回開催し，担当事例の地域資源の活用状況についての情報を共有する。子ども病院退院調整課の退院支援担当者とは連絡会を年2回実施する。

以上の情報共有や研修により明らかになった新たな課題について分析し，支援計画を共有する会議を設け，地域の関係職種どうしの情報交換を有効に活用できるネットワークシステムの構築をはかる。

4 課題4(優先順位4)

課題4は目標を「地域のなかで誰もが参加しやすい子育て支援の場や育児グループを増やす」とする。課題4の事業計画として次の事項を記す。各グループのリーダーの情報交換会を年2回実施し，ほかのグループとの交流や情報交換を行い，共通した悩みや課題を見いだし，新たな活動の手がかりとグループ間のつながりの必要性をつかむ機会とする。育児グループや子育てサロンなどの全体交流会を実施し，活動内容や情報の共有を行う。グループリーダー会や全体交流会をきっかけに，長期的には地域の子育てネットワークへの発展+につなげていく。地域の子育て支援活動が活性化し，その活動を地域に周知させることで，参加をためらう養育者が自分にあったグループに出会う機会をつくる。

演習6 子育て支援活動の評価を考えてみよう

演習5で立案した事業計画の評価を考えてみよう。

a 解答例

演習5で整理した各課題に対する目標とその事業計画について，実施した内容・結果とその評価などについては**表6-11**にまとめた。

事業の評価時期は1年後とし，ストラクチャー評価，プロセス評価，アウトカム評価，アウトプット評価を行った。その結果，子育て支援に関連する事業が具体的かつ総合的に計画・実施できたことから，地域アセスメントや目標設定は妥当であると判断した。また，次年度の計画に反映させる事項も明らかになった。

b 解説

1 ストラクチャー（構造)評価

・乳幼児健康診査の問診票やカルテの見直し，フォロー対象児の選定基準の検討により，事業にかかわる保健師が一定の基準で子どもの成長・発達を評価できるようになり，精度の向上につながった。（課題1の目標①の事業計画②）

・オンラインの育児相談を週1回新設したところ，前年より相談件数が増えた。電話・メール以外に相談の手段の選択肢が増え，保護者がアクセスしやすくなり，子育て世代包括支援センターへの継続相談や，赤ちゃん会の参加につながった。(課題2の目標①の事業計画①)

・A市の子育て支援マップを作成し冊子とHPに掲載した。冊子は母子健康手帳交付時や，両親教室，乳幼児健康診査，赤ちゃん教室，子育て世代包括支援センター，子育てサロンで配布してもらい，HPへの掲載もPRした。子育てアドバイザーや主任児童委員に次回の冊子づくりの実行委員になってもらうことが決定した。（課題2の目標②の事業計画）

・療育センター・訪問看護ステーションとの連絡会や地域の子育て支

+ プラス・ワン

地域の子育てネットワークへの発展

地域の子育てネットワークは短期間で発展するものではなく，長期的・意図的な活動が必要である。この事例で初年度は，まず育児グループの活動の実態と課題を把握するために情報を収集した。その結果をふまえ，育児グループ・子育てサロン・子育て支援拠点などの活動の情報共有と活性化，利用の促進をはかった。

また育児グループ間の主体的な連携（ネットワーク化）を意図してグループリーダー会・全体交流会を開催した。全体交流会は民生委員・児童委員・主任児童委員が主体となって開催し，地域の子育て支援者との関係を強化した。

次年度以降は，リーダー会・全体交流会を継続し各グループ活動の活性化とネットワーク化をはかり，行政や子育て支援活動の関係機関，住民とも連携し，子育ての問題解決のための取り組みと地域づくり活動へとつなげていく。

表 6-11　具体的な事業計画・実施状況・評価

	目標	具体的な事業計画	評価指標や目標値	予算・時間・人	評価時期	今年度の実施状況	実施結果	評価
課題 1（優先順位 1）	①妊娠から出産後の一貫した支援体制を整える	①ハイリスク妊婦（ひとり親・外国籍を含む）のフォロー，出生児の全数把握の徹底	把握したハイリスク妊婦を 100%，子育て世代包括支援センターへつなぐ。 出生児・転入児の全数（100%）の状況を把握する。		1 年後	関係機関との連携により，ハイリスク妊婦を早期に把握する。出生児・転入児の情報を，電話や家庭訪問で把握する。	出生児・転入児の全数（100%）の状況把握した。 把握したハイリスク妊婦の 75%は，子育て世代包括支援センターにつなぎ，連絡がとれた。	出生児・転入児は，100%把握できた。 把握したハイリスク妊婦の 25%は，子育て世代包括支援センターからの連絡に応じないため，地区担当保健師が関係機関と連携して引きつづき状況把握に努める。
		②乳幼児健康診査時における問診票・カルテの見直し（診察，個別相談），フォロー教室参加者選定などの見直し	乳幼児健康診査の問診票・カルテの見直し（受診状況），フォロー対象児の選定基準の整備。	予算	半年後	従来，健康診査で使用していた問診票やカルテの内容と書式の見直し。対象児のフォローの契機と転帰について分析をする。	問診票とカルテの試案を作成し，半年間使用後，さらに修正をした。1 年間かけて，問診項目，フォロー対象児の選定基準を整備した。	問診票やカルテの見直し，フォローの選定基準の整備により，保健師が一定の基準で子の成長・発達を評価できるようになり，精度の向上につながった。
	②健康診査のフォローアップ体制を強化する	①乳幼児健康診査未受診者への受診勧奨（全数把握）の徹底	未受診率 5%未満を目ざす。 未受診者の全数（100%）から未受診理由を把握する。		1 年後	とくに転入者，外国籍の保護者，健診などのフォロー対象児への家庭訪問をする。	未受診者への受診勧奨を 1 か月ごとに確認し，転入者，外国籍の保護者，フォロー対象児への家庭訪問を徹底した。	各健診から確実に対象児をフォローできるようになった。とくに，1 歳 6 か月児健康診査から 3 歳児健康診査への継続フォロー体制が明確になった。
		② 1 歳 6 か月児健康診査フォロー教室の見直しとフォローアップ体制の整備	開催日数の増加：4 日間コース年 3 回⇒6 日間コース年 6 回 療育センター職員や市保育士の参加：2 名×6 回	予算 人員配置	コース終了時	フォロー教室は，6 日間コース年 6 回実施した。全日ではないものの，6 回の教室すべてに療育センター職員 1 名と市保育士 1 名が交替でフォロー教室に参加した。心理相談員と母親の面接場面を設定した。	6 日間コースを年 6 回実施した。毎回療育センター職員，市保育士がフォロー教室に参加した。	1 回ごとの参加者を少なくし，また，期間をのばしたことにより，教室での子どもの変化をより的確に把握できるようになった。
			相談件数，訪問件数，巡回相談の回数を，年 2 回⇒年 6 回に増やす。		1 年後	1 歳 6 か月児健康診査でフォローが必要となった子どもが 2 歳児育児相談に来所しなかった場合は，保健師が電話連絡または家庭訪問をする。	保健師からの電話連絡を受けて，2 歳児育児相談に来所する保護者が増加した。また，「下の子が生まれた」などで来所できない場合は，新生児訪問担当と連携してフォローを行った。	2 歳児育児相談に来所する人数が増加し，フォローが必要とされた子どもの把握ができるようになった。2 歳児育児相談が受けられる期間の延長を検討することや，継続的に育児相談が受けられる場を周知させることが必要である。
						巡回相談を年 6 回実施。	巡回相談の際に，長期的な支援計画について検討した。	巡回相談では，対象となる子どもの経過が共有でき，支援の方向性が明確になった。

表 6-11　具体的な事業計画・実施状況・評価(つづき)

	目標	具体的な事業計画	評価指標や目標値	予算・時間・人	評価時期	今年度の実施状況	実施結果	評価
		③母子健康手帳交付時から就学時までのカルテなどの情報の一元管理の整備	母子保健手帳交付時から就学時までの届出やカルテの見直し。	予算	1 年後	乳幼児健康診査・1 歳 6 か月児健康診査・3 歳児健康診査時のカルテを一元管理できるよう書式を整える。	乳幼児健康診査・1 歳 6 か月児健康診査・3 歳児健康診査時の問診項目，診察内容，個別相談内容の見直しを実施し，フォロー対象児を把握できるように書式を整えた。 低出生体重児を含むすべての出生児の状況把握ができた。	書式が整い，健康診査からのフォローまでの流れとその結果を個別カルテで追跡することが可能となった。母子健康手帳交付時の面接や新生児訪問の状況，2 歳児育児相談の項目を追加し，子育て世代包括支援センターでの相談内容も一貫して追跡できるよう引きつづき個別カルテの検討を行う必要がある。
課題 2（優先順位 2）	①子育てに関する総合相談を実施する	子育て世代地域包括支援センターとの協働による総合相談の実施	オンライン育児相談の新設，相談件数の増加(昨年度比)。	予算 人員配置	毎月	総合相談は，電話，メール，対面，オンラインで行い，保健師と助産師が担当する。	オンラインの育児相談を新設し週 1 回実施したところ，前年より相談件数が増えた。電話，メールのほか，選択肢が増えて，保護者がアクセスしやすくなった。	子育て世代包括支援センターへの継続相談や，赤ちゃん会の参加につながった。週 1 回のオンライン相談を，毎日開設することを検討する必要がある。
	②地域で活用できる地域資源・サービスを周知する	子育て支援に関する広報の充実	広報や子育て情報誌への掲載回数・アクセス回数の増加(昨年度比)。		1 年後	各母子保健事業において総合相談を紹介する。子育て相談を行っている場所や機会のお知らせ手段の増加。広報，口コミ，掲示など PR の工夫。	広報担当部署と相談し，市の HP に総合相談のページを作成した。	HP からのアクセス回数が増え，総合相談件数が増えた。
			配布数 3,000 部。	予算	1 年後	地域の子育て支援センター，子育てサロン，育児グループの場所や内容をマップにして配布する(冊子と HP に掲載)。	地域子育てマップを HP に掲載し，冊子を配布した。	母子健康手帳交付時，両親教室，乳幼児健康診査，赤ちゃん教室などで冊子を配布し HP 掲載についても PR した。冊子は子育て括支援センターや子育てサロンでの配布してもらった。要望があり，追加で 500 部を印刷した。子育てアドバイザーや主任児童委員には，次回の冊子づくりの実行委員になってもらうことが決定した。
課題 3（優先順位 3）	子育てに関係する機関との情報交換や研修の機会を増やす	①保育所の保育士などへの研修の開催	研修会実施回数：年 2 回。参加者数：保育士や幼稚園教諭の 50％以上。実施後アンケート。	予算	1 年後	1 歳 6 か月児健康診査フォロー教室に保育士が参加する。保育士や幼稚園教諭を対象に研修会を年 2 回実施する。	年 2 回実施し，保育士や幼稚園教諭の 62.3％が参加した。	日ごろ，発達などが気になる子への対応についての質問があった。また，実施後のアンケートから，今後も定期的な研修開催の希望が出された。

表 6-11　具体的な事業計画・実施状況・評価（つづき）

	目標	具体的な事業計画	評価指標や目標値	予算・時間・人	評価時期	今年度の実施状況	実施結果	評価
		②子育て支援を充実させるための関係機関との情報交換	開催回数：年4回。		半年後	保健センターと，子育て支援センター・子育てサロンなど地域子育て支援関係者との情報交換・事例検討会。	地域子育て支援関係者との情報交換会を年2回実施した。	子どもの情報が共有でき，支援の方向性が明確になった。子育てサロンや赤ちゃん会が地域によっては極端に少ないなど，地域の子育て支援環境の格差が大きいことが明らかになった。
		③要援護児の早期発見と支援につなげるためのネットワークシステムの構築			1年後	子ども病院との連絡会および子ども病院・療育センター・訪問看護ステーションとの連絡会。	退院支援担当者との連絡会の開催：年2回 関係機関との連絡会の開催：年1回	子どもの情報を共有でき，支援の方向性が明確になった。災害時の対応など，新たな課題が浮きぼりになった。定期的な検討会を開催する必要性が共有され，ワーキンググループがたち上がった。
課題4（優先順位4）	地域のなかで誰もが参加しやすい子育て支援の場や育児グループを増やす	①育児グループのリーダーによる情報交換会や参加者の交流会の開催	実施回数：1回，参加グループ数：10グループ以上（市内の育児グループの50%以上）。	予算	1年後	地域で活動している育児グループの把握とリーダーによる情報交換会。	育児グループへのインタビューを実施し，現在の育児グループ活動の課題を把握した。年1回のリーダー会を開催し，8割のリーダーが参加した。	地域の育児グループの活動内容をグループリーダーが共有でき，合同開催の動きが出た。地域育児支援マップへの掲載に協力したグループは全グループの90%だった。
		②子育てサロン，子育て支援拠点事業の効果的な利用の促進	すべての子育てサロンや地域子育て支援拠点で，年1回保健師が健康教育を実施し，情報共有をする。		1年後	地区担当保健師がそれぞれの担当地区にある子育てサロンと地域子育て支援拠点に行き，健康教育と情報交換を実施した。	保健師の定期的な参加の要望があった会場のうち，3か所に地区担当保健師が複数回出席した。1歳6か月児健康診査のフォロー児で子育てサロンにつながるケースが年間10組あった。	子育てサロンや地域子育て支援拠点の担当者と保健師の情報交換が密になり，保健師が地域の情報をより把握しやすくなった。 障害のある子どもの養育者から参加希望の問い合わせがあり，受け入れに向けて準備が進められている。
		③地域づくりとしての子育てネットワークの構築	全体交流会の開催：1回，参加団体：市内の子育てサロンや育児グループなどの50%以上。	予算	1年後	民生委員・児童委員・主任児童委員が主体となって，市内の子育てサロン・子育て支援拠点・育児グループの全体交流会を1回実施した。	市コミュニティホールで実施し，市内全20グループのうち，17のグループが参加した。参加者は，385人であった（運営スタッフ，グループメンバーを含む）。	グループどうしの交流が深まった。実施後のアンケートからは，「このような会を半年に1回くらい実施してほしい」「近隣の人と交流を深めたい」「多世代交流をしたい」との意見が出された。

援関係者との情報交換・事例検討会を実施したことにより，子どもの情報を共有でき支援の方向性が明確になった。(課題 3 の事業計画②)
- 災害時の対応など，新たな課題が浮きぼりになり，定期的な検討会を開催する必要性が共有され，ワーキンググループがたち上がった。(課題 3 の事業計画③)

2 プロセス(過程)評価

- 問診票とカルテの試案を作成し，半年間使用後，さらに修正をした。1 年間かけて, 問診項目, フォロー対象児の選定基準を整備した。(課題 1 の目標①の事業計画②)
- 1 歳 6 か月児健康診査フォロー教室では，対象児の選定や参加人数を明確にして回数を増やすなどプログラム構成を検討した。(課題 1 の目標②の事業計画②)
- 療育センター職員や市保育所の保育士など必要な人材をフォロー教室に導入したことにより，教室での子どもの変化をより的確に把握できるようになった。フォロー教室と療育センターや保育所がつながり関連する機関との連携もスムーズに行えるようになった。(課題 1 の目標②の事業計画②)
- 地域で活用できる地域資源・サービスをさまざまな手段で周知させた。(課題 2 の目標②の事業計画②)
- 保健師が育児グループへのインタビューを実施し，活動の課題を把握した。(課題 4 の事業計画①)

3 アウトカム(結果)評価

- 各乳幼児健康診査から確実に対象児をフォローできるようになった。とくに, 1 歳 6 か月児健康診査から 3 歳児健康診査への継続フォロー体制が明確になった。(課題 1 の目標②の事業計画①)
- 総合相談が活用されるようになり, 相談しやすい環境が整えられた。(課題 2 の目標①の事業計画①)
- 育児グループのリーダー会や全体会を実施したことにより，育児グループどうしの交流が深まった。(課題 4 の事業計画③)
- 子育てサロン・地域子育て支援拠点への健康教育の実施により，保健師との情報交換が密になり，地域の情報を把握しやすくなった。(課題 4 の事業計画②)
- 民生委員・児童委員・主任児童委員が主体となって全体交流会を実現した。(課題 4 の事業計画③)

4 アウトプット(事業実施量)評価

- ハイリスク妊婦(ひとり親・外国籍を含む)のフォロー，出生児の全

数把握を目ざし，出生児・転入児を100％把握できた。(課題1の目標①の事業計画①)
・把握したハイリスク妊婦の75％が子育て世代包括支援センターにつながり，連絡がとれた。(課題1の目標①の事業計画①)
・保育所保育士などの研修を年2回実施した結果，保育士や幼稚園教諭の62.3％が参加し，目標値の50％を上まわった。(課題3の事業計画①)
・育児グループのリーダーの情報交換会に8割のリーダーが参加した。目標値(市内の育児グループの50％以上が参加)を上まわった。(課題4の事業計画①)
・地域の育児グループの活動内容をグループリーダーが共有し，グループ活動の合同開催の動きが出た。地域育児支援マップへの掲載に協力したグループは全グループの90％だった。(課題4の事業計画①)
・1歳6か月健康診査のフォロー児で子育てサロンにつながったケースが10組あった。(課題4の事業計画②)

5 次年度に反映させる事項

次年度の計画に反映させる事項としては，以下のことがあげられた。
・子育て世代包括支援センターでの相談内容も追跡できる個別カルテの検討
・オンライン育児相談の機会の増加など，いつでも相談ができる体制の強化
・関係機関の実務担当者ワーキンググループによる定期的な事例検討会の開催
・育児グループリーダー会の継続開催

7章

保健医療福祉における施策化と事業化

A 保健医療福祉における施策化—保健計画の策定

POINT

- 保健計画は，保健医療福祉分野における各事業を効果的かつ効率的に実施するために不可欠であり，基本構想をはじめとする地方公共団体のほかの計画との整合性が大切である。
- 保健計画の策定意義は，目標の共有，優先順位の明確化，役割の明確化，基盤の整備，事業の評価である。
- 保健計画に必要な要素は，具体的な目標，目標を達成するための条件，実施計画，基盤整備計画，評価計画である。

1 地方公共団体における保健計画と事業計画

a 各種保健医療福祉計画の整合性についての課題

保健医療福祉分野における各事業が効果的かつ効率的に実施されるためには，個々の事業がバラバラに実施されるのではなく，体系的に展開されることが不可欠である。施策を体系的に推進するために，国や地方公共団体(地方自治体。以下，「自治体」と表記)では，**表 7-1** に示したように，多くの保健医療福祉計画(以下，「保健計画」)が策定されている。

これらの保健計画は，法律や通知に基づいて各自治体に策定が義務づけられたため，策定年度もバラバラで，計画間の整合性が必ずしも担保されていない状況である。また，住民の健康を維持・向上を目ざす事業についても，妊娠期から出産にいたる周産期，乳幼児期，学童期，思春期，青壮年期，高齢期などのライフステージごとに，それぞれ異なる実施主体が計画を策定しているといっても過言ではない。さらに医療，保健，福祉の3つの分野別にそれぞれ計画が策定されることも少なくない。その結果，児童育成計画(エンゼルプラン)と母子保健計画のような，同じライフステージを対象とする複数の計画がそれぞれ別の担当課により，十分な連携もないまま策定されることもあった。まさに，「縦割り行政」の弊害といわれてもしかたのない状況であった。

b 上位計画としての基本構想の意義

複数の保健計画が整合性をもって策定され，有機的に連携しながら推

表 7-1　日本における保健医療福祉計画の変遷

年	国の動き	都道府県	市町村
1985 年	医療法の改正		
1987 年		地域医療計画の策定	
1988 年	第 2 次国民健康づくり対策（アクティブ 80 ヘルスプラン）	保健計画の策定	保健計画の策定（一部の自治体）
1989 年	ゴールドプラン（高齢者保健福祉推進 10 か年戦略）		
1990 年	老人保健法，老人福祉法の改正		
1992 年		地域保健医療計画の策定	老人保健福祉計画の策定
1994 年	新ゴールドプラン（新・高齢者保健福祉推進 10 か年戦略）	ゴールドプランの策定	市町村計画の積み上げ
	エンゼルプラン（今後の子育て支援のための施策の基本的方向）	児童育成計画の策定	
	母子保健法の改正		
1995 年	障害者プラン（ノーマライゼーション 7 か年計画）	障害者プランの策定	児童育成計画の策定（一部の自治体）
1996 年			母子保健計画の策定
1997 年	介護保険法の制定	地域保健医療計画の改定	障害者プランの策定（一部の自治体）
1999 年	ゴールドプラン 21（今後 5 か年の高齢者保健福祉施策の方向）	介護保険事業支援計画	介護保険事業計画（3 年ごと） 老人保健福祉計画の改定
2000 年	健康日本 21 の策定 健やか親子 21 の策定	健康増進計画の策定	
2001 年			健康増進計画の策定 母子保健計画の改定 ↓（包括）
2003 年	次世代育成支援対策推進法		
2004 年		次世代育成支援行動計画の策定	次世代育成支援行動計画の策定
2005 年	介護保険法の改正（介護予防重視）	介護保険事業支援計画の改定（3 年ごとの改定）	介護保険事業計画の改定（3 年ごとの改定）
2006 年	高齢者医療確保法（医療制度改革） がん対策基本法		
2007 年	がん対策推進基本計画	医療費適正化計画の策定 医療計画の改定 がん対策推進計画の策定（5 年ごとの改定）	特定健診等実施計画の策定（5 年ごとの改定）
2012 年	健康日本 21（第二次） 子ども・子育て支援法	健康増進計画の改定	
2013 年	日本再興戦略	子ども・子育て支援事業支援計画	健康増進計画の改定 子ども・子育て支援事業計画
2014 年		データヘルス計画の策定	データヘルス計画の策定
2023 年	健康日本 21（第三次）		

進されるために，これらの計画の上位計画である，自治体の「**長期総合計画**」（**基本構想**）の存在が重要である。基本構想とは，2011（平成 23）年に地方自治法が改正されるまで，同法の規定により，市町村に対してその地域の総合的かつ計画的な行政の運営をはかるために策定することを義務づけられていたものである。2011（平成 23）年の法改正により，基本構想の策定が義務でなくなったあとも，多くの市町村では引きつづき，10 年を計画期間とする基本構想が策定され，この基本構想をもとに，5 年を計画期間とする**基本計画**と，3 年を計画期間とする**実施計画**などが

策定され，計画の推進と見直しが行われている。

プラス・ワン

保健計画は行政のもの？

保健計画の策定は行政が主体となって策定されることが大部分であるが，行政だけの計画ではない。健康づくりや福祉の向上は，行政の取り組みだけで実現できるものではない。

関係機関の取り組み，学校や地域，職場での取り組み，各家庭の取り組み，そして，1人ひとりの住民の取り組みがあって，はじめてその目的が達成できるのである。こうした意味で，保健計画は行政計画というよりも「社会計画」であり，地域の計画という側面を有している。

c　基本構想と保健計画・事業計画

ほとんどの市町村の基本構想に，健康づくりについての基本的な方針が盛り込まれているが，多くは総論的な記載にとどまっている。なお，保健計画とは基本構想の実現を目ざして，より具体的な記載が盛り込まれた保健医療福祉領域の基本計画ということができるが，保健計画⊞においては自治体の基本構想との整合性をはかることが重要である。

保健計画においては，地域の課題を明確にし，その課題を解決するために，誰が，どのような目的で，誰と連携して，いつまでに，どのような事業を行うのかを記載する。保健計画には，個々の事業について，詳細に記載されることは少ないため，保健計画に基づく個別の事業について事業計画を策定し記載することになる。

本章では，「A．保健医療福祉における施策化—保健計画の策定」において，保健計画の意義や必要な要素，策定プロセスについて解説し，ついで，「B．保健医療福祉における事業化—事業計画の立案」において，事業計画の意義，必要な要素，策定プロセスについて解説する。

2　保健計画の意義

保健計画が効果的に策定され，推進されるためには，その意義を確認することが重要である。保健計画の意義について確認してみよう。

a　現状の課題と目標の共有

地域の健康課題を解決して，住民の QOL を向上させることは，保健師1人の取り組みでできるものではない。同僚の保健師・栄養士・事務職，さらには，行政の他部局の職員，関係機関の職員，住民組織・団体，そして，1人ひとりの住民との協働があって，はじめて達成できるものである。そのためには，多くの人々と現状の課題と取り組みの目標を共有することが不可欠である。保健計画はその策定プロセスを通して，目標を共有するとともに，計画書としてその目標を明記することにより，担当者がかわっても目標を確認できるという意義を有している。

プラス・ワン

計画策定と既存の事業の見直し

計画策定では新規事業の検討に力点がおかれがちだが，財政難が続く自治体では，新規事業の開始は容易ではない。新規事業より既存の事業を見直すための検討が重要である。関係機関や住民組織・団体との連携により，既存の事業の効率化や効果を高めることが可能である。

b　優先順位の明確化

近年は，自治体の予算の制約が厳しくなり，新規事業を次から次へと始められる状況ではなくなってきた⊞。事業のスクラップアンドビルドが求められるなかで，なにをスクラップし，なにを新たに始めるべきか，その優先順位を明確にすることが求められている。

保健計画の策定においても，たくさんの目標を総花的に並べるのではなく，それらの目標に優先順位をつけること，さらに，設定された目標を達成するためには，どの取り組みが最も効果的で実現可能なのか，取り組みの優先順位を検討することが必要である。

c 役割の明確化

目標達成に向けて関係者や住民と協働して取り組むためには，目標の共有とともに，それぞれが具体的にどう取り組むのか，その役割を明確にすることが必要である。単に役割分担というのではなく，それぞれの部局・機関・組織・団体がどう連携して取り組むのか，情報や資源の共有，専門職やノウハウの相互活用などについても検討されることが望まれる。こうした連携によって，限られた予算や資源のなかで，最大限の効果を発揮することができるのである＋。

＋ プラス・ワン

計画策定とエンパワメント

計画策定を通して，住民組織・団体の役割が明確になり，主体的な参画が増えることで，住民や住民組織などのエンパワーが期待できる。また，関係者との連携が促進され，効果的な事業が実施できることで，関係者のエンパワーもはかれる。このような計画策定の効果が発揮されることで，計画策定の担当者もエンパワーされるのである。

d 基盤の整備

目標の達成に向けて具体的な取り組みを実施するには，事業費やマンパワーの確保，施設などのハード面の整備が必要なことも少なくない。予算を財政担当部門に要求する根拠としても保健計画は重要である。

e 事業の評価

こうした取り組みの効果を評価するためにも保健計画は必要である。計画書に記載された取り組みをそれぞれが実施できたのか，目標は達成されたのかを確認することにより，評価をすることになる。

3 保健計画に必要な要素

保健計画の意義を発揮するためには，次のような要素が求められる。

a 具体的な目標

保健事業をはじめ，関係者や住民の取り組みが目ざしているものが，可能な限り具体的に表現されていることが望まれる。「QOL の向上」を目標とするなら，保健計画の対象となる住民にとっての QOL の内容を明確にすることが必要である。

また，目標＋には QOL のような上位の目標から，その目標を達成するために必要な健康状態の目標，さらに，健康状態の目標を達成するた

＋ プラス・ワン

目標＝評価指標

これまでの保健計画には，健康教室の開催回数や訪問指導の件数など，事業量の目標値が盛り込まれることが多く，こうした目標では，事業の成果が上がったかの評価は困難であった。（つづく）

アウトカム指標

quality of life 指標	生活満足度や生きがい，エンパワメント，自尊感情など
健康指標	健康寿命，主観的健康度 生活習慣病の死亡率，罹患率 健康診査の有所見率，要介護認定率
地域の絆の指標	家族との絆 友人など周囲との絆 周囲からの支えられ感
生活習慣・保健行動の指標	生活習慣（食事，運動，喫煙など） 特定健康診査やがん検診の受診率 ワクチン接種率など
社会参加の指標	外出の頻度 近所付き合い 地域活動への参加
学習の指標	知識や態度 健康づくりの技術 コミュニケーション技術
組織・資源環境の指標	家族や周囲からの手段的支援 NPO や住民組織などの活動状況 社会資源へのアクセスの容易さ

アウトプット指標

特定保健指導の実施率，家庭訪問の件数
普及啓発事業の回数，参加者数

プロセス指標

対象集団の特性の把握，優先順位の検討
住民組織との協働，関係機関との連携

ストラクチャー指標

基盤整備の指標	保健活動のマンパワー，施設・整備 協議会などの設置，制度づくり，法制化

図 7-1　保健活動の評価指標の構造

めに必要な生活習慣の目標といった具合に，目標の階層構造が明確になっていることが重要である。図 7-1 は保健活動の評価指標の構造を示したものであるが，目標の階層構造を理解するのに有用であろう。

b 目標を達成するための条件

具体的な目標を掲げただけでは，具体的にどう取り組めばよいかを明らかにすることはできない。どうしたら当該の目標が達成できるのかが議論され，そのための条件が具体的に記載されていることが必要である＋。その条件を検討する際にも，プリシード-プロシードモデルを参考に作成した図 7-1 に示した構造が参考になろう。

c 実施計画（行動計画）

こうした条件を満たすために，どのような事業が新たに必要なのか，既存の事業をどう見直していくのか，他部局や関係機関，住民組織・団体とどう連携していくのかを議論し，それぞれの主体ごとに，どのような取り組みをするのかを記載したものが実施計画である。

実施計画で大切なことは，取り組みの主体が明確になっていることである。「主語」が明確でない保健計画では，「誰かがやるだろう」と他人事

＋ プラス・ワン

目標＝評価指標（つづき）
それに対して，健康日本 21 や健やか親子 21 は，事業の結果もたらされる成果（アウトカム）の目標が盛り込まれている。たとえば，肥満者の割合を減らすといった目標は取り組みの目標であると同時に，評価指標でもある。
このように計画の目標と事業の評価指標を一致させることにより，事業の目的を明確にしながら，評価も容易にすることができる。

ロジックモデル
ロジックモデルとは，「政策の論理的な構造」のこととされている。すなわち，ロジックモデルは政策について，その目的を達成するまでの論理的な因果関係を明示したものである。具体的には政策などの実施によって目的が達成されるまでの過程をフローチャートで示したものをいう。
計画の策定方法として，最近注目されているが，プリシード-プロシードモデルなどと考え方は共通している。

の保健計画になってしまうからである。さらに，それぞれの取り組みの事業量についても可能な限り記載することが望ましい。現行では4回開催している教室を6回にするといった記載は，事業費やマンパワーに直結するものであり，予算獲得の際の根拠として重要だからである。

また，実施計画のなかには実施主体間の協働についても記載されていることが望まれる。教育委員会と母子保健担当課の協働により，家庭教育学級を母親の育児不安の軽減につながる内容に見直していく，といった記載があることで，それぞれの連携を促すことになる。

d 基盤整備計画

実施計画を実効性のあるものにするために，基盤整備についての記載が必要である。実施計画に記載された事業を実施するには，これだけの予算やマンパワーが必要であると明記するのである。財政状況が厳しい今日，予算やマンパワーの増加は容易ではない。予算増を伴う基盤整備だけでなく，スタッフの資質の向上の取り組み，住民組織の育成，条例の制定など法整備についての記載も基盤整備として重要である。

e 評価計画

保健活動の評価においては，計画の策定段階から評価指標を検討し，いつ，どのような指標で評価するのか，そのためにいつどのような情報を収集するのかを評価計画として盛り込んでおくことが重要である。

この際に，評価指標の階層構造(図7-1)を明確にしておくことにより，効率的な評価を可能にするだけでなく，事業そのものを効果的に進めることができる。これらの評価指標は，アウトカム指標，アウトプット指標，プロセス指標，ストラクチャー指標の4つに大別される(図7-1)。

1 アウトカム指標

アウトカム指標は，保健活動の成果を評価する指標である。生活習慣病の死亡率，受療率(罹患率＋)，健診の有所見率，要介護認定率などの**健康指標**＋のほか，**地域の絆の指標**(関係性の指標)や**生活習慣・保健行動の指標**(健診受診率を含む)，**社会参加の指標**も重要である。さらには，これらの指標を改善するための条件である**学習の指標**や**組織・資源・環境の指標**についても，情報収集を行い，階層的に評価することがポイントである。

2 アウトプット指標

アウトプット指標は，特定保健指導の実施率や家庭訪問の件数，普及啓発事業の回数，参加者数など事業の実施量を評価するものである。

＋ プラス・ワン

罹患率の評価

生活習慣病などの罹患率を正確に把握することは容易ではないことから，医療機関の受診状況である受療率で代用することが多い。しかし，糖尿病や高血圧の受療率の評価においては，高いことが一概にわるいとはいえない。未治療の者や治療中断者が多く，受療率が低いよりは，きちんと受診しているほうが，長期的には好ましいからである。

健康指標としての医療費

医療費は保健活動の指標として重視されているが，受療率と同様に，その評価には，注意が必要である。新たな医薬品や医療技術の開発，医療機関の開院などにより，医療費が高騰するなど，住民の健康状態とは別の要因で大きく変動することも少なくない。

3 プロセス指標

プロセス指標は，目標達成に向けた事業の過程(対象集団の特性の把握や優先順位の検討の有無など)や住民組織との協働，関係機関との連携など，保健活動を質的に評価するものである。

4 ストラクチャー指標

ストラクチャー指標は，マンパワーや予算，施設・設備の状況，協議会の設置など，他機関や住民組織・団体との連携体制，制度づくりや法制化など，保健活動を効果的に進めるための基盤となる体制を評価するものである。

4 保健計画の策定プロセス

a 計画の策定目的の確認

保健計画の策定[+]においては，なんのための計画策定かを関係者と確認することが重要である。策定目的を確認することなく策定を進めると，「屋上屋を重ねる」ような計画を策定することになったり，策定すること自体が目的になり，できあがった計画書を国に提出して終わりという事態になることが少なくない。

「法律で策定が義務づけられたから」「国から策定するように通知が来たから」ではなく，自治体にとってなんのために策定するのかを関係者と協議するとともに，当該の計画を策定することになった背景や前述した策定の意義について，学習機会をもつことが重要である。

b 現状把握による課題の明確化

1 既存のデータ分析

保健計画の策定には地域の課題を明確にするための現状把握が不可欠である。まず最初の現状把握として，保健統計など既存のデータの分析を行う。人口動態統計から主要疾患の標準化死亡比を算出したり，働き盛りの死亡原因を分析したりすることがこれにあたる。こうした保健統計の多くは保健所から入手が可能である。

たとえば国保データベース(KDB)システムを活用することにより，国民健康保険(国保)加入者の受療状況(疾病別の受療率など)や要介護認定状況，特定健康診査結果(問診項目の集計を含む[+])のデータから，地域の健康課題を明確にすることが可能である。KDBを用いて全国平均，県平均，同規模自治体の数値と比較することも可能であるが，自治体の

+ プラス・ワン

計画策定の手法

「計画策定を住民や関係者との協働作業で進めたい」「保健計画に住民の声を反映させたい」という思いを多くの保健師がもっているが，なかなか実行できずにいるのが現状である。ここ20年間，「地域づくり型保健活動」やプリシード-プロシードモデル(MIDORIモデル)，PCM手法など，計画策定の手法が紹介され，これらの手法を活用することにより，住民や関係者との協働で策定作業を進めることが容易になってきた。

とはいえ，手法にふりまわされて，かえって苦労するということも少なくない。手法にとらわれずに，計画策定はなんのためか(策定の意義)を皆で再確認して，自分の手になじむ手法で進めることが大切である。

詳細は，本講座別巻1の第5章を参照されたい。

特定健康診査の問診の活用

特定健康診査では，食生活・運動・喫煙・飲酒について，標準的な問診項目が示され，その集計結果がKDBで提供されており，国・都道府県との比較も可能である。自治体ごとの性・年齢階級別集計を行うことで，住民の生活習慣の課題を明確にすることができる。また，毎年，集計することにより，生活習慣の改善状況を評価できることも強みである。

年齢構成の違いによる影響を除くために，「標準化受療比」や「標準化有所見比」の算出といった年齢調整を行うことが望ましい。

2 実態調査による情報収集

これらの既存のデータの分析では，住民の QOL に関する情報や健康課題を引きおこしている生活習慣や生活環境についての情報は得られにくい。このような情報について実態把握をするには，住民を対象に実態調査を行うことになる。いわゆるアンケートだけではなく，住民や関係者からのグループインタビューも有効な情報収集の手段である。できれば，住民や関係者からのグループインタビューにより，アンケートでたずねるべき項目を抽出するとよい。既存の調査票(全国調査に用いられた調査票やほかの自治体が用いた調査票)だけでは，地域の課題を明らかにすることは困難だからである。

こうした現状把握の段階から，住民や関係者の参画を得て策定作業を進めることが望ましい。

c 関係者や住民との課題の共有

集められた既存のデータや実態調査の結果を関係者や住民に示し，地域の課題を共有する。住民の QOL の実態はどうか，地域にはどのような疾病や障害が多いのか，その原因となっている生活習慣はなにか，その生活習慣に影響を及ぼしている要因はなにかなど，集めたデータから住民と一緒に読みとるのである。この作業を行う際に，保健活動の評価指標の構造(図 7-1)を意識しながら，整理をすることが有効である。

d 課題解決の方策の検討

関係者や住民と共有した課題をどう解決するかを検討する。検討作業では，新規の取り組みを考えるだけでなく，既存の取り組みの問題点を検討し，既存の取り組みをどう見直すのかを考えることが大切である。また，保健福祉担当部局の取り組みだけでなく，他部局や関係機関，住民組織・団体の取り組みについても調べて，それらとの協働を検討することが重要である。こうした作業が他部局や関係機関との連携を促し，住民組織・団体の活性化にもつながるのである。

e パブリックコメント

計画策定の各段階で，住民や関係者の参画を得て策定作業を進めても，参画できる住民・関係者の範囲は限られる。そこで，計画の素案に対して，広く住民などの意見を聞くために行うのがパブリックコメントである。パブリックコメントは具体的には，計画素案を行政機関において閲覧できるようにするとともに，当該自治体のホームページにアップし，その計画素案に対する意見をメールで受け付けることが多い。こうして集められた意見とその意見への対応については，策定委員会に報告されるほか，ホームページでも公表されることにより，計画の策定プロセスの透明化に一役買っている。

f 住民への周知

策定された計画を広く住民に周知させることは，計画を推進する第一歩である。ここで大切なのは，計画についての周知を，策定段階から行っておくことである。実態調査の結果が出た時点で，結果の紹介を兼ねて，こうした現状を改善するための計画策定に取り組んでいること，その改善には住民みんなで取り組むことが必要である旨などを広く訴えることで，策定後の推進をスムーズにできるからである。

5 保健計画策定における保健師の役割

保健計画の策定において，保健師の果たす役割としてまず重要なことは，なんのために計画を策定するのかというコンセンサスを，同僚や上司をはじめとする関係者の間につくることである。法定の保健福祉計画の多くは策定指針や策定期限が示されている。指針に示された内容と期限を遵守して策定することを優先するあまり，策定プロセスが軽視されたり，コンサルタント会社に「丸投げ」で策定が委託されたりすることも少なくない。策定指針に過度に縛られることなく，自分たちの「手づくり」で保健計画を策定するという合意を関係者から得るには，①保健計画策定の意義が，現状の課題や目標の共有化，目標達成における優先順位の明確化やそのための役割の明確化にあること，②計画書を使うのは国ではなく，自分たちであることを関係者に理解してもらうことが必要である。

保健計画の策定において，住民の参画を得る際にも保健師の役割は大きい。住民組織・団体の代表だけでなく，広く住民が計画について議論できる機会をつくることが必要である。それには日ごろの住民や関係者との関係性がものをいうことになる。地域の現状把握のために，実態調査(アンケート)が行われるが，調査から見えるものは限られる。日ごろの保健活動のなかで接する住民の「生の声」から課題を抽出し，その課題の解決の方向性(目ざす姿)をイメージすることが重要である。また，日ごろの活動のなかから，地域の健康課題を抽出し，人口動態統計など，それを裏づける客観的なデータを収集することも，公衆衛生の専門家としての保健師の役割である。

保健計画の策定は保健師にとって骨の折れる仕事ではあるが，自分た

プラス・ワン

計画の修正をめぐる誤解

計画の目標年まで計画を修正してはいけないという「誤解」により，今までの保健計画は策定後5年間書き込みがされることもなく，本棚にしまわれていることも少なくなかった。どんなに策定プロセスに時間をかけても「完全な」計画ができあがるわけではない。いざ，使ってみると，表現が具体的でないために，実際には誰がどう取り組むかが明確でなかったり，関係機関がいくつか抜けていたりする。

計画書を活用しながら，逐次バージョンアップしていくという姿勢が大切である。

ちが目ざす保健活動を実現するための絶好の機会である。前述したように，保健計画に盛り込まれた事業や活動については，予算の確保が容易になり，なによりも計画書として広く配布することにより，保健活動を認知してもらうことができ，住民や関係者の協力を得やすくなるからである。保健計画の策定は，保健活動を「保健師の活動」から，健康づくりに向けた地域全体の取り組みへと発展させる「健康づくりの社会化」のプロセスといえよう。

●**参考文献**

・ローレンス W．グリーン，マーシャル W．クロイター著，神馬征峰訳：実践ヘルスプロモーション──PRECEDE-PROCEED モデルによる企画と評価．医学書院，2005.

B 保健医療福祉における事業化―事業計画の立案

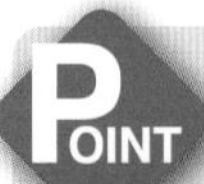

- 地域の健康課題を解決するための事業計画立案のプロセスを理解する。
- 保健事業の立案に必要な情報の収集・分析，優先順位の検討方法を理解する。

1 事業化―事業計画

a 事業計画の意義

事業計画は，事業の目的・目標や，目標を達成するための過程を記した公式文書であり，事業の背景・戦略などの情報も含む。

事業計画を策定する意義は，効果的に事業を展開することにある。事業の目的や目標を明確にし，その目標を達成するために，最も効果が期待できる対象・手法などを選択し，関係者との連携や住民の主体的な参画を得て，事業をどう展開するかを具体的に事業計画に記載することで，事業を効果的かつ効率的に遂行できる。事業が年度またぐ場合には，担当者が変更になることもあるが，事業計画書があることで，担当者がかわっても継続的な事業の実施が可能である。

地方公共団体(自治体)によっては，事業計画書をホームページなどで公表している。住民や関係機関・団体に事業計画を公開することで，それぞれの主体的な参画を促すことも期待できる。

事業計画のもう1つの意義は，予算の確保である。保健部局の上司が事業の意義を理解し，財政担当者も事業の必要性や費用対効果などを理解することで，予算の確保につながる。そのために，事業計画書は不可欠である。

b 事業計画に必要な要素

事業計画書の様式は自治体によって決められていることも少なくない。その場合には，記載する内容が規定されることになるが，一般的に事業計画には次のような内容が含まれる。

1 背景

この事業を企画・実施することになった背景や理由を記載する。保健活動を通じて把握された住民のニーズを記載することも多いが，可能な限り客観的な記載であることが望ましい。事業の必要性や緊要性を理解してもらうために，課題の深刻さがわかる保健統計など全国平均や県平均と比較可能な指標を示すことも有効である。法改正で事業の実施が義務づけられる場合には，こうした国の動向も背景として記載する。

2 目的と目標

目的は事業によって実現したい地域や住民の「目ざす姿」であり，可能な限り具体的な表現であることが望ましい。たとえば，介護予防事業であれば，目的は「高齢者の生活機能の低下を防ぎ，要介護高齢者を減らす」といった記述になる。

目標は，その目的をさらに具体的に表現し，達成状況を確認できる記載であることが求められる。上記の例の目標は，「75～84歳の要介護認定率について，現行の20％を3年後に16％まで低下させる」といった記載となる。目標の達成期限を明記し，数値目標まで記載することは容易ではない。しかしほとんどの自治体で，「事務事業評価」が開始され，事業効果を客観的な指標で評価することが一般的になってきている今日，事業計画の段階で，一定期間内にどこまで目標となる指標を改善させるのかを議論することが求められている。

3 対象者

対象者も具体的に表記することが重要である。前記の例では，単に「高齢者」と表記するのではなく，「フレイル予備群と判定された75～84歳の高齢者」のような具体的な記載が望ましい。対象者の記載が漠然としたものだと，事業の参加者の選定がきちんと行われず，「参加希望者」が参加していることが少なくない。「参加してほしい人がなかなか参加してくれない」という声を保健師からよく聞くが，対象者の選定を確実に行うには，事業計画で対象者を明確にしておくことがポイントである。

4 実施時期

基本的には1年間の事業計画のなかで，当該事業はいつ開始して，いつまでに終わるのかを記載する。対象者の選定のプロセスを特定健康診査などほかの事業による場合には，開始時期が限定されることになるが，可能な限り年度の早い段階から余裕をもって始められるようにする。年度をまたぐ場合であっても，当該年度の事業は1月～2月を終期として，年度末に事業の成果をきちんとまとめる時間を確保することも重要である。

5 内容と実施方法

事業の内容と実施方法は，事業計画の肝であり，具体的な事業の展開を記載する。事業の実施にあたっては，事業計画書とは別に，より詳細な実施要領や実施要綱を作成することがふつうである。事業計画では，比較的コンパクトに当該事業の特徴を記載し，住民や関係者，さらには財政担当者に対して，事業の魅力を伝えることがポイントである。

具体的に事業計画には，誰が，どのようなサービス(活動)を，どこで，誰に，どのように提供するのかを記載し，提供するサービスや活動が従来のものとどう違い，効果が期待できるのか，その優位性をアピールする。また，「どのように提供するか」については，参加者が提供されるサービスを利用する「受け身的な存在」で終わるのではなく，能動的な活動へと発展することをねらうといった「戦略性」を示すことも重要である。

6 従事者

従事者については，常勤の保健師だけでなく，臨時雇用の職員も含め，どれだけのマンパワーを投入するのかを記載する。事業の費用対効果については，常勤保健師の人件費も含めて検討する。

事業によっては，関係機関・団体などとの連携により，外部の専門職の支援を得ることも必要である。

7 連携機関・団体

効果的かつ効率的な事業を展開するために，事業計画を策定する段階で連携すべき関係機関や団体をリストアップし，事業の展開におけるそれぞれの役割を明記しておくことは有用である。

8 事業量(時間，回数)

たとえば介護予防のための体操教室をどこで，どれくらいの時間，何回開催するのかといった具体的な事業量を記載する。この数値は，必要なマンパワーや予算の積算に不可欠なものであり，目標を達成するためにどれくらいの事業量が必要になるかを計算したうえで決定する。実際はマンパワーや予算の制約があり，実現可能な事業量とすることも少なくない。その場合，目標が達成できるのかを再確認することが必要である。

9 期待される効果

予定した事業量で，どれくらいの対象者に介入することができるのか，その結果，対象者の健康状態をどれくらい改善できるのか，介入の効果についての文献など科学的な根拠に基づいて，期待される成果(アウトカム)を試算する。成果は可能な限り数値として表記する。

こうした事業による直接的な効果としての成果だけでなく，波及効果として，どのようなものがあげられるかも考えておくとよい。参加者による地域住民へのはたらきかけにより，活動が地域に広がっていくことも期待される波及効果に含められる。

10 予算と財源

事業計画には予算要求の根拠として，事業量から積算した事業費を明記する。その財源として，国や県の補助金についても記載する。

11 根拠法令

行政が行う事業のなかには，法的な根拠があるものが少なくない。なぜ，この事業をするのかを問われた際に，法的な根拠を示すことは行政としての責務の1つである。

12 評価計画

事業計画を策定する段階で，この事業の効果をどう評価するのか，評価計画を策定しておくことが望ましい。後述する，①アウトカム，②アウトプット，③プロセス，④ストラクチャーという4つの視点で評価ができるように，事業開始の時点でそれぞれの評価指標を決めておき，事業実施の際に，評価に必要な情報を収集するしくみを整備しておく。

2 事業計画の策定プロセス

a 事業の背景の分析

活動を通して得られる住民の「声」や保健師の「気づき」が，事業の背景となることが少なくない。その裏づけとなる客観的な事実を確認しておくことが必要である。「80歳を過ぎてフレイルが原因で要介護状態になる人が多い」といった「気づき」については，80～84歳の「要介護となった理由」を確認するほか，高齢者の生活や健康状態をチェックする「後期高齢者の質問票」により，生活機能の低下を指摘される高齢者の割合などを確認することが必要である。その際，全国平均や県平均などと比較し，その問題の深刻さや，対策の必要性をアピールすることができる。

こうした保健師の「気づき」から分析を始める場合もあるが，医療費分析などのデータが先にあって，事業の必要性を指摘されることも少なくない。その場合にも，可能な限り，課題の分析を詳細に行うことが望まれる。たとえば，人工透析患者が多いという分析から，糖尿病腎症の重症化防止に取り組まれることが多いが，糖尿病腎症の重症化より，慢性腎臓病(CKD)患者の塩分制限がうまくできずに，腎不全が進行していることも少なくない。医療費分析を行う際には，「決め打ち」するのではなく，範囲を広げての分析が望ましい。

b 事業目的の明確化と優先順位の検討

事業の目的には「医療費の適正化」「介護予防の推進」といった抽象的な目的ではなく，より具体的なものを掲げることがポイントである。「医療費の適正化」を目ざす場合，糖尿病腎症の重症化防止，糖尿病の重症化防止，メタボ対策による糖尿病などの発症防止，高血圧の管理による脳卒中の防止，減塩による高血圧の発症防止など多岐にわたる事業の目的が考えられる。これらの事業目的のなかから，自分の自治体において最優先で取り組むべき課題はなにかを分析し，優先順位を検討する。

こうした分析を医療費適正化計画やデータヘルス計画の策定において，すでに行っていれば，その計画の目標に基づいて，事業目的を選定することになる。

優先順位を検討する場合には，課題の重大さと改善可能性の２つの軸から検討するとよい(図7-2)。すなわち，課題が重大であり，改善可能性が高いものについては，最優先で取り組む。課題が重大であり，改善可能性が低いものを２番目に優先し，さらにその次に，課題はそれほど重大ではなく，改善可能性が高いものという順になる。

課題の重大性は，その課題が医療費に及ぼす影響の大きさや住民のQOLに及ぼす影響の大きさと事業の対象者の多さの「積」で評価する。例にあげた「透析患者が多い」という課題は医療費やQOLへの影響が大きく，対象となるCKD患者も少なくないという点で，重大性は大きいということになる。課題の改善可能性については，効果的な塩分の制限と腎保護療法や運動療法により腎機能の低下を抑制できることが証明されてきており，改善可能性は十分にある。こうした分析により，CKD患者への介入による人工透析予防は優先順位が高い課題であると評価される。

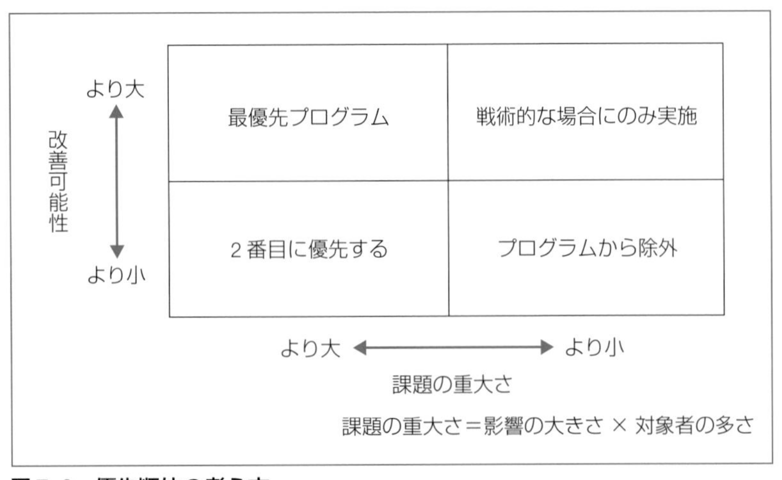

図7-2　優先順位の考え方

c 対象者の選定

投入できるマンパワーや予算の制約で，事業量に限りがあることが少なくないことから，事業の目的を達成するために最も効果的な対象者の選定を行う。

人工透析を予防するためのCKD対策の例では，推算糸球体濾過量(eGFR)がどの程度まで低下している人を対象にするのかを検討する。eGFRが60未満を対象にすると，対象者が多すぎてその一部しか事業の対象にできない。そこで人工透析の予防に最も効果的な対象として，1年間のeGFRの低下の速度が5 mL/分/1.73 m^2以上の急速進行性のCKD患者を選定する。このように，介入研究などに基づいて，最も効果が期待できる対象を選定する。

d 事業目標の明確化

事業の目的を達成するために，事業の優先順位や対象者を明確にすることで，事業目標もより明確にすることができる。前述したような「人工透析患者を減らす」という目的の事業目標として，「新規人工透析患者を○○人減らす」といった目標を掲げることが多いが，1年間の事業の成果を評価するための指標としては適切ではない。5年間の事業目標としては適切であるが，1年間の取り組みで達成できる目標ではないからである。この事例では，「eGFRが急速に低下(1年間で5 mL/分/1.73 m^2以上)する人を○○人減らす」といった事業目標のほうが，1年間の事業の成果を適切に評価できる。

現状値から「○○人減らす」「○○％減らす」といった事業目標を設定する際に，問題になるのは現状値の把握である。現状値が把握できていないことを理由に事業目標から外すのは賢明ではない。本当に必要な事業目標なら，1年間かけてでも現状値を把握し，次年度以降の事業目標を明確にすべきである。

e 目標を達成するための条件の検討

事業目標が決まるとすぐに事業内容の検討を行うことが少なくない。しかし，事業目標の達成のために必要な条件を系統的に検討することが重要である。保健事業の多くは，事業目標の達成のために対象者に行動変容を促すものであることから，対象者の行動変容を実現するための条件を理解することが効果的な事業内容の検討につながる。

プリシード-プロシードモデルの提唱者であるグリーン(Green, L.W.)は，行動変容のために必要な，次の4つの要因(因子)をあげている。

1 準備要因

行動変容に取り組んでみようという気になるための条件で，自分の健康状態についての理解，生活習慣や行動をかえることによって得られる効果や負担感についての認識が準備要因に該当する。

たとえば，CKD 患者は，自分の腎機能がどの程度低下しており，このままの食事を継続していると5年後には人工透析が必要になるかもしれないことや，減塩をきちんと実践できれば人工透析を回避できることを理解すれば減塩に取り組もうという気になる。その一方で，これまでの経験から減塩により食事の楽しみがそこなわれ，実践がとてもつらいと思うと，患者は減塩に取り組もうという気にならない。こうした行動変容に伴う負担感を軽減できることを理解してもらうことも，改めて挑戦しようという気になるために非常に重要である。

2 強化要因

行動変容を継続させるために必要な条件のことである。行動変容に対する本人の肯定的な感想(ここちよさや体調の改善，達成感)と周囲の反応(情緒的支援)やサポート(手段的支援)が強化要因に該当する。

たとえばCKD 患者に減塩を継続してもらうためには，実際に1食あたり食塩3g 未満の食事を試食してもらい，それが十分においしいことを実感してもらうことや，減塩に取り組むことを家族も応援してくれること(情緒的支援)，そして，おいしく減塩できる調理方法を家族が学び，実際に家庭で提供してもらえること(手段的支援)などが必要である。

3 実現要因

行動変容の実践を容易にするために必要な条件となる要因である。行動変容の実践に必要な技術，その行動を促進する保健・福祉・医療サービスや施設へのアクセス，その行動の実践に伴う経済的な負担を軽減するための制度などが実現要因に該当する。

たとえばCKD 患者による減塩の実践を容易にするには，塩分を控えておいしく調理するための工夫や季節ごとの食材を使ったレシピが提供されることが有効である。また，1食あたり食塩3g 未満で，かつおいしい配食サービスが地域にあることが望まれる。さらに，こうした配食サービスの費用の半分を行政が負担することで，CKD 患者も利用しやすくなり，減塩の実践が期待できる。

4 環境要因

行動変容の実践を容易にする地域の物理的な環境が環境要因に該当する。

たとえばCKD 対策においては，適度な運動ができるよう，安全に歩ける歩道の整備やウォーキングコースなどが地域に整っていることが環境要因として重要である。

以上のような4つの条件について事業内容の検討前に，スタッフや関係者と確認し，対象者となる住民からもヒアリングを行って確認することが望まれる。また，これらの条件が実際に地域においてどれくらい充足されているのかも同様に確認する。その充足状況についての情報がない場合には，充足状況を把握するための調査を行うことも検討する。

こうした事業目標を達成するための条件とその充足状況を確認することで，事業を通して充足すべき条件が明確になり，より効果的な事業内容にすることができる。

f 事業内容・方法の検討

1 対象者の抽出と参加勧奨

選定された対象者を効率よく抽出し，事業に参加してもらう方法を検討する。多くは特定健康診査などの健診結果を用いて抽出することになるが，対象者に事業への参加を勧奨するタイミングや方法も重要である。健診結果の送付から間をおかず，文書・電話・訪問などをうまく組み合わせて多くの参加が得られるように工夫して事業への参加を勧奨する。

CKD対策の場合，特定健診などで血清クレアチニンを2年続けて測定している受診者から，1年間のeGFRの低下が5 mL/分/1.73 m^2 以上の人を抽出することになるが，ほとんど症状がない住民に対して，事業への参加を促す際には「ほうっておくと人工透析になる」といったおどしではなく，いま取り組むことで将来も自分らしい人生を送ることができることを強調することがポイントである。

2 事業内容の検討

前項のプロセスで明確になった条件をどう充足させるかを検討することで，具体的な事業内容と方法が決まる。充足すべき条件が複数ある場合には，複数の事業内容を検討することが必要になる。

CKD対策の場合，対象者に自分の腎機能について理解してもらう講座やおいしく減塩できることを体験してもらう試食会，調理を担当する家族が参加する，おいしく減塩できる調理方法の実習，効果的な運動を体験する運動教室など，いくつかのプログラムからなる一連の講座を企画することになる。一連の講座の運営において，参加者に役割を付与することで，参加者間の連帯や講座終了後の主体的な取り組みへと発展することも期待できる。

3 関係機関・団体へのはたらきかけ

事業の対象者となる住民へのはたらきかけだけでなく，事業目標を達成するために関係機関や団体などへのはたらきかけも必要となる。

CKD対策の場合，健診受診者のなかから対象者を抽出するだけでなく，医療機関を定期的に受診している患者のなかから，参加者の要件を満たす者を紹介してもらうことも必要である。そのため，地域の医師会にはたらきかけて，かかりつけ医の協力を得ることを検討する。

おいしい減塩食を実現するための調理の工夫やレシピの開発にあたっては，食物栄養科などを有する大学の支援を要請することを検討する。また，減塩食の試食や調理実習には，地域の食生活改善推進員の力を借りることを検討する。

おいしい減塩食の配食サービスが地域にない場合には，配食サービス業者に具体的な調理の工夫やレシピを提供して，1食あたり食塩3g未満でおいしい配食サービスの開発を要請することも検討する。その一方で，行政から補助が出るので，リーズナブルな価格でおいしい減塩の配食サービスが利用できることをかかりつけ医からCKD患者に紹介してもらうことも検討する。

g 費用対効果の検討

常勤職員の人件費も含めた費用からみて，妥当な事業規模であるかを検討する。CKD対策や介護予防の取り組みは，医療費や介護給付費の削減というかたちで効果を測定しやすいのが強みである。その一方で，QOLの改善といった金銭ではかりにくい場合に，効果をどうアピールするか工夫が必要である。

CKD対策の場合，事業の参加予定者数から，期待される透析導入回避者数を推計し，それにより削減できる医療費を算出し，事業費と比較することになる。

h 評価指標の明確化

1 アウトカム指標

アウトカム指標としては，事業の実施により改善を目ざすQOLや健康状態の指標，生活習慣や保健行動の指標，それを実現するための条件の指標などをあげる。この際，**図7-1**（168ページ）のような指標の階層構造を意識することがポイントである。QOLや健康状態の指標が改善しない場合，その理由を明確にするために，下位の指標の改善状況を分析することが有効だからである。

CKD 対策の場合，新規透析患者数の減少，急速に腎機能が低下するCKD 患者の減少，減塩に取り組む CKD 患者の割合，適度な運動を実践している CKD 患者の割合などがあげられる。

2 アウトプット指標

保健事業の実施回数や参加者数など，保健活動を量的に評価する。

CKD 対策の場合，各講座の参加者数，減塩配食サービス補助を利用している CKD 患者数などがあげられる。

3 プロセス指標

対象集団の特性の把握や優先順位の検討の有無，住民組織との協働，関係機関との連携の有無，利用者や事業にかかわるスタッフ・関係者の反応を確認しているかなど，事業のプロセスを評価する。

CKD 対策の場合，かかりつけ医からの紹介による参加者数，教室運営を支援する食生活改善推進員の数といった関係機関・団体の協力状況，教室における参加者の主体的な活動の状況などがあげられる。

4 ストラクチャー指標

マンパワーや予算，施設・設備の状況，制度や法制化の有無，関係機関や住民組織・団体との連携を促す協議会の有無など，保健事業を効果的に進めるための基盤となる体制を評価する。

CKD 対策の場合，専門医をはじめとする関係者が参加する CKD 対策協議会の有無，減塩配食サービスを提供する店舗数，減塩配食サービス補助制度の有無，などがあげられる。

3 事業計画の実施・評価

次の①～⑦を確認しながら，事業を実施する。事業計画の検討の段階で，効果的な事業とするために議論してきた内容を確認しながら実施することで，事業計画を最大限にいかすことができる。

①事業目的や事業目標を，スタッフや関係者と確認しているか？
②選定された対象者に参加をよびかけるための広報は適切だったか？
③参加者の個々のニーズを把握し，必要に応じて内容を変更したか？
④実施スケジュールは明確か？　日程的に無理はなかったか？
⑤かかわる職員の専門性が発揮できる役割分担であったか？
⑥地域の資源（人的資源を除く）が有効に活用されているか？
⑦事業を実施するうえで，参加者自身の役割があったか？

事業の実施においては，評価指標となる情報を収集しながら事業を行うことが重要である。事業に参加してくれた対象者の満足度や行動・生活習慣の変化などを把握するために，事業のたびに参加者に調査票を配布して，記入してもらうといった情報収集のしくみをあらかじめ検討しておくことがポイントである。また，事業に協力した関係機関職員や住民組織・団体のメンバーからも事業に参加しての満足度や事業の改善に向けた「気づき」などについてヒアリングを行うことも有効である。

4 事業化における保健師の役割

事業計画の策定など事業化における保健師の役割としては以下の4つがあげられよう。

■地域のニーズの的確な把握

保健活動を通して接する住民の姿やその声から，地域のニーズを把握するとともに，保健統計などの客観的なデータをもとに，地域の健康課題を明確にし，それらを解決するためにどのような事業が必要なのかを検討する。

■専門性をいかした事業計画の策定

地域の健康課題を解決するために，どのような条件が必要なのかを系統的に分析し，必要な条件を満たすために，どのような事業が効果的なのか，これまでの経験や文献などによって得られる情報をもとに，事業計画を策定する。こうした検討を同僚の保健師と一緒にするだけでなく，県型保健所の保健師に相談したり，大学の公衆衛生学講座などに相談したりするのもよい。

■関係機関・団体や住民組織との連携

事業を効果的かつ効率的に展開できるよう，日ごろのネットワークをいかして，関係機関・団体や住民組織と連携することも保健師の重要な役割である。それぞれの組織の強みをいかして，対象者への参加勧奨から事業への専門職の派遣まで，さまざまな場面で事業への協力が得られるようはたらきかける。

■事業の実施におけるプロセス評価

事業の実施に伴って得られる情報をもとに，事業が計画どおりに進んでいるのか，事業目標が達成できそうなのかを評価するプロセス評価は，現場で事業にかかわる保健師の役割である。参加者の態度や行動の変化，満足度，さらには，エンパワメントにつながっているかなどを確認する。事業ごとに調査票を配布して確認するだけでなく，事業のなかで，参加者やスタッフを直接観察することで確認することも重要である。

●参考文献

・ローレンス W. グリーン，マーシャル W. クロイター著，神馬征峰訳：実践ヘルスプロモーション――PRECEDE-PROCEED モデルによる企画と評価．医学書院，2005.

8章

公衆衛生看護管理

A 公衆衛生看護管理の基本

POINT

- 公衆衛生看護管理の目的は，①組織・地域の健康水準の向上，②職員や住民の権利の保障，③効果的・効率的な公衆衛生看護活動の実践である。
- 保健師は新任期から公衆衛生看護管理機能を担うことが求められている。
- 組織の理念や支援目的，情報を共有し，関係者と連携をはかりながら保健師活動を展開する。
- 人材育成の重要な要素は，人材育成方針・計画，ジョブローテーション，キャリアパス，キャリアラダー，自己研鑽である。
- 労務管理と合わせて予算管理，情報管理，業務管理も行う。
- 公衆衛生看護活動を展開する際にはさまざまな法令を遵守し，それと照らし合わせながら行動する必要がある。

1 公衆衛生看護管理とは

a 公衆衛生看護管理の目的・機能

公衆衛生看護活動の目的は，住民の健康の保持・増進の支援である。公衆衛生看護管理はこの目的を達成するために保健師が行う管理機能の総称である。以下で公衆衛生看護管理の目的と機能について概説する。

1 組織・地域の健康水準の向上

地方公共団体で働く保健師は，地区担当制を中心としながら業務担当制を併用して所属組織や所管地域の住民全体の健康の保持・増進を目ざし活動している。そのために，個人の健康問題と集団・地域の健康問題を関連づけて検討し，地域にひそむ健康の不平等の解消などに取り組む。その目的達成のために行う支援活動の進行管理や，関係職種との連携・調整をはかることは，公衆衛生看護管理の重要な機能である。

2 職員や住民の権利の保障

日本国憲法にはいくつかの権利が定められている✚。保健師の支援対象者は，さまざまな生活や健康上の問題をもって生活しているため，気づかないうちに権利を侵害されている場合や，みずからが親族の権利を侵害している場合がある✚。支援対象者のアセスメントや支援において，

✚ プラス・ワン

日本国憲法が保障する権利

日本国憲法では，第13条が規定する基本的人権以外に，次の権利が定められている。

- **社会権**：生存権(第25条)，教育を受ける権利(第26条第1項)，勤労の権利(第27条第1項)，労働基本権(第28条)
- **精神的自由権**：思想・良心の自由(第19条)，信教の自由(第20条)，表現の自由，集会･結社の自由(第21条第1項)
- **経済的自由権**：職業選択の自由，居住移転の自由(第22条第1項)，財産権(第29条)
- **人身の自由**：適正手続を受ける権利(第31条)，不法な身体拘束からの自由(第33条)など

対象者・親族・関係者の1人ひとりの権利をいかに保証するかという視点が必要である。そのための情報管理や人材育成は，公衆衛生看護管理の目的であり，大きな要素である。

> **プラス・ワン**
> **支援対象者の権利の侵害**
> 高齢の母親が認知症となり，同居している精神障害者の息子が十分に母親の世話を行うことができない事例では，母親自身の生存権がおびやかされることだけでなく，支援者側が息子に母親のケア提供者となってくれることを暗に期待していることがある。しかし，息子の障害者として生きる権利や適切なケアを受ける権利が侵害されているおそれがある。

3 効果的・効率的な公衆衛生看護活動の実践

予算管理や評価を含む業務管理を通じ，効果的・効率的な活動をすることも公衆衛生看護管理の目的である。多くの行政サービスは無料であり，保健師も提供したケアへの対価を得ていない。しかし，行政サービスの原資は税金であり，多くの地方公共団体は厳しい財政運営を余儀なくされている。そこで「最も少ない費用で最も多くの効果が期待できる」費用対効果にすぐれたサービスや支援を提供する努力が必須である。

たとえば，誰を優先的に支援すれば最も効果的か，管轄地域の住民に共通している健康問題を効率的に解決する方法はなにかを考え，実行していくことが重要である。また多くの組織では年度末に事業評価を行っているが，その結果を次年度以降の事業などの改善に確実に反映させるよう実践していく必要がある。そのために保健師は，日ごろからPDCAサイクルを確実にまわすことをつねに意識する必要がある。

b 公衆衛生看護管理の機能の概要

日本看護協会は2005(平成17)年に「平成15年度・16年度 保健師に求められる看護管理のあり方検討小委員会報告書」において，公衆衛生看護管理の機能を10項目に分類した。すなわち，①事例管理，②地区管理，③事業・業務管理，④健康危機管理，⑤予算編成，⑥組織運営管理，⑦予算管理，⑧人事管理，⑨情報管理および⑩人材育成である。

1 初任期から担う実務的管理機能

保健師は初任期から，①事例管理，②地区管理，③事業・業務管理を担い，経験年数にかかわらず担当地区内の住民の健康の保持・増進に責任をもって活動することが求められる。近年は，支援対象者本人だけでなく家族も健康問題をかかえていて家族全体への支援が必要な場合や，複数の健康問題が重なり支援をするうえでのむずかしさをもつ困難事例が増加している。このため保健師には新任期からケアコーディネートを行うことが求められている。また関係機関の担当者と協力しながら短期目標や長期目標をたて，適宜修正しながら個別事例を支援したり，関係者会議の開催により情報共有や支援方針の明確化，役割分担を行う。

③事業・業務管理では，所管している事業(母子，成人，精神，高齢者，感染症，難病など)における事例管理や地区管理を通して把握した地域の健康問題が改善されるように，事業の企画・立案，実施，評価をする。

2 職位に付随する管理機能

上位職には，組織内でより一層管理機能を果たすことが求められる。前述した⑤予算編成，⑥組織運営管理，⑦予算管理，⑧人事管理，⑩人材育成はその好例である。これらは昇進を機に急にできるようになるものではない。初任期から積み重ねてきた個別事例への支援や関係者との信頼関係の構築，地域でケアを担う人材の育成などを通じ，徐々につちかわれる。予算についても，初任期は担当事業の運営に必要な予算に関する理解を深め，経験を経るにしたがって予算編成の時期や方法論を習得していく。

また，⑩人材育成は，保健師職のみならず地域ケアを担う専門職やボランティアについても組織の方針とすり合わせて取り組む必要がある。

3 基盤となる基本的な管理機能

いつなんどき健康危機が発生するかわからないため，④健康危機管理は保健師にとって備えるべき基本的な機能である。日常の保健師活動でできていないことは，非常時に急にできるわけではない。日ごろから危機に備える視点をもって活動することが重要である。

⑨情報管理は保健師活動を効果的・効率的に行う際だけでなく，個人情報の保護など組織の信頼にかかわる重要な機能である。必要な情報をもれなく収集・整理するとともに，個人情報の漏洩や紛失には細心の注意をはらう必要がある。近年，住民からの情報開示請求により保健師の支援記録などが情報公開される場合があるため，開示が必要になった場合に支障がないように，記録を作成しておく必要がある。

4 統括保健師の役割

2013（平成25）年の通知「地域における保健師の保健活動について」において，「保健師活動を組織横断的に総合調整及び推進し，技術的及び専門的側面から指導する役割を担う部署を保健衛生部門等に明確に位置付け，保健師を配置するよう務めること」と記されたことをきっかけに，各地方公共団体で**統括保健師**の配置が進められるようになった。また，2016（平成28）年に発表された報告書「保健師に係る研修のあり方等に関する検討会最終とりまとめ」[1]によると，統括保健師の役割は，①保健活動の組織横断的な総合調整・推進，②技術的・専門的側面からの指導・調整，③人材育成の推進の3つに整理されている。つまり統括保健師は，公衆衛生看護管理の機能の10項目を十分に発揮しつつ，地域のさまざまな課題を効率的・効果的に解決していくために各部署との連携・調整や人材育成を担うことが期待されている。

2 組織運営と管理

a 組織目的，各部門の役割，指示系統の確認

多くの保健師は保健福祉部門に配置されている。日常業務は係や課のなかで完結することが多いが，行政組織で働く一員として円滑に仕事をするためには，組織全体の理念や役割，指示系統について理解しておくことが重要である。

1 組織の理念・目標の明確化と共有

行政では民間企業と同様に組織運営の理念＋を設定し，それを行政組織内外に公表・共有することで，住民から信頼される組織づくりと生活しやすいまちづくりに努めている。各部署・職員はこの理念にのっとり，具体的に設定された目標達成に向けて住民にサービスを提供している。日常業務に追われていると組織の理念や目標を忘れてしまいがちだが，つねにこれらを念頭において活動する必要がある。

2 組織体制の整備，必要な人員の確保

行政は，首長をトップとして専門分野と担当する事務内容（所掌事務）＋ごとに部や局・課・係に分かれており，ヒエラルキー構造をなしている。また事務分掌に記載されている所掌事務に応じて業務量が算定され，人員配置が決められている。新たな施策や事業を開始する際には，そのことが事務分掌に追記される。現在の職員数に加えて再任用職員や非常勤職員を配置しても十分に対応できない場合に，増員が認められる。

3 職務・権限・責任の明確化

行政組織では，組織によって所掌事務が定められているが，役職によってもその職務や権限，責任が明確化されている。たとえば1つの事業を企画・立案する場合，最も下位の職員が起案し，関係者や決裁権をもつ上司に実施の可否を確認する。通常業務では所属部署の課長が決裁する。つまり，課長が事業実施の可否を判断し，その実施について責任を負う。このため，誰がどのような権限や責任をもっているのかを明確化しておく必要がある。

4 組織の意思決定，指揮命令系統，コミュニケーション

組織における指揮命令系統は，通常は**上意下達型**（**トップダウン型**）である場合が多く，意思決定も同様である。すなわち首長→（副首長）→部局長→課長→係長→係員の順で，上層部で意思決定されたことがより下位の職員に伝達され，実行される。

＋ プラス・ワン

組織の理念
組織の理念は，組織が目ざす方向性を端的な言葉で表現されることが多く，「ビジョン」といわれることもある。この理念を具現化する方策として政策・施策が定められ，事業（サービス）として提供される。

所掌事務
おもに行政機関の各部局などにおいて行われる，法令で定められた特定の事務のことをいう。

一方，**ボトムアップ型**では第一線の職員から自分よりも上位の職員に向けて情報や意見を発信し，その判断をあおいでいく。野中らは，さらに係長や課長といった中間管理職が上層部と第一線職員をつなぐ役割を担っていることに着目し，「ミドル・アップダウン」型と命名している[2)]。

ビジネスマナーの基本としてよく「ホウ・レン・ソウ」といわれるが，「報告」「連絡」「相談」は組織におけるコミュニケーションで最も重要である。指示・命令に従って行った業務については，必ず報告書や復命書の作成・提出によって遂行状況を上司に報告しなければならない。

5 リスクマネジメント（組織・個人），苦情対応

■リスクマネジメント

リスクは，発生が予測される危機を意味し，健康危機・暴力・苦情などさまざまな内容が含まれる。とくに健康危機は9章Aで述べるようにさまざまなものがあり，多くの行政組織では防災計画を立案したり，健康危機発生後も必要最小限の事業を継続するために，**事業継続計画**（business continuity plan：**BCP**）を策定したりしている⊞。

■職員に対する苦情・暴力への対応

行政はサービス業のため，関係機関や住民からの苦情は避けられない。日常業務の改善のヒントとなるような苦情もあれば，不当な要求や行政として対応しきれない内容までさまざまである。苦情への対応の原則はけっして1人で対応しないことである⊞。不当要求や危機管理の対応マニュアルが整備されている場合には，それにのっとり複数で対応する。

保健師などの支援者が支援サービスを提供している際に対象者から罵声や暴言をあびたり，暴力を受けるなど予期せぬ事態に遭遇することがある。暴力などを受けたときにはただちに上司や管理職に報告し，管理職は組織全体の危機管理案件として対応する。また状況に応じて職員のケアを行う。組織的に暴力などを防止するリスクマネジメント体制や対応マニュアルを日ごろから整備し，組織全体で共有しておく必要がある。

b 他部門との連携，情報の共有，協働

1 行政内の他部門や地域の関係機関などとの連携⊞

地域で生活する住民の健康・生活問題は多岐にわたっており，その解決には関連するさまざまな部門の職員と協働することが必要となる。行政内の関連部署だけでなく，庁外の医療機関，訪問看護ステーション，高齢者施設，警察，消防，自治会などさまざまな関係機関と協働して課題解決にあたることが少なくない。

⊞ プラス・ワン

BCPの例

たとえば大規模な健康危機発生時に職員向けの研修事業は必要最低限の実施とし，乳幼児健康診査などの住民サービスを遅滞なく再開するような計画が事業継続計画に盛り込まれている。

苦情対応の基本

まず相手の訴えを落ち着いて聞き，要点を整理する。相手が逆上して職員に怒りをぶつけてくる場合もあり，身の安全を確保し，できるだけ2人以上で対応することが望ましい。電話では2人で対応することはむずかしいが，自分がいま困った状況にあることを周囲の同僚にメモ書きなどで知らせ，助言を求める。

相手の話を聞いたら，同僚や上司とともに組織としてどう対応するかを検討する。相手に対して，わからないことははっきりと「わからない」と伝え，すぐ回答できない場合にはいつまでに回答するか伝える。

行政内の他部門や地域の関係機関などとの連携

生活保護を受給している母親が，最近子どもを小学校に行かせていないというケースへの支援を考えてみよう。

この事例では，母子保健や児童虐待を所掌事務とする保健センター・子ども家庭支援センター・児童相談所などが関係者となる。また学務を所掌する課や通学先の小学校関係者，生活保護担当の福祉事務所職員，民生委員なども関与して支援する。

2 連携における情報の共有

連携において重要なのが情報共有であり，その手段として会議が開催される。会議では，おもに関係者間での情報共有，意見交換，業務の割りふりや役割分担の調整，合意形成や意思決定が行われる。複数の課の間の調整や意思決定が必要な案件も会議の場で検討される。たとえば基本計画や実施計画の策定，予算編成，条例や規則の制定改廃などに関する案件は，管理職を中心とした会議で検討される。具体的な作業の必要性が生じた場合には，作業部会やワーキンググループをたち上げ，たたき台を作成する。このたたき台は上位の会議で改めて検討される。

また個別支援においては，対象者とのかかわりの頻度によって関係機関のもつ情報量に差が生じたり，専門職の教育的背景や専門性の違いによって重視するアセスメント項目や支援方針が異なったりすることがある。このため電話や電子メールを用いた連絡や，庁外の関係機関に出向いて担当者と直接話し合うことにより，情報の共有とこうした問題の解消をはかっている。支援目的を関係機関どうしで共有し，各担当者の役割分担を明確にして，それぞれの具体的なかかわり方を決定するためには，関係者全員が出席する「会議」の開催が必要である。このような顔の見える関係づくりを進めることによって，支援や業務を円滑に遂行できる。会議では各関係機関や担当者の強みをいかしながら，互いの弱みをカバーし合い，たすけ合いを模索する努力が不可欠である。

3 人事管理

人事管理はおもに人事課（「職員課」など名称は組織によって異なる）と，管理監督的立場にある課長級や係長級の者が担う。組織全体のパフォーマンスを維持・向上させるためには，職員1人ひとりが健康であることが大前提となる。職員全員がたすけ合い，互いの成長につながる働き方を促すために，全体の業務量の調整や人材育成が必要である。

a ジョブローテーション

ジョブローテーションは，組織内の異なる部署で多様な経験を積み，知識や技術を習得するための人事異動を意味する。たとえば組織の方針として「10年間で3回の人事異動」を目安としている場合，職員は約3年おきに異なる業務を担う部署へ異動する。

人事異動は新たな職場に慣れるまではたいへんだが，新鮮な目で物事を見ることが可能になり，組織のさまざまな仕事や機能を体得していくことにも役だつなど，人材育成において重要な意義がある。保健師のジョブローテーションには異動先の仕事のやり方の改善に加え，新たな健康問題やその共通性の発見，個人の技術や能力の向上につながることが期待される。以前担当していた業務や地区と比較して，新たに担当する業務や地区の特徴を明確化することで，しだいに管轄地域全体を俯瞰(ふかん)的に見る力を養うことにもつながる。

b 労務管理

労務管理は，過重労働対策として長時間労働を予防・是正するために全体の人員配置，地区担当やおもな担当業務の割りふり，勤務予定表の作成など多岐にわたる。とくに管理監督者は，育児・介護中の者，傷病などで休職・復職する者に配慮した業務内容や業務量，勤務時間となるように調整する必要がある。

c キャリアパス，キャリアラダー

2016(平成28)年3月に厚生労働省は「保健師に係る研修のあり方等に関する検討会」の報告書において，**保健師のキャリアラダー**として「自治体保健師の専門的能力に係るキャリアラダー」を5段階のキャリアレベルに分けて示した[1)]。

この「専門的能力に係るキャリアラダー」はすべての保健師に適用され，そのキャリアレベルは「所属組織における役割」「責任をもつ業務の範囲」「専門技術の到達レベル」の3項目にそって設定されている。一方で管理職の保健師については，「管理職保健師に向けた能力に係るキャリアラダー」を設け，そのキャリアレベルは，「係長級への準備段階」「係長級」「課長級」「部局長級」の4段階の職位別に区分されている。管理職保健師のこのキャリアラダーを各地方公共団体のもつ人材育成計画とどのようにすり合せていくかは，各組織にゆだねられている。

保健師として成長し，現場のスペシャリストとして活躍するか，管理職としての道を歩むかは，それぞれの保健師個人の意向や適性を考慮したうえで決める必要がある。その際に保健師として成長するプロセスにおいて，どのような経験を積む必要があるのかを可視化した**キャリアパス**などを個々の保健師と共有する必要がある。

人材育成を進めていくうえで統括保健師の配置が重要になる。統括保健師が，保健師の人事異動についてどの程度意見を言うことができるかによって，地方公共団体におけるキャリアパスの運用状況は異なる。

d ワーク・ライフ・バランス

ワーク・ライフ・バランスとは，仕事と仕事以外の生活の調和がはかれる状態のことをいう。そのバランスは職員1人ひとりによって異なる。

プラス・ワン

職場におけるメンタルヘルス対策

2000(平成12)年に厚生労働省から「**事業場における労働者の心の健康づくりのための指針**」が出され，①セルフケア，②ラインによるケア，③事業場内産業保健スタッフなどによるケア，④事業場外資源による4本柱が示された。

2006(平成18)年の労働安全衛生法の改正により，長時間の時間外・休日労働を行った者に面接指導などが義務づけられた。2014(平成26)年の同法改正では，常時使用する労働者に対する年1回ストレスチェックの実施と，高ストレスの者が申し出たときには医師による面接指導の実施が事業者に義務づけられた。また医師の意見を勘案し，必要がみとめられる場合には就業上の措置を講じる必要性も明記された。

キャリアラダー

従来の経験年数による区分ではなく，個人の能力の成長過程に応じた段階的な区分。

保健師の活動領域

キャリアラダーでは保健師の活動領域について次のように整理している。

自治体保健師の専門的能力に係るキャリアラダー

保健師が実践する活動を6つの領域(①対人支援活動，②地域支援活動，③事業化・施策化のための活動，④健康危機管理に関する活動，⑤管理的活動，⑥保健師の活動基盤)に分け，各領域において求められる能力を示した。

管理職保健師に向けた能力に係るキャリアラダー

管理的活動の3項目(①政策策定と評価，②危機管理，③人事管理)について，求められる能力を示した。

キャリアパス

ある職位や職務につくのに求められる業務上の経験とその順序などの道筋を可視化したものである。

育児や介護などのライフイベントの発生によっても左右されるため，職員それぞれが柔軟かつ多様な働き方を認め，「お互いさま」という気持ちをもって勤務できるような職場風土づくりが必要である。管理監督的立場にある保健師は，労働安全衛生法の安全配慮義務を具現化し，職員1人ひとりの健康と安全をまもるとともに，彼らが生活スタイルに合った働き方を選択できる環境づくりを心がける必要がある。

プラス・ワン

人材育成への統括保健師の関与
今後，各地方公共団体においては統括保健師を中心に，保健師が専門性を深めるためのキャリアパスと，管理職としての能力も身につけていくためのキャリアパスを明確化し，どの部署でどのような経験を積んでいくのか人材育成計画と照らし合わせながら運用していく必要がある。

職員の人事評価
国家公務員法では，人事評価について「任用，給与，分限その他の人事管理の基礎とするために，職員がその職務を遂行するに当たり発揮した能力及び挙げた業績を把握した上で行われる勤務成績の評価をいう」と位置づけている。

e 人事評価

1 人事評価制度の導入・施行

人事管理とともに重要なのが人事評価＋である。地方分権の流れを受け，効率性や効果を重視し，人口減少に伴う将来的な職員数の削減も視野に入れつつ，能力の高い国家公務員の育成を目ざし，2009（平成21）年に「人事評価の基準，方法等に関する政令」が定められた。その後，地方公共団体に人事評価制度の導入を義務づけた改正地方公務員法が2016（平成28）年4月1日から施行され，地方公務員にも適用された。

内閣人事局・人事院の人事評価マニュアルによると，人事評価の目的は，「任用，給与，分限等あらゆる側面で活用する能力・実績主義の人事管理を行う基礎」として適材適所の人材配置などを実現することと，「人材育成・組織パフォーマンスの向上」である[3)]。こうした公務員への人事評価制度の適用は，人事評価を人材育成や組織の活性化に活用しようという流れである。

2 人事評価の実施

人事評価は，まず年度当初に職員自身が目標設定や自己評価を行う。その後，定期的に管理職との面接を通して，公平に評価される。評価結果は昇格，昇給，人材育成などに反映される。公務員として，また公衆衛生看護の担い手である保健師として，自分のたてた目標を念頭におき，誰のためにどのように働くのかを考え日常業務にあたる必要がある。

4 人材育成

a 保健師教育

1 保健師教育制度の変遷（表8-1）

本巻10章Aで記したように，大正時代に始まった保健婦事業は昭和時代に入り進歩をとげた。その一方で，保健婦以外のさまざまな名称が使われ，その技術・知識も一定でなかった。そこで保健婦の業務内容，

表 8-1 保健師教育に関するおもな法令の制定・改正

年	法令の制定・改正	内容
1941年	保健婦規則制定	高等女学校卒業者を対象とするコースと助産婦または看護婦に対する1年間の上乗せ教育
1948年	保健婦助産婦看護婦法制定	看護婦国家試験合格者に対する1年間の教育
1951年	保助看法改正	教育年限を6か月に短縮
1993年	保助看法改正	「保健士」の名称創設
2001年	保助看法改正	「保健師」へ名称変更
2006年	保助看法改正	保健師免許取得には看護師免許取得が必須化
2009年	保助看法改正	教育年限が6か月以上から1年以上に変更

免許の内容およびその取得などの規定を定めたのが，1941(昭和16)年に制定された**保健婦規則**である。

第二次世界大戦後の1948(昭和23)年には，保健婦をはじめ助産婦・看護婦の業務や免許の取得の内容およびその取得などの規定を定めた**保健婦助産婦看護婦法**(以下，保助看法)が制定された。保助看法により保健婦免許の当初の要件は看護婦国家試験合格者で教育期間1年と定められていたが，1951(昭和26)年の改正で6か月に短縮された。2001(平成13)年の同法改正で「保健師」の名称に統一されるとともに，2009(平成21)年の改正で教育年限が6か月以上から1年以上に変更された。

当初は養成所や短期大学専攻科がおもな保健師養成機関であったが，1990年代末ごろには大学での養成数がこれらを上まわり，現在では大半の保健師が大学で養成されている。

2 保健師教育課程の現状

1951(昭和26)年に保健師助産師看護師学校養成所指定規則(以下，指定規則)が制定された。同規則により保健師の教育内容は詳細に定められた。それ以降も保健師教育の充実のために，同規則の改正が行われている(**表 8-2**)。1996(平成8)年の改正では保健師・看護師免許を同時に取得する統合カリキュラムが主流となった。2008(平成20)年の改正では保健師教育の充実がはかられるとともに，2011(平成23)年の改正で修業年限が1年以上に引き上げられた。これを機に保健師教育の選択制や大学院における保健師教育が開始された。

b 継続教育

継続教育は，基礎教育で学んだ内容をふまえ，保健師の資質向上のために実践に即したかたちで専門知識や技術を習得することを目的とする。**OJT** (On the Job Training：**職場内研修**)と **Off-JT** (Off the Job Training：**職場外研修**)に大別される。その土台となるのが日ごろの

プラス・ワン

OJT と Off-JT

OJT (職場内研修)

職場の上司や先輩が下位の職位の者や後輩に対し，日常業務を通じてその遂行に必要な知識や技術などを計画的かつ継続的に指導し，修得させることによって彼らの能力育成をはかろうとする活動全般のことである。実践活動をふり返り，改善点を次の実践にすぐにいかすことができる。

Off-JT (職場外研修)

職場外で開催される自主的勉強会・研究会・学会などへ参加することで，OJT を補完する役割がある。最新の技術や知識を学ぶだけでなく，みずからの活動を客観的にとらえ直す，人的ネットワークの構築や先駆的な取り組みの事例を学ぶ，参加者どうしが互いに学び合うという意義もある。

表 8-2　保健師助産師看護師養成所指定規則の保健師教育に関するおもな改正点

改正年	おもな改正点
1996 年	•「公衆衛生看護学」→「地域看護学」へ用語変更。 •「健康管理論」を「地域看護学」の活動論の一部として統合。 •実習は「地域看護学実習」とした。
2008 年	•「地域看護学概論」に産業保健・学校保健を含むことを備考欄に明示。 •「地域看護学」を①個人・家族・集団の生活支援，②地域看護活動展開論，③地域看護管理論に区分。 •「保健福祉行政論」の単位を 3 単位として，政策形成過程についての演習を留意事項として記載。 •「地域看護学実習」は 4 単位とし，保健所・市町村での実習を含むこと，継続した訪問指導を含むことを備考欄に明示。
2011 年	•「地域看護学」→「公衆衛生看護学」に再度変更 •①個人・家族・集団の生活支援→個人・家族・集団・組織の生活支援，②地域看護活動展開論→公衆衛生看護活動展開論，③地域看護管理論→公衆衛生看護管理論に変更。「公衆衛生看護管理論」の備考欄に「健康危機管理」を含むことを明示。 •「地域看護学実習」4 単位→「公衆衛生看護学実習」5 単位へ増加。
2021 年	•「公衆衛生看護学」16 単位→18 単位，「保健医療福祉行政論」3 単位→4 単位とする。

自己研鑽である。これにジョブローテーションを組み合わせ，日常業務をより円滑に進めるための最新の知識と技術を兼ね備えているように，つねに保健師としての力量をアップデートしつづけることが求められる。

保健師には現任教育の研修として，新任期・中堅期・管理期・統括保健師といった各職層別研修，昇進時の特別研修，母子保健や難病保健といった分野別の専門研修などがある。2011（平成 23）年には厚生労働省から「新人看護職員研修ガイドライン―保健師編」が示された。保健師編のガイドラインは，新人保健師を対象にした研修の体制整備を目的に作成されたもので，能力ごとの具体的な到達目標が明示されている。

地方公共団体の現任教育体制をみると，新任期保健師にプリセプターを配置したり，退職したベテラン保健師を再任用により雇用し，新任期保健師の育成要員として活用したりしている。先輩がつちかってきた保健師の実践知の伝承をいかに行うかは重要な課題である。

C 人材育成方針・計画の策定

2009（平成 21）年に保健師助産師看護師法と看護師等の人材確保の推進に関する法律が改正され，生涯にわたる研修が明記された。時代の流れに合わせて法律や政策は改変され，公衆衛生看護における課題も変化していく。こうした変化に対応できる技能を習得するため，組織として中・長期的な人材育成方針やその計画を策定・改変することが不可欠である。

新規採用者をいつどの程度雇用するのかという見通しをもつことは，人材育成計画と深く関連している。なんらかの理由で新規採用が途絶えると保健師の年齢構成がいびつになり，中堅層が極端に少なくなったり，ベテラン保健師が大量退職しても下の世代が十分に育っていないという事態をまねくことがある。将来の統括保健師候補となる若手保健師の育成についても，計画的に進める必要がある。このため，10年後，20年後を見すえた長期的な採用計画をたてて実行していく必要がある。

d 自己研鑽

保健師は，専門職として最新の知識と技術を身につけ，住民の支援にあたる必要がある。学会やセミナーなどに参加したり，日常的に保健医療福祉関連の専門誌に目を通すといった継続的な学びだけが自己研鑽ではない。新聞を毎日読む，地域の活動に参加するなど，自分自身のあらゆる生活行動が仕事に生きてくる。

地方公共団体に勤務する保健師にとって研修は公務として扱われるため，看護師のように自費で研修や学会に参加したり，専門書を買うという文化が比較的定着しづらい。しかし，つねに学会誌などに目を通して最新の情報や実践方法を学び，日常業務にいかすことが不可欠である。

保健師は，組織のなかでマイノリティであり，なにをやっているか理解されづらい仕事である。保健師活動を「見せる」手段として学会で日ごろの活動の成果を発表したり，報告書にまとめたりする努力が必要となる。管理的立場にある保健師は，庁外の組織が主催する研修会や学会の開催案内が届いたらそれらを回覧し，どの職員にどの研修や学会に参加してもらうかを本人と相談しながら計画することも必要であろう。

もっと学びたい気持ちがわいてきたら大学院への進学も視野に入れるとよい。実践をふまえて理論を学び直し，研究的な視点をもつことは専門職として重要な体験で，将来の実践に確実にいかされる。よりよい実践を行うために専門職は生涯勉強を続け，自己研鑽しつづけることが不可欠である。毎日自分の仕事ぶりをふり返り省察する時間のほかに，自分の能力と可能性をのばす努力を続けることを習慣化する必要がある。

5 予算管理

a 保健事業の予算編成

1 予算編成の一般的な流れ（図8-1）

予算は，「一定期間の財政支出と財政収入の見積もりを数字で表したもので，将来の一定期間における行政の行動計画を示すものである」[4]。国・地方公共団体の予算[+]は4月1日～翌年3月末日を会計年度とする。

予算編成の大まかな流れは，①予算編成方針の通知→②各部課で義務的・経常的経費などを計上→③予算要求書提出→④財務部門の査定→⑤首長査定→⑥予算案の議会提出・審議→⑦議決により次年度予算成立，となる。多くの場合，秋ごろに出される財政部門の長の「予算編成方針」

プラス・ワン

予算の原資と使途

予算の原資は住民がおさめた税金である。そこで，予算編成にあたり，1円も無駄づかいしないこと，限られた予算の枠内におさまるよう，効果的な事業運営となるように設計することが求められる。

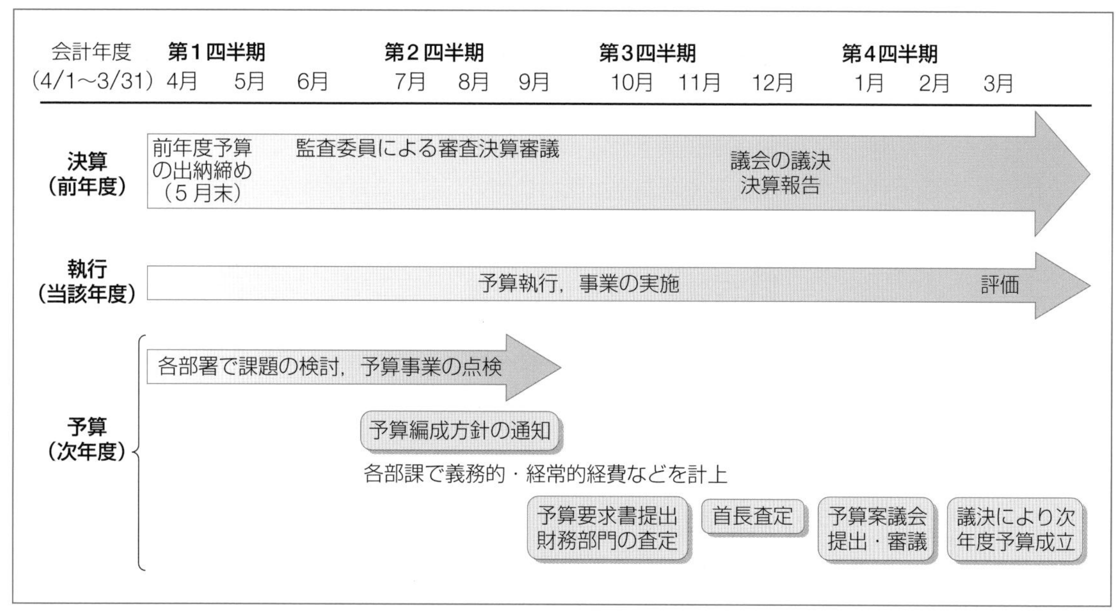

図 8-1　地方公共団体における予算・決算の流れ

を受け，予算案が各部署で作成される。

各部署では予算案を取りまとめると，財政部門あてに予算要求書を提出する。財政部門では，提出されたすべての予算案を点検する。義務的・経常的経費とよばれる毎年必要な予算は，「前年度どおり」として認められる場合が多い。しかし新たに計上された予算については，しばしば財政部局職員によるヒアリングが行われ，その必要性を厳しく査定される。こうして財政部門の査定を経た予算案は，首長の査定を受けたのち，議会に提出・審議される。議会で予算案が可決されると，晴れて「○年度予算」として成立し，新年度の4月1日から執行できる準備が整う。予算成立後に各課は予算を執行する手続きをとるが，予算執行権は地方公共団体の長が有するものである。

2 地方公共団体の予算を取り巻く状況

人口減少や厳しい経済情勢により，近年の地方公共団体を取り巻く財政状況は厳しさを増している。地方公共団体の財政状態を示す経常収支比率は，2020(令和2)年度の全体値で93.4%となっており，経常収支比率80%以上の団体は，市町村では1,612団体(全体の93.8%)，都道府県では47団体と，財政の硬直化が見受けられる[5)]。各地方公共団体では財政の健全化を目ざし，常勤職員の配置を減らし非常勤職員を配置する，民間事業所に委託する，事業を廃止するといった見直しや評価を年度末に行い，保健衛生費などの削減をはかっている。

近年，国の予算編成では概算要求基準(シーリング)が前年度予算を下

プラス・ワン

予算案の作成作業

毎年継続的に実施されている事業は，まず予算計上される。例年どおりであれば予算案の作成は比較的容易である。しかし管轄地域内で大規模マンションの建設が進み，ファミリー世代の転入や出生数の増加が見込まれる場合，乳幼児健診の回数を増やす検討が必要である。人件費や消耗品費も上のせして計上する必要が発生する。このような場合には，あらかじめ関係各課との調整や理由書の作成などが必要となる。

経常収支比率

地方公共団体の財政構造の弾力性をはかる指標である。

経常収支比率の算出方法は，毎年度経常的に支出される経費(経常的経費という。人件費・扶助費・公債費などが該当)にあてた一般財源の額が，毎年度経常的に収入される一般財源(経常一般財源のこと。地方税・普通交付税などが該当)と減収補填債特例分および臨時財政対策債の合計額に占める割合をみる。

すなわち，この指標は経常的経費に経常一般財源をどの程度あてているかをみるものであるため，経常収支比率が高いほど財政構造の硬直化が進んでいると判断する。

まわるように「マイナスシーリング」が推奨され，予算を圧縮することに重きがおかれている。地方公共団体の予算編成も同じで，下準備として春から夏にかけて，前年度の行政評価や事業評価に基づき次年度の予算編成が協議される。大規模な事業は数年かけて計画されることもある。法改正や新制度の開始に伴い，新たな保健事業が実施されたり，既存の保健事業が再編・実施見直しや中止されることもある。

3 保健師の事業化と予算

保健師が事業化を試みる際に予算に関する留意点は次の3点である。

■「なぜその事業を行政として新たに実施する必要があるのか」を明確化する

毎年必要な義務的経費や法定事業であれば予算計上と査定は比較的スムーズに進められるが，新規事業となるとその必要性が厳しく吟味される。あらかじめ実態調査などのデータをまとめ，多くの住民ニーズがあることを明示できる資料を整えておく必要がある。また緊急性が高いか，ほかの事業や民間サービスで代替できないか，首長の施政方針や地方公共団体の長期計画との整合性にずれはないか，どのような効果が期待されるかなども事前に検討しておくとよい。

■獲得しようとする「予算の種類」に気をつける

国のモデル事業の予算は，2～3年などの期限が決められた時限付き予算であることがほとんどである。また国や都道府県から補助金事業が下りてくることがあるが，これも時限付き予算である場合が多い。このため補助金の終了時点で地方公共団体内の予算からどのように事業費を確保するのか，事業の継続に関する見直しや評価をいつどのように進めるのか，事業を実施する前に計画し，見通しをつけておく必要がある。

■国の政策や法令，社会情勢を根拠として活用する

地域の健康問題は社会情勢に大きく影響される。国もそのことを意識した政策や法令の整備を進めている。保健師のアイデアを具現化していくためには，「保健師だけが新規事業を必要と思っているのではない。国や社会の流れをみてもこの新規事業は必要とされている」という裏づけがあったほうが上司や財政部門の賛同を得られやすい。

なお，人材育成に関する予算獲得を試みる際も保健事業と同様の点を留意するとよい。研修予算を削減しながら人材育成を進めていくには，庁外の組織，大学，学会，研究機関などが主催するセミナーや研修会の情報を積極的に収集し，職員の参加を促すような工夫も必要である。

b 予算の執行管理，評価

予算は原則4月1日から翌年の3月31日までの会計年度内に執行され，

住民に対してさまざまな公共サービスや保健事業として提供される。年度途中で予算の追加(たとえば自然災害への緊急対策の予算など)が必要になった場合には**補正予算**を編成し，審議・可決を経て執行する。原則として翌年度に予算を繰り越して執行することは特別な場合を除いて認められないので(財政法第12条，地方自治法第220条3)，年度ごとに予算を計画・執行する必要がある。

予算が正しく執行されたかどうかは，翌年度の6月～9月ごろに監査委員が審査する(地方自治法施行令第5条)。定例議会の議決を経て前年度の決算報告が行われる。都道府県知事は総務大臣に対し，市町村長は都道府県知事に対し，決算報告を行い，住民にも広報などを通じて報告される(地方自治法第233条)。

予算の執行による効果や業績は，個々の保健事業の評価で査定される。各事業の評価は，翌年度の予算案作成に反映される場合もあるため，事業を実施する前の計画段階で評価指標を明確にしておく必要がある。事業の本来の目的と照らし合わせて，なにがどれだけ改善したのか，何人の健康問題の早期発見や発生予防ができたのかなど，具体的な指標として設定する必要がある。

プラス・ワン

補正予算

前年度に次年度の予算が編成される(これを当初予算とよぶ)。この当初予算が編成・執行されたあとに，社会・経済状況の著しい変化，突発的な自然災害や健康危機の発生，国の補助金の変動などの緊急かつやむをえない場合に補正予算として予算の追加・変更が行われる。

6 情報管理

a 情報公開制度

情報公開制度は，1982(昭和57)年に山形県金山町，神奈川県，埼玉県で相ついで公文書公開条例が制定されたことに端を発す。国は地方公共団体が制度化したあとの1999(平成11)年に，**行政機関の保有する情報の公開に関する法律**(情報公開法)を制定した。その目的は，行政機関の保有する情報の公開をはかることで国民への説明責務を果たし，国民の理解と批判のもとに公正で民主的な行政を推進することである(同法第1条)。その後，全国の都道府県・市町村で情報公開条例が制定され，行政が所有している行政文書を公開するしくみが整えられた。

行政文書とは「行政機関の職員が職務上作成し，又は取得した文書，図画及び電磁的記録(電子的方式，磁気的方式その他人の知覚によっては認識することができない方式で作られた記録をいう。)であって，当該行政機関の職員が組織的に用いるものとして，当該行政機関が保有しているものをいう」(情報公開法第2条第2項)。行政職員が作成したメモが行政文書にあたるかどうかは，ケースバイケースで判断される。

情報公開法では，日本国民のみならず外国籍の人や法人に対しても行政文書の開示請求を行うことを認めているが，個人情報や公共の安全などに関する情報などが含まれる場合，行政機関の長は開示請求を拒否できる。その際，開示請求者は不服申立てや訴訟をおこすこともできる。

プラス・ワン

開示請求

情報公開法に定められている不開示情報が記録されていない限り，原則として開示されることになっている。不開示情報には，以下の6つが含まれる。

①特定個人を識別できる情報(個人情報)
②法人などの正当な利益を害するおそれのある情報(法人情報)
③国の安全を害する，諸外国などとの信頼関係をそこなうおそれのある情報(国家安全情報)
④公共の安全と秩序維持に支障を及ぼすおそれがある情報(治安維持情報)
⑤行政機関の相互間・内部の審議・検討などに関する情報で，率直な意見交換，意思決定の中立性を不当にそこなうおそれのある情報(審議・検討情報)
⑥行政機関の事務などの適正な遂行に支障を及ぼすおそれのある情報(行政運営情報)

遺産相続などの裁判資料として，親族から弁護士を通じて保健師の支援記録を開示請求されることがある。記録は，保健師自身が見聞きした事実と，事実に基づくアセスメントとを区別して正確に書き残す必要がある。

b 個人情報保護の制度

経済協力開発機構（OECD）は，「プライバシー保護と個人データの国際流通についてのガイドラインに関するOECD理事会勧告」を採択し，**OECD8原則**として 以下の内容が盛り込まれた（**表8-3**）。これはのちの**個人情報の保護に関する法律**（個人情報保護法）および**行政機関の保有する個人情報の保護に関する法律**の制定（2003〔平成15〕年）に大きく影響を及ぼしている。背景には，海外のみならず国内でも高度情報通信社会が著しく進展し，個人情報の漏洩（ろうえい）事件が相ついだことや，2002（平成14）年の住民基本台帳ネットワークの稼働などがある。

近年では個人番号（マイナンバー）制度が開始し，個人情報の保護をいかに進めるかが地方公共団体において大きな課題となっている。なお，これらの法律において「個人情報」は，生存する個人に関する情報で氏名，生年月日その他の特定個人を識別可能なものを含むとされている。

表8-3　OECD8原則について

OECD8原則	内容	行政機関の保有する個人情報の保護に関する法律における位置づけ
①目的明確化の原則	データの収集目的を明確化し，データ利用は収集目的に合致すべきである。	（第3条）個人情報の保有の制限など， （第4条）利用目的の明示
②利用制限の原則	データ主体の同意がある場合や，法律の規定による場合を除き，目的以外に利用してはならない。	（第8条）利用および提供の制限
③収集制限の原則	データは適法・公正な手段により，かつ情報主体に通知または同意を得て収集されるべきである。	（第4条）利用目的の明示
④データ内容の原則	収集データは利用目的にそったもので，かつ正確，完全，最新であるべきである。	（第5条）正確性の確保
⑤安全保護の原則	合理的安全保護措置により，紛失・破壊・使用・修正・開示などから保護するべきである。	（第6条）安全確保の措置
⑥公開の原則	データ収集の実施方針などを公開し，データの存在，利用目的，管理者などを明示するべきである。	（第11条）個人情報ファイル簿の作成および公表 （第49条）施行の状況の公表
⑦個人参加の原則	自己に関するデータの所在および内容を確認させ，または異議申立てを保障するべきである。	（第12条）開示請求権 （第27条）訂正請求権 （第36条）利用停止請求権の各制度
⑧責任の原則	管理者は諸原則実施の責任を有する。	①〜⑦の原則を，行政機関またはその長の義務として規定。

（総務省：OECD8原則と対応する保護法の規定．による，一部改変）（http://www.soumu.go.jp/main_sosiki/gyoukan/kanri/question01.html）（参照2021-07-27）

プラス・ワン

ICT 活用に伴う個人情報の流出防止対策

地方公共団体では個人情報などの流出防止のため，次のような対策や規定をとっている。

- 個人の使用するパソコンをインターネットに接続できないようにしたり，接続できるサイトを制限したりする。
- 個人の使用するパソコンには，USB メモリを差し込まない。
- パスワードを定期的に変更する。
- 外部にメールを送付する際には，必ず上司を CC に入れてコピーを送信しなければメールを送付できない。
- 個人のメールアドレスは公開せず，課の代表メールを使用する。

C 公衆衛生看護活動における地域情報管理

1 ICT 活用の推進に伴う個人情報保護への対応

国の方針として **ICT**（**情報通信技術**）の活用が進められている。ICT は私たちの生活になくてはならないたいへん便利なものだが，個人情報の保護に留意しなければならない。地方公共団体では，個人情報の流出を防止するために，細かいルールが決められている。

近年においては携帯電話などで自分の日常生活を写真にとり，Facebook，Twitter，LINE などのソーシャルネットワーキングサービス（social networking service：SNS）を用いて仲間や第三者と共有することが1つの文化になっている。しかし公衆衛生看護活動において職場や訪問現場（臨地実習を含む）で見聞きしたことは，個人情報の漏洩につながるため，決して SNS に投稿してはならない。自分のとった軽率な行動が，組織全体への住民や関係機関の信頼を失墜させることになりかねないことを肝に銘じるべきである。

2 看護活動に関する地域情報管理，情報の収集・活用・発信

保健師には，さまざまな法律により守秘義務が課せられており，細心の注意をはらって個人情報の保護に努める必要がある（表 8-4）。保健

表 8-4　保健師活動に関連する守秘義務規定のある法律

法律名	条文
保健師助産師看護師法	第 42 条の 2　保健師・看護師・准看護師は，正当な理由がなく，その業務上知り得た人の秘密をもらしてはならない。保健師・看護師・准看護師でなくなったあとにおいても，同様とする。 第 44 条の 4　第 42 条の 2 の規定に違反して，業務上知り得た人の秘密をもらした者は，6 月以下の懲役または 10 万円以下の罰金に処する。
地方公務員法	第 34 条　職員は，職務上知り得た秘密をもらしてはならない。その職を退いたあとも，また，同様とする。 2　法令による証人，鑑定人等となり，職務上の秘密に属する事項を発表する場合においては，任命権者（退職者については，その退職した職又はこれに相当する職に係る任命権者）の許可を受けなければならない。 3　前項の許可は，法律に特別の定めがある場合を除くほか，こばむことができない。
精神保健及び精神障害者福祉に関する法律	第 53 条　精神病院の管理者，指定医，地方精神保健福祉審議会の委員・臨時委員，精神医療審査会の委員，特定医師，都道府県知事等が指定した医師またはこれらの職にあった者が，この法律の規定に基づく職務の執行に関して知り得た人の秘密を正当な理由がなくもらしたときは，1 年以下の懲役または 100 万円以下の罰金に処する。 2　精神病院の職員またはその職にあった者が，この法律の規定に基づく精神病院の管理者の職務の執行を補助するに際して知り得た人の秘密を正当な理由がなくもらしたときも，前項と同様とする。
感染症の予防及び感染症の患者に対する医療に関する法律	第 74 条　感染症の患者であるとの人の秘密を業務上知り得た者が，正当な理由がなくその秘密をもらしたときは，6 月以下の懲役または 50 万円以下の罰金に処する。
刑法	第 134 条　医師，薬剤師，医薬品販売業者，助産師，弁護士，弁護人，公証人またはこれらの職にあった者が，正当な理由がないのに，その業務上取り扱ったことについて知り得た人の秘密をもらしたときは，6 月以下の懲役または 10 万円以下の罰金に処する。

師を目ざす学生についても，地方公共団体で臨地実習をする際には，その地域で定められた個人情報保護条例を遵守する必要があり，臨地実習開始前に誓約書を提出することを義務づけているところもある。

地域で個別支援をしていると，近隣住民などから特定の個人の生活状況について相談を受けるなかで，「あの人はなんの病気なのか？」「ちゃんと病院に行っているのか？」「親族はいるのか？」など，個人情報に関する質問を次々と投げかけられることがある。不必要に当事者の個人情報をもらすことのないように細心の注意をはらい，保健師の立場で「言えること」と「言えないこと」を区別し，ときには「個人情報にかかわることについてはお答えできない」とはっきりと伝える必要がある。

また，家庭訪問や病状調査に出かける際も注意が必要である。個人の氏名や住所などを記載したメモ書きを道中で紛失すれば，はからずも個人情報の漏洩になってしまう。このため，訪問する相手方の氏名はメモ書きにしない，住所も一部の番地だけをメモしたものを持参する（すべての住所を記載しない）など，万一の事故発生に備えて予防的に準備することが必要である。また訪問かばんを自転車に置き忘れない，訪問かばんの盗難を防ぐために前かごにファスナー付きカバーを設置するといったことも徹底する必要がある。

一方，保健師活動のなかで把握した情報やアンケート調査について，個人名を特定できないかたちにまとめをして発信するという方法は，地域の健康・生活問題を可視化する際に昔からよく用いられてきた。たとえば地図上にマッピングする，統計資料化する，事例の一覧表を作成するなどの方法がある。これらのまとめは組織内で問題提起したり，保健活動の改善に役だてることができる。またその内容を学会で発表すると，ほかの地域の保健師や多職種から助言を得られたり，最新の先駆的活動に関する情報入手にもつながるため，同僚や上司の協力を得て積極的に行うとよい。

7 業務管理

a 業務計画の進行管理

1 組織および個人に関する必要量と稼働量

地方公共団体などの組織では，所掌する事務に応じて人事部門が人員配置を決定している。このため産休・育休や病休などにより長期休業の必要な職員が発生すると，業務を遂行できる体制を維持するために人事部門に対して各課の管理職が人員要求を行う。

各課では配置された人員（おもに常勤職員）のなかで事業の主担当者を決め，主担当者が事業を運営する際に必要となる作業量と人員数についてあらためて概算する。スタッフがフレキシブルに対応し，住民の満足度を少しでも高めるように全体の流れを管理する。

2 業務計画の作成・進行管理・評価

行政は「計画行政」といわれるように，なんのためにどの事業を何年かけて実施するのか，分野ごとに計画されている。担当部署では4月から3月末までの会計年度を3か月ごとに第1～第4四半期の4つに分け，事業や業務の実施計画を実行していく。半年ごとあるいは1年ごと進捗状況を把握し，遅れているところには，てこ入れする必要があり，計画の修正や見直しを行う。保健師にはPDCAサイクルをまわしながら事業を円滑に実施して当初たてた目標を達成し，住民の健康の維持・増進に寄与するような活動が求められる。

3 業務委託の管理

行政の事業には，地方公共団体が直営で事業を実施するほかに，社会福祉法人・社会福祉協議会・民間事業所などに業務を委託して実施する場合がある。委託の場合でも事業の責任者は地方公共団体である。

地方公共団体が人員不足である場合や，サービスの質の向上およびサービス提供の柔軟性などの側面で，直営で実施するよりもメリットが大きいこと，委託することによるデメリットが小さいことが業務委託の条件である。実際のところ，いったん事業を委託すると，再度直営に戻すには非常に労力がかかり，関係者を説得できる明確な理由がないと非常に困難である。このため委託するかどうかは，慎重に検討・決定する必要がある。

事業を委託すると，費用の請求のために結果票などが委託元の地方公共団体あてに送付されてくる。しかし，地区担当保健師の手もとにそれらの書類が届くまでに数か月かかるため，支援の必要な人をタイムリーに支援することがむずかしくなる。緊急対応が必要な場合には，委託先から直接地区担当保健師へ連絡がくるようなしくみを，委託を検討する際に同時並行的に検討し，システム化する必要がある。

また，業務委託した事業の評価として，当初の目的がどの程度達成されたのかや，委託先が契約内容をきちんとまもっていたのかについても評価を行う。これらの評価に基づいて，次年度以降も業務委託を継続するかどうかについて担当課内で検討を行い，同じ事業所に委託を継続する場合には適宜改善を求める。

プラス・ワン

人員配置の例：乳幼児健康診査

乳幼児健康診査の企画立案にあたり，前年度の出生数から逆算し，毎月の健康診査の回数などを決め，その予算をたてている。また，出生数から1回あたりの来所者数を予測し，従事する医師や非常勤職員，常勤保健師の必要人員数を算出し，人員配置表を作成する。

健康診査の当日に，予想よりも多くの来所者があった場合には応援人員を問診に配置して，待ち時間が短くなるように配慮したり，診察で長時間待たされている人には待ち時間に保育相談をするなどの工夫をする。

計画の進行管理の例：精神科治療中断者への支援

進行管理の例として，精神科治療中断者への支援を目的とした事業において，中期計画として隔年ごとに次のような計画をたてる。①1年目に精神科治療中断者の実態調査の実施，②2年目には精神科治療中断者のフォロー体制の構築の検討，③3年目にシステムを運用する。さらに各年度における4半期ごとの実施計画をたてて計画を遂行していく。

b サービスの質の評価・改善

1 サービスの質と量の評価

保健福祉事業を実施するうえで欠かせない視点が，サービスの質と量の評価である。ドナベディアン（Donabedian，A.）は，ヘルスケアサービスの質の評価を**ストラクチャー**（構造），**プロセス**（過程），**アウトカム**（結果）の3点から行うと説いている。これに**インプット**（どのくらい費用がかかるか），**アウトプット**（どのくらいの施策・事業量を行ったか）を加えている省庁もある。年度末に行政サービスの評価として事務事業（事業）について評価を行うことが一般化しており，定型の書式にのっとって記載する組織も多い。

■事業の評価

事業についての評価では，成果は**アウトプット**（どのくらいの施策・事業量を行ったか，参加人数，実施率など），**アウトカム**（結果としてどの程度問題をもつ人の割合を減少させたか，どの程度検査値が改善したか，医療費をどの程度削減できたかなど），**インパクト**（波及効果としてどのようなことが期待できるか）について検討する。また**構造評価**（**ストラクチャー評価**）として，スタッフや組織のしくみや体制，予算，他部署との連携などについて評価することも重要である。ここは働き方や業務のやり方の工夫をすることで改善できる部分が大きいところである。そして**プロセス評価**として，目標達成に向けてどのように事業が行われたのかという手順や実施過程を評価する。

■個別支援の評価

一方，個別支援についての評価では，事例検討会を通して，支援経過や関係者のかかわり方についてふり返るという方法がよく用いられる。ドナベディアンの評価項目すべてを網羅的に検討することは少なく，対象の状況に合わせて設定した短期目標と長期目標をどの程度達成できているかを中心に検討する場合がほとんどである。検討により，対象の状況に応じて目標を修正し，支援方法を変更していく。

2 サービスの総合調整と関係者との目的の共有や役割分担

支援対象者およびその家族の希望・意向や，地域で不足しているサービスや支援についてのアセスメント結果をもとに，関係機関や民間事業所などと連携し，支援対象者・家族が健康上・生活上の問題をもちながらも生活できるように支援の役割分担をする。支援対象者が必要なサービス・支援を必要なときに必要なだけ，しかも継続的に受けることができ，日常生活を円滑に送れるように，さまざまな社会資源・人的資源を調整する。

地域ケアシステムを構築する場合には，個別支援以上に関係者数が多くなり，予算獲得が必要になるが，住民も交えた関係者間で現状の課題を共有し，それを改善するための目標設定としくみについて検討し，方向性を打ち出す。システムの具現化に向けて関係者と役割分担をしながら準備・実施し，一定期間実施したあとで効果や意義を評価する。

保健師１人でできる仕事はほとんどなく，個別支援，事業運営，地域ケアシステム構築のどれをとっても関係者との協力が不可欠である。また当初設定していた支援の目的を変更したり，目的を達成するために関係者間で役割分担を変更する必要がでてくることがある。とくに支援において家族の分離が必要となる場合や，家族関係が悪化している場合には，支援の対象者と関係者の間で対立が生じることもある。複数の関係者が支援に携わることで，多角的なアセスメントと役割分担が可能になり，円滑に支援を展開することができる。

プラス・ワン

事例：母親の慢性疾患の悪化による子どもの一時保護

乳幼児健康診査に来た母親から「自分の慢性疾患の悪化により，子どもの世話がおろそかになっている」という相談があった。

地区担当保健師は，母親に治療に専念してもらうため，子どもを一時保護する必要があるとアセスメントした。保健師が支援を１人で担当することはむずかしいため関係者を集めて目的を共有し，次のように役割分担をした。母親が治療に専念することを決断できるように支援するのは保健師，子どもの一時保護を決断できるように父親を支援するのは子ども家庭支援センターの地区担当者とした。

●引用文献

1）厚生労働省：「保健師に係る研修のあり方等に関する検討会」最終とりまとめ——自治体保健師の人材育成体制構築の推進に向けて．2016．(https://www.mhlw.go.jp/file/05-Shingikai-10901000-Kenkoukyoku-Soumuka/0000120070.pdf)(参照 2021-07-19)
2）野中郁次郎・竹内弘高：知識創造企業．pp.189-194，東洋経済新報社，1996．
3）内閣人事局人事院：人事評価マニュアル．2019．(http://www.cas.go.jp/jp/gaiyou/jimu/jinjikyoku/files/r0109hyouka_manual.pdf)(参照 2021-07-19)
4）金澤史男：財政学．p30，有斐閣，2005．
5）総務省：令和４年版地方財政の状況(地方財政白書)．2021．(www.soumu.go.jp/main_content/000800696.pdf)(参照 2023-12-15)

●参考文献

・Donabedian，A.：An introduction to quality assurance in health care. Oxford University Press，2003．
・厚生労働省健康局長：通知「地域における保健師の保健活動について」(健発 0419 第１号，平成 25 年４月 19 日)．2013．
・厚生労働省：事業場における労働者の心の健康づくりのための指針．2000．
・厚生労働省：新人看護職員研修ガイドライン——保健師編．2011．(https://www.mhlw.go.jp/bunya/iryou/oshirase/dl/130308-3.pdf)(参照 2021-07-29)
・日本看護協会：平成 15 年度・16 年度保健師に求められる看護管理のあり方検討小委員会報告書「保健師に求められる看護管理のあり方——地域保健における看護管理の概念整理」．2005．(https://www.nurse.or.jp/home/publication/pdf/2006/hokensi.pdf)(参照 2021-07-29)
・森晃爾編：地方自治体における保健事業の外部委託実践ガイド．2015．(http://ohtc.med.uoeh-u.ac.jp/hokenzigyo-guide.pdf)(参照 2021-07-09)

B 公衆衛生看護活動に関する法令

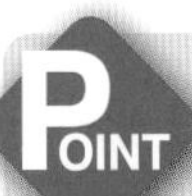

- 公衆衛生看護活動には多くの法的根拠がある。
- 保健師は,法令をまもるとともに,住民にとって必要な法令とはなにかをつねに考える役割がある。
- 地域における保健医療福祉では多くの職種が働いている。保健師はほかの関連職種と連携をはかりながら保健活動を行うことが重要である。

1 法令を学ぶ意義と公衆衛生看護活動の根拠

1 なぜ法令を学ぶ必要があるのか

社会秩序を保ち，快適な社会生活を営むためには，最低限度の権利を保障する，義務を課すなどのルール(規範)が必要である。このルールを体系化し成文化したものが法律である。保健師が活動対象とする地域に暮らす個人・家族・集団と地域社会は多くのルールのもとになりたっている。とくに保健医療福祉関連の法令➕は生活と密接にかかわるものが多く，それらの法令を知ることは保健活動を行ううえで不可欠である。

法令というと行政に働く者だけが理解していればよいのではないかと思われがちであるが，社会福祉施設や学校・企業など官民問わず，ほとんどの施設・機関での業務には法的根拠がある。自分の業務の法的根拠を把握したうえで，保健活動を行うことが必要なのである。

> **➕ プラス・ワン**
>
> **法令**
> 法律，政令，省令・府令をさす。
>
> **法の体系**
> - **憲法**：国の最高法規であり，日本の法体系の根幹をなすものである。
> - **法律**：国の唯一の立法機関である国会で議決された法令のことである。
> - **政令**：行政権の主体である内閣の制定する命令。法律のより具体的なルールとして示している。
> - **省令・府令**：各省大臣および内閣府による命令。政令よりさらに細かい内容である。

2 公衆衛生看護活動の根拠

日本の法体系は日本国憲法(以下，「憲法」)を最高法規として，憲法→法律→政令→省令・府令の順に優先度が高い➕。

保健医療福祉行政は,「生存権」を規定した憲法第25条「すべて国民は,健康で文化的な最低限度の生活を営む権利を有する。国は，すべての生活部面について，社会福祉，社会保障及び公衆衛生の向上及び増進に努めなければならない」を根拠としている。保健医療福祉行政を担う公衆衛生看護活動についても，根拠を同じくしている。

3 法律から見えてくること

21世紀を目前にした1990年ごろから，多くの保健医療福祉に関する法律の制定や，戦後数十年も大きな改正のなかった法律の改正などが行われている。この背景には，感染症から生活習慣病へと疾病構造が変化してきたことや，社会の少子高齢化が急速に進んだこと，地方分権の推進などの社会情勢が変化してきたことがある。

法令はいまの時代を映す鏡であるとともに，今後予測される事態に備えるための方策でもある。「この法令が制定された背景にはどんな問題があったのだろうか」「この法令があることが将来どのような影響を及ぼすことになるのだろうか」と考えながら法令をひもとくことで，その意味や解釈が理解できるようになる。

また，介護保険法や健康増進法など，近年制定された法律には，附則として「施行後5年程度で施行状況の検討を行い，必要な措置を行う」としているものがみられる。社会情勢の変化が多様で早いため，短い期間ではあるが，法律として情勢に対応できているかを検討しなくてはならないからである。法律を学ぶ場合も，短い期間での改正もあることを視野に入れ，最新の情報を把握する必要がある。

4 保健師の役割

保健師は保健・医療・福祉従事者として法令をまもる立場にある。同時に，現行の法令が現状に即した内容であるか専門職としてチェックすることも必要である。また，公衆衛生看護活動の対象者の権利を保障できる，よりよい制度となるように，対象者への情報提供を行う一方で，対象者や地域組織などと一緒に制度について考える姿勢も重要である。

現在は，政令・省令などは意見公募手続いわゆる「パブリックコメント」[+]で事前に案を示し，広く国民から案に対する意見や情報を募集している。このような手段によって地域の人々が意見表明できるように制度の活用についての情報を提供することも，保健師の重要な役割である。

> **プラス・ワン**
> **パブリックコメント（意見公募手続）**
> 行政手続法に基づき，行政機関が命令など（政令・省令など）を制定するにあたって，事前に命令などの案を示し，その案について広く国民から意見や情報を募集すること。

■「地域における保健師の保健活動について」（地域における保健師の保健活動に関する指針）

「地域における保健婦及び保健士の保健活動について」（1998〔平成10〕年4月10日，保険医療局長通知）は，はじめて地域における保健師の活動の方向性を示したものである。おもな内容は，包括的な保健医療福祉のシステム構築や計画策定への保健師の関与，保健師の継続的な人材の確保および総合調整を行う部門への配置などが記載されている。

その後，2003（平成15）年に改正されたのち，2013（平成25）年4月19日付の健康局長通知として「地域における保健師の保健活動について」が示されている。この通知は，地方自治法第245条の4の規定により，国が地方公共団体に対して行う「技術的助言」として出されたものである。この通知の別紙「地域における保健師の保健活動に関する指針」では，保健師の保健活動の基本的な方向性として，所属する組織や部署にかかわらず，①地域診断に基づくPDCAサイクルの実施，②個別課題から地域課題への視点および活動の展開，③予防的介入の重視，④地区活動に立脚した活動の強化，⑤地区担当制の推進，⑥地域特性に応じた健康なまちづくりの推進，⑦部署横断的な保健活動の連携および協働，⑧地域のケアシステムの構築，⑨各種保健医療福祉計画の策定および実施，⑩人材育成，の10項目を共通して押さえておくべき事項として整理している。

また，地方公共団体(都道府県・市町村)に対して保健師の保健活動を組織横断的に総合調整・推進し，技術的・専門的側面から指導する役割を担う部署を自治体内の保健衛生部門などに明確に位置づけて，保健師を配置することに努めるよう求めている。

2 公衆衛生看護活動に関する法令

公衆衛生看護の対象は，あらゆる世代や健康レベル，個人から家族そして地域社会までと幅広い。関係する法令も数多く存在する。ここでは保健・医療・福祉の基盤となっているおもな法令について概説する。公衆衛生看護に関する法令と諸制度の詳細については，本講座「別巻1　保健医療福祉行政論」を参照されたい。

a 地域保健に関する法令

1 地域保健法

1994(平成6)年6月，従来の保健所のあり方を定める法律であった保健所法を改正し，地域保健法が制定された。地域保健法により地方分権の推進の方策として，住民に身近で頻度の高い母子保健や成人・老人保健事業などの実施主体は市町村とされ，保健所は専門的・広域的な役割を果たすこととされた。国・地方公共団体(自治体)の責務としては，人材の確保，施設整備，人材確保支援計画などが定められている。

■保健所

● **保健所の設置**(第5条)

保健所は都道府県，指定都市，中核市，その他政令で定める市または特別区が設置し，地方自治法(第156条)に定められた行政機関である。

● **保健所の事業**(第6条〜第8条)

第6条により保健所の事業は，いわゆる対人サービスと対物サービスなどが規定されている。第7条では情報収集，調査・研究，試験・検査について，第8条では市町村の求めに応じ，技術的助言，市町村職員の研修その他必要な援助を行うことができるとされている。

● **保健所長および保健所職員**

保健所職員に関しては，地域保健法(第10条)に「保健所に，政令の定めるところにより，所長その他所要の職員を置く」とされている。保健所長は地域保健法施行令(第４条)で，医師であって，３年以上の公衆衛生実務の経験や必要な養成課程を履修した者がなると規定されている。

保健所の職員については，地域保健法施行令(第５条)で，医師・歯科医師・薬剤師・獣医師・保健師・助産師・看護師・診療放射線技師・臨床検査技師・管理栄養士・栄養士・歯科衛生士・統計技術者その他保健所の業務を行うために必要な者のうち，当該保健所を設置する地方公共団体の長が必要と認める職員をおくものとすると規定されている。

■市町村保健センター

市町村保健センターは地域保健法(第18条)で，住民に対し，健康相談，保健指導および健康診査その他地域保健に関し必要な事業を行うことを目的とする施設と規定されているが，人員配置に関する規定はない。実際には保健師・栄養士・事務職員が配置されているところが多い。

■地域保健対策の推進に関する基本的な指針

地域保健法(第４条)において，「厚生労働大臣は，地域保健対策の円滑な実施及び総合的な推進を図るため，地域保健対策の推進に関する基本的な指針(以下「基本指針」という)を定めなければならない」としている。「基本指針」では，①地域保健対策の推進の基本的な方向，②保健所・市町村保健センターの整備・運営，③地域保健対策に関する人材の確保，資質の向上，人材確保支援計画の策定，④地域保健に関する調査・研究，⑤社会福祉などの関連施策との連携，⑥その他地域保健対策に関する重要事項などに関する基本的事項が示されている。

2 健康増進法

2002(平成14)年８月，栄養改善法(1952〔昭和27〕年)の内容を取り込んで，健康増進法が公布された。健康増進法は，国民保健の向上をはかることを目的に，国民の健康の増進の総合的な推進について基本的な事項を定めている。健康増進法は，2000(平成12)年に始まった**21世紀における国民健康づくり運動(健康日本21)**の法的裏づけとしての性格をもち，都道府県健康増進計画の策定を義務づけている。また，栄養改善法で実施されていた国民栄養調査について，健康増進法では**国民健康・栄養調査**として内容を拡充して実施することも示している。

そのほかに健康増進法では，市町村での生活習慣改善に関する保健指導の実施や特定給食施設の届出，「特別用途表示等」の基準，受動喫煙の防止措置などについて定めている。調査や届出などの具体的な項目については，健康増進法施行規則で定めている。

老人保健法が改正され，2008(平成20)年度に高齢者の医療の確保に関する法律が施行されたことに伴い，それまで老人保健法が規定していた保健事業のうち65歳未満を対象とするものについては健康増進法に位置づけられ，実施されるようになった。

プラス・ワン

保健所長の要件

医師である保健所長を確保することが困難な場合，２年間に限り，以下の要件を満たす医師以外の職員も保健所長となることができる。

①厚生労働大臣が，公衆衛生行政に必要な医学に関する専門的知識に関し医師と同等以上の知識を有すると認めた者
②５年以上公衆衛生の実務に従事した経験がある者
③養成訓練課程を経た者

地域保健対策の推進の基本的な方向

地域保健法「基本指針」における「地域保健対策の推進の基本的な方向」(最終改正2015年)では，次の８項目が示されている。

①自助および共助の支援の推進
②住民の多様なニーズに対応したきめ細かなサービス
③地域の特性をいかした保健と福祉のまちづくり
④医療・介護・福祉などの関連施策との連携強化
⑤地域における健康危機管理体制の確保
⑥科学的根拠に基づいた地域保健の推進
⑦国民の健康づくりの推進
⑧快適で安心できる生活環境の確保

受動喫煙防止

2018(平成30)年に健康増進法が改正された。おもな改正内容は受動喫煙の防止に関するものである。すなわち，①望まない受動喫煙をなくす，②20歳未満の者，患者などに対する受動喫煙対策の一層の徹底，③施設の類型・場所ごとに禁煙措置や喫煙場所の特定を行い，掲示の義務づけなどの対策を行う。これらは段階的に施行され，2020(令和2)年に全面施行となった。

健康増進法に基づいて行われる健康増進事業

健康手帳，健康教育，健康相談，訪問指導，総合的な保健推進事業

b 医療制度に関する法令

医療制度に関する法律としては，医療供給体制の基本法として**医療法**がある。医療保険については**健康保険法，国民健康保険法，高齢者の医療の確保に関する法律**がある。

今後予測される超高齢社会への対応や安心・信頼の医療提供体制の構築，医療費の適正化などのため，2005(平成17)年12月に「医療制度改革大綱」が取りまとめられた。この大綱の基本方針にそって，医療制度改革関連法として順次，関係法が改正された。

2013(平成25)年12月には，**持続可能な社会保障制度の確立を図るための改革の推進に関する法律**が施行され，病床機能報告制度の創設，地域の医療提供体制の構想の策定などによる病床機能の分化および連携，国民健康保険の保険者・運営などのあり方の改革，70～74歳の患者負担・高額療養費の見直し，難病対策などが順次行われている。

1 医療法

医療法(1948〔昭和23〕年)の目的は，医療を受ける者の利益の保護および良質かつ適切な医療を効率的に提供する体制の確保をはかり，国民の健康の保持に寄与することである。そのため医療法では，①医療を受ける者による医療に関する適切な選択を支援するために必要な事項，②医療の安全を確保するために必要な事項，③病院・診療所・助産所の開設・管理に関し必要な事項，④これらの施設の整備ならびに医療提供施設相互間の機能の分担および業務の連携を推進するために必要な事項，などを定めている。

医療法は，都道府県内の病床の整備など，医療提供体制の確保に関する事項を定めた医療計画の策定義務，医療法人に関することも示している。保健所が実施するいわゆる「医療監視」は，医療法(第25条)を根拠として，病院などの人員，清潔保持の状況，構造設備，診療録，助産録，帳簿書類などの検査を行うことである。

2 健康保険法

健康保険法(1922〔大正11〕年)は，労働者の業務外の事由による疾病，負傷もしくは死亡または出産およびその被扶養者の疾病・負傷・死亡・出産に関しての保険給付について定めている(労働者の業務上の事由によるものは労働者災害補償保険法の適用となる)。健康保険(日雇特例被保険者の保険を除く)の保険者は，全国健康保険協会および健康保険組合である。2010(平成22)年1月より船員保険の健康保険相当部分(職務外疾病部門)は全国健康保険協会が運営している。

プラス・ワン

被保険者への保険給付

①**病気やけがをしたとき**：療養の給付，入院時食事療養費，入院時生活療養費，保険外併用療養費，療養費，高額療養費，高額介護合算療養費，訪問看護療養費，移送費
②**病気やけがで働けないとき**：傷病手当金
③**出産したとき**：出産手当金，出産育児一時金
④**死亡したとき**：埋葬料

全国健康保険協会管掌健康保険

全国健康保険協会管掌健康保険は，従来，政府が運営していた政府管掌健康保険を，2008(平成20)年10月より全国健康保険協会が引き継ぎ，運営している。全国健康保険協会管掌健康保険は「**協会けんぽ**」ともよばれる。

組合管掌健康保険

組合管掌健康保険は，各健康保険組合が運営する。健康保険組合を設立できる事業所の被保険者数の条件については，健康保険法施行令(第1条の2)で次のように定められている。

単独の事業所が健康保険組合を設立する場合は700人以上の被保険者を使用していることが必要である。複数の事業所が合同で健康保険組合を設立する場合は3,000人以上の被保険者が必要である。

3 国民健康保険法

国民健康保険法(1958〔昭和33〕年)が規定する国民健康保険は，健康保険法と同様に，被保険者の疾病・負傷・出産・死亡に関して必要な保険給付を行うものである。国民健康保険の被保険者とは，健康保険法の被保険者と家族および，生活保護を受けている者を除いた一般の住民である。国民健康保険の保険者は市町村および特別区である。さらに2018(平成30)年から都道府県が財政運営の責任主体として保険者に加わることになった。保険給付の内容は健康保険法と同様である。

4 高齢者の医療の確保に関する法律(高齢者医療確保法)

高齢者医療は，医療保険の各保険者の拠出金と国・都道府県・市町村の公費負担により運営されている。給付の対象者は，各医療保険の被保険者で，75歳以上の者と65歳以上75歳未満で政令が定めた障害の状態にある者である。

医療制度改革により，老人保健法が改正され，2008(平成20)年4月から高齢者の医療の確保に関する法律として施行されている。この法改正により，老人医療制度は後期高齢者(75歳以上)を対象とした新たな医療制度(**後期高齢者医療制度**)となった。特定健康診査・特定保健指導，医療費適正化計画について規定しているのもこの法律である。

5 地域における医療及び介護の総合的な確保を推進するための関係法律の整備等に関する法律(医療介護総合確保推進法)

この法律は，地域における医療や介護の総合的な確保のために制定された(2014〔平成26〕年6月25日公布)。この法律により，都道府県は医療機関から報告のあった病床機能をもとに，地域医療構想を医療計画において策定することや，地域包括ケアシステム構築のために訪問介護などの地域支援事業を市町村に移行することなどが定められている。

C 公的扶助に関する法令

1 生活保護法

生活保護法は憲法(第25条)の生存権に基づき，困窮した国民へ最低限の生活を保障するものである。①申請保護，②基準および程度，③必要即応，④世帯単位の4つを原則としている。生活保護法は保護の種類＋と担当機関および実施・方法・施設などについて定めている。生活保護に関する事務を行っているのが福祉事務所＋である。

＋ プラス・ワン

保護の種類

保護の種類は，①生活扶助，②教育扶助，③住宅扶助，④医療扶助，⑤介護扶助，⑥出産扶助，⑦生業扶助，⑧葬祭扶助の8種類である。

福祉事務所

社会福祉法では「福祉に関する事務所」と標記している。都道府県および市(特別区を含む)は，条例で福祉事務所を設置しなければならない。

都道府県の設置する福祉事務所は，生活保護法，児童福祉法，母子及び父子並びに寡婦福祉法に定める援護または育成の措置を行う。

市町村の設置する福祉事務所は，生活保護法，児童福祉法，母子及び父子並びに寡婦福祉法，老人福祉法，身体障害者福祉法および知的障害者福祉法に定める援護・育成・更生の措置に関する事務のうち，市町村が処理することとされている業務を行っている。

福祉事務所の職員

社会福祉法(第15条)では，福祉事務所には，事務所長のほか，指導監督を行う所員，現業を行う所員，事務を行う所員をおかなければならないとしている。現業を行う所員は，「援護，育成又は更生の措置を要する者等の家庭を訪問し，又は訪問しないで，これらの者に面接し，本人の資産，環境等を調査し，保護その他の措置の必要の有無及びその種類を判断し，本人に対し生活指導を行う等の事務をつかさどる」と定めている。近年では福祉に配属される保健師も多く，福祉事務所も保健師の配属先の1つである。

d 子どもの保健医療福祉に関する法令

1 母子保健法

母子保健法(1965〔昭和40〕年)は，母性ならびに乳児および幼児の健康の保持および増進をはかるために，保健指導・健康診査・医療その他の措置を講じ，国民保健の向上に寄与することを目的としている。母子保健対策を体系化している法律といえる。

この法律では，第10条で市町村が妊娠・出産・育児に必要な保健指導を行うこととしている。訪問指導については，第11条で新生児の訪問指導を規定し，第19条で未熟児の訪問指導を規定している。第12条では，1歳6か月～2歳未満と3歳～4歳未満の幼児の健康診査(いわゆる1歳6か月児健診と3歳児健診)の実施を市町村の責務としている。第16条では母子健康手帳の交付を市町村が行うことを定めている。

2016(平成28)年の母子保健法改正により，妊産婦・乳幼児などの相談窓口の一本化や継続した支援体制の強化のために，2017(平成29)年4月から母子健康センターを**子育て世代包括支援センター**(法律上の名称は**母子健康包括支援センター**)に改め，設置することが市町村の努力義務とされた。

2 児童虐待の防止等に関する法律(児童虐待防止法)

児童虐待防止法(2000〔平成12〕年)は，児童虐待の防止などに関する施策を推進することを目的とする。この法律では，①児童に対する虐待の禁止，②児童虐待の予防・早期発見その他の児童虐待の防止に関する国・地方公共団体の責務，③児童虐待を受けた児童の保護および自立の支援のための措置などを定めている。

この法律の第2条で**児童虐待**を定義している[+]。第5条では，虐待の早期発見と虐待防止などの施策に協力するよう努める義務のある職種の1つに保健師をあげている。第6条では，虐待を受けたと思われる児童を発見した者に対し，児童相談所・福祉事務所へ通告することを義務づけている。

> **プラス・ワン**
>
> **児童虐待**
>
> 児童虐待防止法第2条によると，児童虐待とは，保護者(親や児童を監護する者)がその監護する児童(18歳に未満の者)について行う次の行為をいう。
>
> ①身体に外傷が生じ，または生じるおそれのある暴行を加えること。
> ②わいせつな行為をすること，わいせつな行為をさせること。
> ③著しい減食または長時間の放置，保護者としての監護を著しく怠ること。
> ④著しい暴言または著しく拒絶的な対応，児童が同居する家庭における配偶者に対する暴力，著しい心理的外傷を与える言動を行うこと。

3 児童福祉法

児童福祉法(1947〔昭和22〕年)は，児童の適切な養育や生活保障とともに，健やかな成長・発達とその自立がはかられるなどの福祉を保障している。児童相談所の設置や，児童福祉司・児童委員の規定，障害児への支援などについても，この法律で定めている。身体に障害のある児童の療育の指導などについては，第19条で保健所長の責務としている。また，これまで法的裏づけがなかった小児の慢性特定疾患に対する事業は，2005(平成17)年度からこの法律に基づく事業となり，その後2015(平成

27)年より小児慢性特定疾病対策として医療支援が行われている。

また，被虐待や非行児童など，保護の必要な児童(要保護児童)や出産前から子どもの養育について支援が必要と認められる妊婦(特定妊婦)を対象に，地域での支援ネットワーク構築を目ざす**要保護児童対策地域協議会**の設置についてもこの法律で規定している。

4 少子化対策・次世代育成支援に関する法律

子どもの保健医療福祉に関する法令は，そのほかに少子化社会対策基本法および次世代育成支援対策推進法などがある。

少子化対策基本法(2003〔平成15〕年)は，急速な少子化の進展という事態に対応するための施策を定めたものである。

次世代育成支援対策推進法(2003〔平成15〕年)は，次代の社会を担う子どもが健やかに生まれ，かつ育成される環境の整備をはかるため，次世代育成支援対策について地方公共団体や事業主の責務を定めている。

e 女性の保健医療福祉に関する法令

母子保健法において，妊娠・出産・育児に関する母性の保護などが定められている。母子保健法以外には次の法律などがある。

母子及び父子並びに寡婦福祉法(1964〔昭和39〕年)では，母子家庭・父子家庭および寡婦の生活の安定と向上のために必要な施設や資金の貸付などについて定めている。

母体保護法(1996〔平成8〕年，優生保護法を改題)は，不妊手術および人工妊娠中絶に関する事項を定め，母性の生命・健康を保護することを目的としている。

配偶者からの暴力の防止及び被害者の保護等に関する法律(DV防止法)(2001〔平成13〕年)は，おもに女性が受ける配偶者からの暴力に対応するため制定された。この法律は，都道府県や市町村が配偶者暴力相談支援センターなどを設置して被害者からの相談や一時保護などを行うことを規定している。

f 成人の保健医療福祉に関する法令

1 高齢者の医療の確保に関する法律(高齢者医療確保法)

「医療制度に関する法令」の項で述べたように，2008(平成20)年に老人保健法を改正したものが，高齢者医療確保法である。従来，老人保健法で規定していた老人医療は，高齢者医療確保法の後期高齢者医療給付として実施されている。また，65歳未満の保健事業は健康増進法に基づく健康増進事業として実施され(前述)，65歳以上の者の介護予防に

プラス・ワン

小児慢性特定疾病患者への医療支援

2014(平成26)年の児童福祉法改正により，小児慢性特定疾病患者への医療費助成などが2015(平成27)年から実施されている。

- 基本指針の策定：小児慢性特定疾病の児童への適切な支援施策の推進をはかる方針の策定。
- 公平かつ安定的な医療費助成制度：都道府県・政令指定都市・中核市は対象児童の保護者に対し，小児慢性特定疾病医療費を支給。
- 小児慢性特定疾病児童自立支援事業：都道府県などは相談支援など自立支援事業を実施。
- 治療方法などに関する研究の推進：疾病にかかっている児童などの健全な育成に資する調査・研究を推進。

配偶者

「配偶者」には，男女の別を問わず，事実婚や生活の本拠を異にする交際相手も準用される。

資する事業については介護保険法を根拠に実施されている。

2 健康課題への対策法

近年はさまざまな健康課題や疾病への対策法が制定されている。

自殺対策基本法(2006〔平成18〕年)は，自殺防止と自殺者の親族などに対する支援の充実を目的としている。基本理念として，自殺が個人的な問題としてのみとらえられるべきものではなく，その背景にさまざまな社会的な要因があることをふまえ，自殺対策は社会的な取り組みとして実施されなければならないことや，多様かつ複合的な原因および背景を有するものであること，自殺の発生前後や未遂に終わった場合の事後への対応などについての国・地方公共団体・医療機関・事業主・学校などの役割が明記されている。

がん対策基本法(2006〔平成18〕年)は，政府が推進してきた「対がん10か年総合戦略」などのがん対策を総合的かつ計画的に推進するために制定された。この法律では，がん予防やがん検診などによる「早期発見の推進」，がん患者がその居住する地域にかかわらず等しく科学的知見に基づく適切ながんにかかる医療を受けることができるようにする「がん医療の均てん化の促進等」「研究の推進等」が基本理念として明記されている。

肝炎対策基本法(2009〔平成21〕年)は，国内最大級の感染症であるウイルス性肝炎の克服に向けた取り組みを強化するために法制化された。基本的施策として，肝炎の予防・早期発見および研究の推進，医療機関の整備や人材育成，医療の機会の確保など肝炎医療の強化をはかる。また，過去の薬害肝炎事件や予防接種禍事件をふまえ，肝炎ウイルスの感染者および肝炎患者の人権の尊重についても規定している。具体的な肝炎対策の推進については基本指針が策定され示されている。

歯科口腔保健の推進に関する法律(2011〔平成23〕年)は，国民が生涯にわたって日常生活において歯科疾患の予防に向けた取り組みを行うこと，歯科疾患の早期発見・早期治療を促進することを基本理念に制定された。この法律の基本的事項が別途定められており，ライフステージごとに「齲蝕(うしょく)のない者」「歯科検診の受診率」などの目標値が設定されている。

不適切な飲酒は，本人の健康の問題であるのみならず，その家族への深刻な影響や重大な社会問題を生じさせる危険性が高いことから，**アルコール健康障害対策基本法**(2013〔平成25〕年)が制定された。この法律では，国・地方公共団体・事業者・国民それぞれのアルコール健康障害対策における責務を定めている。おもな内容としては，①アルコール関連問題に関する教育の振興，②不適切な飲酒の誘引の防止，③健康診断・保健指導が適切に行われるための施策などが示されている。

プラス・ワン

自殺対策基本法制定の背景

日本において自殺死亡数は1998(平成10)年に急増し，年間3万人をこえた。中高年の男性の自殺が多かったことからも大きな社会問題となり，実効性のある総合的な自殺対策を推進させるため，自殺対策基本法が制定された。

口腔保健支援センター

歯科口腔保健の推進に関する法律では，口腔保健支援センターを都道府県，保健所設置市および特別区が任意設置し，歯科医療などの業務に従事する者などに対する情報の提供，研修の実施などの支援を実施することとしている。

アルコール健康障害

アルコール健康障害対策基本法において「アルコール健康障害」とは，アルコール依存症その他の多量の飲酒，未成年者の飲酒，妊婦の飲酒などの不適切な飲酒の影響による心身の健康障害をいう。

g 高齢者の保健医療福祉に関する法令

1 介護保険法

介護保険法(1997〔平成9〕年)は，要介護状態になった者が尊厳を保持し，その有する能力に応じ自立した日常生活を営むことができるよう，必要な保健医療サービスおよび福祉サービスにかかわる給付を行うため，社会全体で支える介護保険制度を規定する法律である。

■介護保険の保険者・被保険者

保険者は市町村および特別区である。被保険者には，①65歳以上の第一号被保険者と，②40歳以上65歳未満の医療保険加入者である第二号被保険者の2種類がある。給付の対象となる要介護者は，①要介護状態にある65歳以上の者および②介護保険法で定める特定疾病によって要介護状態にある40歳以上65歳未満の者である。特定疾病は介護保険法施行令(第2条)で，16疾患が定められている[+]。

介護保険法では，給付対象であるかどうかの審査を行う介護認定審査会や要介護認定，保険給付の種類，介護保険事業計画などについても定めている。

■地域包括ケアシステム

2011(平成23)年の法改正では，介護サービスの基盤強化のために，高齢者が住み慣れた地域で自立した生活を営めるよう，医療･介護予防･住まい・生活支援サービスが切れ目なく提供される「地域包括ケアシステム」の構築に向けた取り組みを進めることとなった。

■地域包括支援センター

介護保険制度での拠点となる地域包括支援センターは，①共通的支援･基盤構築，②総合相談支援・権利擁護，③包括的・継続的ケアマネジメント支援，④介護予防ケアマネジメントという4つの機能を担う。運営主体は市町村，在宅介護支援センターの運営法人(社会福祉法人，医療法人など)，その他の市町村から委託を受けた法人である。

従来，市町村は要介護状態にならないような予防的なはたらきかけを，老人保健事業に基づいて実施してきたが，地域包括支援センターと連携をとりながら介護予防を実施する必要がある。

2 そのほかの法律

前述の高齢者医療確保法(老人保健法)のほか，老人福祉計画の策定や老人福祉施設の設置などを定めた**老人福祉法**(1963〔昭和38〕年)，高齢者虐待を発見した場合の市町村への通報義務や虐待の定義などを定めた**高齢者の虐待防止，高齢者の養護者に対する支援等に関する法律**(**高齢者虐待防止法**)(2005〔平成17〕年)などがある。

＋ プラス・ワン

介護保険制度の第二号被保険者の特定疾病

①がん(医師が一般に認められている医学的知見に基づき回復の見込みがない状態にいたったと判断したものに限る)
②関節リウマチ
③筋萎縮性側索硬化症
④後縦靱帯骨化症
⑤骨折を伴う骨粗鬆症
⑥初老期における認知症
⑦進行性核上性麻痺，大脳皮質基底核変性症およびパーキンソン病
⑧脊髄小脳変性症
⑨脊柱管狭窄症
⑩早老症
⑪多系統萎縮症
⑫糖尿病性神経障害，糖尿病性腎症および糖尿病性網膜症
⑬脳血管疾患
⑭閉塞性動脈硬化症
⑮慢性閉塞性肺疾患
⑯両側の膝関節または股関節に著しい変形を伴う変形性関節症

h 障害(児)者の保健医療福祉に関する法令

1 障害者の日常生活及び社会生活を総合的に支援するための法律(障害者総合支援法)

障害者総合支援法は，2012(平成24)年に障害者自立支援法を改正し制定された法律である。この法律は，障害者(児)への日常生活・社会生活の支援が，社会参加の機会の確保および地域社会における共生，社会的障壁の除去に資するよう，総合的かつ計画的に行われることを目ざすものである。対象者には，これまでの身体障害者・知的障害者・精神障害者に難病患者が追加された。障害者に対する支援として，①重度訪問介護の対象拡大，②共同生活介護(ケアホーム)の共同生活援助(グループホーム)への一元化，③地域移行支援の対象拡大，④地域生活支援事業の追加，などの充実がはかられることになった。

2 精神保健及び精神障害者福祉に関する法律(精神保健福祉法)

精神保健福祉法(1995〔平成7〕年，精神保健法を改正)の目的は，精神障害者の医療および保護を行い，障害者総合支援法と相まってその社会復帰の促進およびその自立と社会経済活動への参加の促進のために必要な援助を行い，その発生の予防，その他国民の精神的健康の保持および増進に努めることによって，精神障害者の福祉の増進および国民の精神保健の向上をはかることである(第1条)。

この法律では，精神障害者とは統合失調症，精神作用物質による急性中毒またはその依存症，知的障害，精神病質その他の精神疾患を有する者であると定義している(第5条)。また精神保健福祉センター，医療・保護としての任意入院・措置入院，精神障害者保健福祉手帳および相談指導などについても定めている。

3 発達障害者支援法

発達障害者支援法(2004〔平成16〕年)は，発達障害を早期に発見し，発達支援を行うことに関する国・地方公共団体の責務，学校教育・就労における発達障害者への支援など，発達障害者の自立および社会参加に資することを目的としている(第1条)。この法律において「発達障害」とは，自閉症，アスペルガー症候群その他の広汎性発達障害，学習障害，注意欠陥多動性障害その他これに類する脳機能の障害であってその症状が通常低年齢において発現するものとしている。

4 そのほかの法律

身体障害者福祉法(1949〔昭和24〕年)，**知的障害者福祉法**(1960〔昭和35〕年)は精神保健福祉法と同様に，身体障害・知的障害について，各障害の定義や，障害者総合支援法の適用とならない事業や施設などについて定めている。

i 難病患者の保健医療福祉に関する法令

従来の難病対策は，法律に基づかない予算事業（特定疾患治療研究事業）などが「**難病対策要綱**」に基づき実施されてきた。しかし，対象疾患の患者の増加や事業の対象とならない疾患も多いことから，安定的で公平な制度の確立を目的に，**難病の患者に対する医療等に関する法律**が2014（平成26）年に成立し，翌年から施行された。小児についても，難病と同様の趣旨で**児童福祉法**を改正し，義務的経費としての小児慢性特定疾病への医療費助成の制度を位置づけた。

これらの法改正により，医療費の助成対象として，小児慢性特定疾病は16疾患群788疾病，指定難病は338疾病となっている（2021〔令和3〕年11月時点）。都道府県は難病相談支援センターの設置や訪問看護の拡充，療養生活環境整備事業などを実施できることとなった。

j 感染症対策に関する法令

1 感染症の予防及び感染症の患者に対する医療に関する法律（感染症法）

感染症法（1998〔平成10〕年）は，感染症の発生を予防し，その蔓延（まんえん）の防止，公衆衛生の向上および増進をはかることを目的としている。感染症法において「感染症」とは，一類感染症・二類感染症・三類感染症・四類感染症・五類感染症・新型インフルエンザ等感染症・指定感染症および新感染症をいい，それぞれについて疾患が定められている[+]。感染症法では，健康診断や就業制限および入院・消毒などの措置，医療などについても定めている。

2 予防接種法

予防接種法（1948〔昭和23〕年）は，伝染のおそれがある疾病の発生および蔓延を予防するために予防接種を行うとともに，予防接種による健康被害の迅速な救済をはかることを目的としている。接種時期については予防接種法施行令で定められている。予防接種法は，予防接種による健康被害の救済措置についても定めている。さらに予防接種の類型は，①定期接種[+]（平時の蔓延予防），②臨時接種（疾病の蔓延予防上緊急の必要がある），③新臨時接種（病原性が低い疾病で蔓延予防上緊急の必要がある）に分類される。

プラス・ワン

感染症類型のおもな変更

2007（平成19）年4月には結核予防法が感染症法に組み込まれ，結核は二類感染症に指定された。

2015（平成27）年の改正により，鳥インフルエンザ（H7N9）および中東呼吸器症候群（MERS）が二類感染症に指定された。新型コロナウイルス感染症は2020（令和2）年に指定感染症に指定された。のち，2021（令和3）年に新型インフルエンザ等感染症に位置づけられ，①新型コロナウイルス感染症と②再興型コロナウイルス感染症の2つの類型に分けられた。

定期予防接種の疾病

予防接種法では，定期予防接種の疾病をA類疾病とB類疾病とに分けて定めている。

A類疾病

その発生と蔓延の予防を目的に予防接種を行う次の疾病である。①ジフテリア，②百日せき，③急性灰白髄炎，④麻しん，⑤風しん，⑥日本脳炎，⑦破傷風，⑧結核，⑨Hib感染症，⑩肺炎球菌感染症（小児がかかるものに限る），⑪ヒトパピローマウイルス感染症，⑫発生および蔓延を予防するため政令で定める疾病（痘そう，水痘，B型肝炎，ロタウイルス感染症）。

B類疾病

個人の発病・重症化の防止に比重をおいて予防接種を行う次の疾病である。①インフルエンザ，②個人の発病またはその重症化の防止と蔓延の予防のため政令で定める疾病（肺炎球菌感染症〔高齢者がかかるものに限る〕）。

k 食品保健に関する法令

食品保健に関する法律としては**食品衛生法**(1947〔昭和22〕年)がある。この法律は，食品についての安全衛生だけでなく，器具・容器包装，おもちゃなどの規格基準・表示基準の設定，添加物の設定などについて定めている。

食品の安全がおびやかされる事態が続いたことを受け，食品安全確保対策の観点から2003(平成15)年に**食品安全基本法**が制定・施行された。遺伝子組換え食品に関しては，食品衛生法と**日本農林規格等に関する法律**(**JAS法**)(1950〔昭和25〕年)によって表示が規定されている。牛海綿状脳症(BSE)や鳥インフルエンザ問題など，食肉製品などの安全確保のために，**と畜場法**(1953〔昭和28〕年)や**食鳥処理の事業の規制及び食鳥検査に関する法**(1990〔平成2〕年)がある。また，「特別用途食品」⊕の表示をするには，**健康増進法**(第26条)に基づく許可・承認が必要である。

l 環境保健に関する法令

第二次世界大戦後における日本経済成長の源となった重化学工業の発展の一方で，工場が排出するばい煙や汚水による大気汚染や河川への化学物質流出など，多くの公害・環境問題が発生した。これらの課題に対応するため，1967(昭和42)年に**公害対策基本法**が制定された(1993〔平成5〕年廃止)。昭和40年代には公害防止に資する法律として，**大気汚染防止法**(1968〔昭和43〕年)，**騒音規制法**(1968〔昭和43〕年)，**廃棄物の処理及び清掃に関する法律**(**廃棄物処理法**)(1970(昭和45)年)，**水質汚濁防止法**(1970(昭和45)年)などが次々に制定された。

1973(昭和48)年には，公害の影響による健康被害者の保護のため**公害健康被害の補償等に関する法律**(**公害健康被害補償法**)が制定され，被害者補償制度の整備がはかられた。

1993(平成5)年には**環境基本法**が制定された。この法律は現在の環境を将来にわたって継承しなければならないことや環境負荷の少ない社会の構築などについて定めている。

m 学校保健に関する法令

学校保健の基盤となる法律には，文部科学省設置法⊕(1999〔平成11〕年)，学校教育法(1947〔昭和22〕年)，学校保健安全法(1958〔昭和33〕年)，学校給食法(1954〔昭和29〕年)がある。

⊕ プラス・ワン

特別用途食品

特別用途食品は，幼児・妊産婦・病者などの発育，健康の保持・回復などに適するという特別の用途について表示するものである。

特別用途食品には，①病者用，妊産婦用などの特別な用途の食品と，②おなかの調子を整えるなどの特定の保健の目的が期待できる「特定保健用食品」などがある。

文部科学省設置法における用語の定義

文部科学省設置法(第4条)では，学校保健に関する用語が次のように定義されている。

- **学校保健**：学校における保健教育および保健管理をいう。
- **学校安全**：学校における安全教育および安全管理をいう。
- **災害共済給付**：学校の管理下における児童，生徒，学生および幼児の負傷その他の災害に関する共済給付をいう。

1 学校教育法

■学校の定義と学校保健

学校教育法における学校とは，①小学校，②中学校，③高等学校，④中等教育学校，⑤大学，⑥高等専門学校，⑦特別支援学校[+]，⑧幼稚園および⑨義務教育学校・中等教育学校のことである（3章Cを参照）。

学校教育法（第12条）では，「学校においては，別に法律で定めるところにより，学生，生徒，児童及び幼児並びに職員の健康の保持増進を図るため，健康診断を行い，その他その保健に必要な措置を講じなければならない」と規定しており，これが学校保健の根拠となっている。

現在の学校は，いじめ・不登校のほか性の逸脱行動および薬物濫用などの深刻な問題に直面し，個別対応のみならず，学校全体としての取り組みが求められている。このため，保健教育や保健管理が学校教育において重要な役割を果たしているといえよう。

■養護教諭，栄養教諭

学校教育法では，小学校・中学校には養護教諭の配置義務を規定している（第37条，第49条）。幼稚園（同法第27条）および高等学校（同法第60条）においては養護教諭を配置できるものの義務ではない。

養護教諭になるには，**教育職員免許法**（1949〔昭和24〕年）の「別表第2」に必要な単位が定められており，単位の修得方法は**教育職員免許法施行規則**に定められている。

また，食に関する指導（学校における食育）の推進や学校給食の管理を担う「栄養教諭」制度が創設され，2005（平成17）年度から施行されている。学校教育法（第37条）で，栄養教諭は児童の栄養の指導・管理をつかさどるとしている。

2 学校保健安全法

2008（平成20）年の改正で，学校保健法が学校保健安全法に改称された。この法律は，学校における保健管理および安全管理に関し必要な事項を定めている。総則で学校環境の衛生と安全の維持をはからなければならないことを規定している。

■学校保健に関する規定

学校保健に関しては，①健康相談，②健康診断，③感染症の予防，④学校保健技師，⑤学校医・学校歯科医・学校薬剤師などについて定めている[+]。

健康診断では，就学時健康診断や児童・生徒・学生および幼児に対する各学年の健康診断の義務づけや職員の健康診断などを定めている。感染症予防に関する感染症の種類（第一種から第三種まで）や出席停止期間，報告事項は，学校保健安全法施行規則で定められている。

2008（平成20）年に学校保健法から学校保健安全法に改正された際に，

プラス・ワン

特別支援学校

特別支援学校は，従来の「盲学校・聾学校・養護学校」のことである。2007（平成19）年4月からこの表記に改められた。これは障害の重度・重複化や発達障害などで1人ひとりの教育ニーズに応じた対応を行う必要性から見直されたものである。

学校医・学校歯科医・学校薬剤師

学校保健安全法（第23条）では，学校医・学校歯科医・学校薬剤師について次のように規定し，これらの職種は学校における保健管理に関する専門的事項に関し，技術および指導に従事すると定めている。

- **学校医**：学校には学校医をおくと規定している。
- **学校歯科医・学校薬剤師**：大学以外の学校におくと規定している。

養護教諭を中心として関係教職員などと連携した組織的な保健指導の実施(第9条)，地域の医療関係機関などとの連携により児童・生徒などの保健管理をはかるよう努めること(第10条)が明記された。

n 労働衛生・産業保健(職域保健)に関する法令

労働衛生・産業保健(職域保健)に関する法例には，労働契約として労働時間や休憩などの労働条件，年少者や女性の労働の基準などについて定めている労働基準法(1947〔昭和22〕年)や，労働者の安全，業務上の疾病予防，健康の保持・増進および快適な職場環境の形成を目的とした労働安全衛生法(1972〔昭和47〕年)などがある。2018(平成30)年には働き方改革を推進するための関係法律の整備に関する法律が成立し，長時間労働の是正や産業保健機能の強化がはかられることになった。

1 労働基準法

労働基準法は，労働条件に関する最低基準を定めている。この法律で規定しているのは，①賃金の支払いの原則，②労働時間の原則(週40時間の労働，1日8時間の労働)，③休日および年次有給休暇，④産前産後の休業や育児時間などである。業務上の災害補償や監督機関などについても定めている。

2 労働安全衛生法

労働安全衛生法は，職場における労働者の安全と健康を確保するとともに，快適な職場環境の形成を促進することを目的とする。この法律の「第三章　安全衛生管理体制」では，事業者は事業場の規模に応じて定められている，総括安全衛生管理者・安全管理者・衛生管理者・安全衛生推進者・産業医などを選任させる義務を規定している。

■産業保健師の活動

安全衛生管理体制として，事業者は健康診断の結果，とくに健康の保持に努める必要があると認める労働者に対し，医師または保健師による保健指導を行うように努めなければならないとする労働安全衛生法(第66条の7)が産業保健師の根拠法である。しかし選任義務はないため，その位置づけは明確ではない。

保険者は40歳以上の被保険者・被扶養者について，生活習慣病予防にかかる特定健康診査および特定保健指導が義務化されている。健康保険組合に所属する保健師は，生活習慣病予防について重要な役割を担っている。

3 そのほかの労働関連法

労働者災害補償保険法(労災保険法)(1947〔昭和22〕年)は，労働保険

制度として，業務上の事由や通勤による労働者の負傷・疾病・障害・死亡などに対して必要な保険給付を行うほか，被災労働者の社会復帰の促進などを目的とする法律である。

育児休業，介護休業等育児又は家族介護を行う労働者の福祉に関する法律（育児・介護休業法）（1991〔平成3〕年）は，子どもの養育や家族の介護を容易にするため，育児休業や介護休業，子の看護休業などの休業制度や深夜労働の制限など，事業主が講じるべき措置などについて定めている法律である。

3 保健医療福祉にかかわる職種とその根拠法令

看護職（保健師・助産師・看護師）の資格や免許などについて定めているのが**保健師助産師看護師法**である。たとえば保健師は，保健師助産師看護師法第2条において，「厚生労働大臣の免許を受けて，保健師の名称を用いて，保健指導に従事することを業とする者をいう」と定められている。看護師が「療養上の世話又は診療の補助を行うことを業とする者」であると業務が規定されている「業務独占」であるのに対し，保健師の場合は保健師の名称を用い業務を行う「名称独占」である。

保健医療福祉にかかわるおもな職種とその根拠法令について**表8-5**に示した。

表8-5 保健医療福祉にかかわるおもな職種とその根拠法令

職種名	業務・任務	免許・登録	根拠法令
保健師	厚生労働大臣の免許を受けて，保健師の名称を用いて，保健指導に従事することを業とする者をいう。	保健師になろうとする者は，保健師国家試験および看護師国家試験に合格し，厚生労働大臣の免許を受けなければならない。	保健師助産師看護師法
助産師	厚生労働大臣の免許を受けて，助産または妊婦，じょく婦もしくは新生児の保健指導を行うことを業とする女子をいう。	助産師になろうとする者は，助産師国家試験および看護師国家試験に合格し，厚生労働大臣の免許を受けなければならない。	
看護師	厚生労働大臣の免許を受けて，傷病者もしくはじょく婦に対する療養上の世話または診療の補助を行うことを業とする者をいう。	看護師になろうとする者は，看護師国家試験に合格し，厚生労働大臣の免許を受けなければならない。	
医師	医療および保健指導をつかさどることによって公衆衛生の向上および増進に寄与し，もって国民の健康な生活を確保するものとする。	医師になろうとする者は，医師国家試験に合格し，厚生労働大臣の免許を受けなければならない。	医師法
歯科医師	歯科医療および保健指導をつかさどることによって，公衆衛生の向上および増進に寄与し，もって国民の健康な生活を確保するものとする。	歯科医師になろうとする者は，歯科医師国家試験に合格し，厚生労働大臣の免許を受けなければならない。	歯科医師法
薬剤師	調剤，医薬品の供給その他薬事衛生をつかさどることによって，公衆衛生の向上および増進に寄与し，もって国民の健康な生活を確保するものとする。	薬剤師になろうとする者は，厚生労働大臣の免許を受けなければならない。	薬剤師法

表 8-5　保健医療福祉にかかわるおもな職種とその根拠法令（つづき）

職種名	業務・任務	免許・登録	根拠法令
栄養士	都道府県知事の免許を受けて，栄養士の名称を用いて栄養の指導に従事することを業とする者をいう。	栄養士の免許は，厚生労働大臣の指定した栄養士の養成施設において2年以上栄養士として必要な知識および技能を修得した者に対して，都道府県知事が与える。	栄養士法
管理栄養士	厚生労働大臣の免許を受けて，管理栄養士の名称を用いて，傷病者に対する療養のため必要な栄養の指導，個人の身体の状況，栄養状態などに応じた高度の専門的知識および技術を要する健康の保持増進のための栄養の指導ならびに特定多数人に対して継続的に食事を供給する施設における利用者の身体の状況，栄養状態，利用の状況などに応じた特別の配慮を必要とする給食管理およびこれらの施設に対する栄養改善上必要な指導などを行うことを業とする者をいう。	管理栄養士の免許は，管理栄養士国家試験に合格した者に対して，厚生労働大臣が与える。	栄養士法
理学療法士	厚生労働大臣の免許を受けて，理学療法士の名称を用いて，医師の指示のもとに，理学療法を行うことを業とする者をいう。「理学療法」とは，身体に障害のある者に対し，主としてその基本的動作能力の回復をはかるため，治療体操その他の運動を行わせ，および電気刺激，マッサージ，温熱その他の物理的手段を加えることをいう。	理学療法士または作業療法士になろうとする者は，理学療法士国家試験または作業療法士国家試験に合格し，厚生労働大臣の免許を受けなければならない。	理学療法士及び作業療法士法
作業療法士	厚生労働大臣の免許を受けて，作業療法士の名称を用いて，医師の指示のもとに，作業療法を行うことを業とする者をいう。「作業療法」とは，身体または精神に障害のある者に対し，主としてその応用的動作能力または社会的適応能力の回復をはかるため，手芸，工作その他の作業を行わせることをいう。		
言語聴覚士	厚生労働大臣の免許を受けて，言語聴覚士の名称を用いて，音声機能，言語機能または聴覚に障害のある者についてその機能の維持向上をはかるため，言語訓練その他の訓練，これに必要な検査および助言，指導その他の援助を行うことを業とする者をいう。	言語聴覚士になろうとする者は，言語聴覚士国家試験に合格し，厚生労働大臣の免許を受けなければならない。	言語聴覚士法
視能訓練士	厚生労働大臣の免許を受けて，視能訓練士の名称を用いて，医師の指示のもとに，両眼視機能に障害のある者に対するその両眼視機能の回復のための矯正訓練およびこれに必要な検査を行うことを業とする者をいう。	視能訓練士になろうとする者は，視能訓練士国家試験に合格し，厚生労働大臣の免許を受けなければならない。	視能訓練士法
診療放射線技師	厚生労働大臣の免許を受けて，医師または歯科医師の指示のもとに，放射線を人体に対して照射（撮影を含み，照射機器または放射性同位元素〔その化合物および放射性同位元素またはその化合物の含有物を含む〕を人体内に挿入して行うものを除く）することを業とする者をいう。	診療放射線技師になろうとする者は，診療放射線技師試験に合格し，厚生労働大臣の免許を受けなければならない。	診療放射線技師法
臨床検査技師	厚生労働大臣の免許を受けて，臨床検査技師の名称を用いて，医師または歯科医師の指示のもとに，微生物学的検査，血清学的検査，血液学的検査，病理学的検査，寄生虫学的検査，生化学的検査および厚生労働省令で定める生理学的検査を行うことを業とする者をいう。 臨床検査技師は，保健師助産師看護師法の規定にかかわらず，診療の補助として採血および検体採取（医師または歯科医師の具体的な指示を受けて行うものに限る）および厚生労働省令で定める生理学的検査を行うことを業とすることができる。	臨床検査技師の免許は，臨床検査技師国家試験に合格した者に対して与える。	臨床検査技師等に関する法律

表 8-5　保健医療福祉にかかわるおもな職種とその根拠法令（つづき）

職種名	業務・任務	免許・登録	根拠法令
歯科衛生士	厚生労働大臣の免許を受けて，歯科医師（歯科医業をなすことのできる医師を含む）の直接の指導のもとに，歯牙および口腔の疾患の予防処置を行うことを業とする者をいう。 歯科衛生士は，保健師助産師看護師法の規定にかかわらず，歯科診療の補助をなすことを業とすることができる。 歯科衛生士は，歯科衛生士の名称を用いて，歯科保健指導をなすことを業とすることができる。	歯科衛生士になろうとする者は，歯科衛生士試験に合格し，厚生労働大臣の歯科衛生士免許を受けなければならない。	歯科衛生士法
精神保健福祉士	精神保健福祉士の登録を受け，精神保健福祉士の名称を用いて，精神障害者の保健および福祉に関する専門的知識および技術をもって，精神科病院その他の医療施設において精神障害の医療を受け，または精神障害者の社会復帰の促進をはかることを目的とする施設を利用している者の社会復帰に関する相談に応じ，助言，指導，日常生活への適応のために必要な訓練その他の援助を行うことを業とする者をいう。	精神保健福祉士試験に合格した者は，精神保健福祉士となる資格を有する。	精神保健福祉士法
社会福祉士	社会福祉士の登録を受け，社会福祉士の名称を用いて，専門的知識および技術をもって，身体上もしくは精神上の障害があることまたは環境上の理由により日常生活を営むのに支障がある者の福祉に関する相談に応じ，助言，指導，福祉サービス関係者との連絡・調整，相談援助を業とする者をいう。	社会福祉士試験に合格した者は，社会福祉士となる資格を有する。	社会福祉士及び介護福祉士法
介護福祉士	介護福祉士の登録を受け，介護福祉士の名称を用いて，専門的知識および技術をもって，身体上または精神上の障害があることにより日常生活を営むのに支障がある者につき入浴，排泄，食事その他の介護を行い，ならびにその者およびその介護者に対して介護に関する指導を行うことを業とする者をいう。	介護福祉士試験に合格した者は，介護福祉士となる資格を有する。	
介護支援専門員	要介護者または要支援者からの相談に応じ，および要介護者などがその心身の状況などに応じ適切な居宅サービス，地域密着型サービス・施設サービス・介護予防サービス・地域密着型介護予防サービス・特定介護予防・日常生活支援総合事業を利用できるよう市町村，居宅サービス事業を行う者，地域密着型サービス事業を行う者，介護保険施設，介護予防サービス事業を行う者，地域密着型介護予防サービス事業を行う者，特定介護予防・日常生活支援総合事業を行う者などとの連絡調整などを行う者であって，要介護者などが自立した日常生活を営むのに必要な援助に関する専門的知識および技術を有するものとして，介護支援専門員証の交付を受けた者をいう。	厚生労働省令で定める実務の経験を有する者であって，都道府県知事が厚生労働省令で定めるところにより行う試験（介護支援専門員実務研修受講試験）に合格し，かつ，都道府県知事が厚生労働省令で定めるところにより行う研修（介護支援専門員実務研修）の課程を修了した者は，厚生労働省令で定めるところにより，当該都道府県知事の登録を受けることができる。	介護保険法
公認心理師	公認心理師の名称を用いて，保健医療，福祉，教育その他の分野において，心理学に関する専門的知識および技術をもって，①心理に関する支援を要する者の心理状態を観察し，その結果を分析すること，②その心理に関する相談に応じ，助言・指導その他の援助を行うこと，③関係者に対し，その相談に応じ，助言・指導その他の援助を行うこと，心の健康に関する知識の普及をはかるための教育および情報の提供を行うことなどを業とする者をいう。	公認心理師として必要な知識および技能について，主務大臣（文部科学大臣および厚生労働大臣）が実施する公認心理師試験に合格し，公認心理師登録を申請し，登録されることが必要である。	公認心理師法
民生委員	社会奉仕の精神をもって，つねに住民の立場にたって相談に応じ，および必要な援助を行い，もって社会福祉の増進に努めるものとする。	民生委員は，都道府県知事の推薦によって，厚生労働大臣がこれを委嘱する。	民生委員法
児童委員	児童および妊産婦の福祉の増進をはかるための活動を行うこと。	民生委員法による民生委員は，児童委員にあてられたものとする。	児童福祉法

C 公衆衛生看護と研究

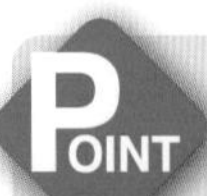

- 公衆衛生看護活動を展開するうえでは，研究的な視点が不可欠である。
- 公衆衛生看護の研究は，住民や対象者に益をもたらすものであることが求められる。
- 研究したいテーマに対して日ごろからアンテナをはっておくことが重要である。
- 研究を実施する際には，研究的な質の高さを考慮しつつ，実行可能な方法で行う。

1 公衆衛生看護活動と研究との関係性

研究は保健師の日常活動とは遠いものという印象がないだろうか。しかし，保健師としての必要な能力を示した文献[1~3]においては，研究は保健師に必須のものとして位置づけられている。その理由として次の２つ「(1)新たな事象などへの対応を模索する場合に研究が必要である」「(2)保健師の日常活動の展開に研究の考え方が必要である」が考えられる。

1 新たな事象などへの対応を模索する場合に研究が必要である

一般に研究は，①明らかにされていない事象を解明しようとするとき，②解決したい事象の対応策をさがすとき，③現在ある対応策をよりよいものに改善することを目ざすとき，などにおいて行われる。保健師の活動にあてはめて考えてみよう。保健師が対応する健康問題は社会の変化に大きく影響されるものであり，新しい健康問題はその事象自体が十分解明されておらず，そのため解決策が確立していないものも少なくない。たとえば若年者・中高年のひきこもり，若年認知症患者への対応などは，従来の活動ではあまり扱われなかった事象であり，現在は対応が模索されている。また，社会や保健医療活動は日々変化するものであり，過去に行われていた健康問題への対応では十分な効果が得られない場合もある。

このような状況に対応し，住民の健康問題の解決や健康増進に向けた活動を行うためには，保健師みずからが新しい事象を明らかにしたり，新たな解決策を見いだしたりすることが必要になる。

2 保健師の日常活動の展開に研究の考え方が必要である

(1)に記載したような新たな事象への対応を見いだすことは，ハードルが高いと感じるかもしれない。しかし，実のところ，保健師の日常活動は研究に基づいた考え方と深く結びついて行われるものである。次項にその具体的な場面を示す。

2 保健師の日常活動のなかで研究的な視点が必要になる場面

プラス・ワン

研究的な視点

研究で価値をおくのは，方法論の厳密さや普遍性である。研究を実践現場で活用する場面で重要になるのは，研究的な正しさに基づいた公衆衛生活動への適応可能性であり，方法論の厳密さなどが第一義的に優先されるとは限らないことが多いため，「研究的な視点」という言葉を用いた。

保健師の日常活動のなかで研究的な視点+が必要になるのは，次のような場面である。

ⓐ 情報を読みとき判断する
ⓑ 活動に必要な情報を収集・分析する
ⓒ 問題の広がりや深さを理解する
ⓓ 効果的な介入方法を探索する
ⓔ 活動を評価する

それぞれについて，みてみよう。

a 情報を読みとき判断する

保健師は多くの情報源から情報を収集し，それらの真偽や関連性を考え，集約し判断することで活動を行う職種である。行政内外にある統計的な情報，みずからが観察したり対象や関係者と会話したりして直接集めた情報，歴史的な資料，活動などの記録物，事業概要などを記したもの，保健師が行った活動を記した論文など，保健師は幅広い情報を扱う。

統計的な情報は疫学研究の考え方を基盤にした記述が多いため，疫学研究に対する基本的な知識がないと，それを自分なりに読みとき，意味を解釈することは困難である。歴史的な資料などにおいては，どのような根拠となる事実により論旨が組みたてられ，解釈されている記述なのかを考えて情報を活用する。このように根拠と論理の整合性や一貫性に配慮しながら読むことは，研究的な考え方を実践することでもある。

なお，情報を読みとき判断することは，公衆衛生看護活動の基盤である地域アセスメント（地域診断）を行ううえでも重要である。

b 活動に必要な情報を収集・分析する

保健師が必要とする情報はいつもあるとは限らない。むしろ，情報がない場合のほうが多いかもしれない。その場合は，研究的な視点で情報の収集・分析を行う。

たとえば，家庭訪問を行うなかで，育児不安の強い母親に出会う場面が続いたとき，保健師はその人たちの背景や，どのぐらいの母親がそのような状態にあるのか知りたいと考えるだろう。母親に対する調査ができればよいが，予算や業務の関係から大規模な調査を行うことはむずかしい。そのようなときは，たとえば乳幼児の健康診査（健診）に来た母親に対して，ひと月だけ健診時に質問紙調査をしたり，課題(この場合は育児不安)に焦点をあてた視点から過去の問診表の記述を集計し直すことで，知りたい情報へのアプローチとすることがある。この場合は量的な研究➕の考え方が用いられることになる。

一方，若年認知症患者や家族への支援を考えるときには，対象者の日常生活やどのような気持ちで過ごしているのかを理解しないと，支援の実践はむずかしい。このような場合には，対象者にインタビューを行い，対象者と深く向き合い理解するよう努める。この一連の過程は質的な研究➕の方法論の1つであり，現象自体を深く理解したいときなどに用いられるものである。

このように，さまざまな研究方法の特徴を知っていれば，明らかにしたい情報を扱うための適切な方法を選択できる。また方法論にはそれに応じた分析方法の「作法」ともいえるものがあり，それを知っておくことは，他者に結果を伝える際のたすけとなる。

c 問題の広がりや深さを理解する

1 問題の広がり

保健師が活動の優先順位を判断する場合の視点のなかに「その状況がどのぐらい多くの人に生じているか(**問題の広がり**)」がある。先述した乳幼児健康診査に来た母親への質問紙調査の例を考えてみよう。この質問紙調査で30%の人に育児不安がみられた場合，その結果を地域の母親全体の割合として扱うことはできない。なぜなら，サンプリングにかたよりがあるためである。この結果を全体を反映したものとしてとらえると，場合によっては活動の方向性の判断を誤りかねない。

「ⓐ情報を読みとき判断する」にも関係するが，統計的な調査では，どのような対象をどのような方法で選定しているか，質問紙調査であれば回収率はどうかなどで，そのデータがどれだけ信頼できるものであるかが異なる。これは量的研究での母集団➕の考え方に基づくものである。とはいえ，現実には完璧な調査を行うことは不可能に近い。得られたデータがどの程度信頼できるかを判断できることこそが重要である。

2 問題の深さ

「状況はどの程度深刻か(**問題の深さ**)」も判断の視点の1つである。育児不安といっても，軽度の人から重度の人までいる。量的にその判断を行いたい場合，そのための設問を作成したり，適切な尺度を選択し用いたりする。これらを実践するのも研究的な能力の1つである。

➕ プラス・ワン

量的研究
量的研究は，考察する事象を数量化し，主として統計学を用いて検討するものである。演繹的なアプローチをとり，仮説や理論の検証や変数間の関係の予測などを行う。

質的研究
質的研究は，対象とする現象をありのままに記述することを目的とするものである。帰納的なアプローチをとり，概念の明確化や仮説の生成などを行う。

母集団
サンプリング(標本を抽出すること)の際に，最終的にその結果を適用したい特性をもつ集団をいう。日本の大学生の健康に関する意識を調査する場合，母集団は日本のすべての大学生である。しかし，大学生全員を調査することは不可能なため，一部の対象(サンプル)に調査が行われることになる。

プラス・ワン

EBN：evidence based nursing

翻訳されているEBNの定義として「実践者，患者，重要他者との間に共有された意思決定のプロセスであり，それは研究結果，患者の経験や選択，臨床的な専門技能・ノウハウ，利用可能な膨大な情報源に基づくもの」[4]がある。なお公衆衛生の領域では，「根拠にもとづく公衆衛生活動」（EBPH：evidence based public health）の用語も用いられる。

説明責任

説明責任は，「アカウンタビリティ」と表記されることも多い。行政や公共性の高い活動には，公的に資金が投入されているため，その政策や事業内容について，住民に説明と報告を行う責務があるとする。

d 効果的な介入方法を探索する

効果的な介入方法をさがす場合，該当する文献などを読むことから始めることが多い。この際に注意したいのは，研究の観点から，その論文がどれだけ信じるに足る研究であるのかを考えながら読むことである。往々にして活字になった論文は無条件に正しいと思いがちであるが，必ずしもそうとは限らない。また，論文が自分の地域や対象にどこまで適応可能であるのかを考えながら読むことも重要である。現在，根拠に基づく看護実践（EBN）が求められるようになっている。先行論文をさがしその根拠を正しく読みとることは，この第一歩である。

関連する文献や資料が得られないときは，みずから計画をたてて介入を行う場合もある。たとえば新しい健康問題に対応するためモデル事業として，関係者で検討した介入方法による成果を従来の介入方法と比較するような場合である。これは，みずから活動の根拠をつくることでもある。説得力のある根拠を得るには，可能な範囲で研究的な考え方に基づいた計画をたて，データの収集や分析を行うよう考慮する。

e 活動を評価する

公衆衛生活動では，保健師がなにを行い，それによってどのような成果が生じたのかを明らかにする必要がある。これは保健師がみずからの活動の見直しを行ううえで必須であり，活動予算の獲得や，活動を継続することへの理解につながる意味ももつ。公衆衛生看護活動は，行政では租税を，産業領域では組織の収益を使って行われている活動である。そのため，その予算の原資を支払っている住民や雇用主に対し，その使い道と成果を示すことは専門職の役割の1つである説明責任を果たすことになる。

これらを実践するには，活動の評価を行う能力が必要である。介入の前後の変化を比較する，変化をあらわす妥当な指標を選択する，データを正しい方法で分析するなど，研究的な視点をふまえた評価を行うことで，説得力が増すことになる。

以上のように，研究的な視点は保健師の活動展開の基本であるPDCAサイクルの各場面と関連している。保健師として質の高い活動展開を行うためには，研究的な視点をもった活動が求められることを理解できただろう。

3 公衆衛生看護活動にかかわる研究の場面

保健師の日常活動において研究にかかわる場面の例を**表8-6**に示し

表 8-6　保健師活動にかかわる研究の例

研究の目的	具体的なテーマの例
事象の広がりや深さを知る。	災害後に心の問題をかかえる対象の数とその深刻度を把握する。
対象のニーズや考えを理解する。	地域の難病患者がどのようなことで困難を感じているのかを調査する。
対象の背景・要因を知る。	介護負担感を強く感じている人は，どのような背景要因があるのかを調査する。
新しい介入方法の効果を検討する。	新しい介入方法を検討し，以前の介入方法の効果と比較する。
保健師の技術を明確にする。	運動グループの自主化に向けての保健師のはたらきかけを明確にする。
保健師活動の支援ツールを作成する。	ハイリスク者を見逃さないために，保健師が共通で使用できるアセスメントツールを作成する。

た。これでわかるように，保健師の研究テーマは日常活動と離れたものではなく，日常活動のなかで生じた疑問を，より精度を高くして明らかにするために実施されることがほとんどである。

また，研究として行ったものは，最終的に地方学会や全国学会，雑誌などで外部にその成果を公表することが望ましい。研究から得られた結果はほかの保健師の活動のヒントになったり，公衆衛生看護活動のエビデンスにつながるためである。

4 公衆衛生看護において研究(研究的な活動)を実施するために

a 公衆衛生看護研究に求められること

1 住民・対象者に益があること

保健師が行う研究は，公衆衛生看護活動の最終的な目的である，住民の質の高い生活に寄与するものでなくてはならない。たとえそれが直接的に住民を対象にするものでない場合(たとえば保健師を対象にする研究)であっても，この原則はかわらない。単に保健師自身の興味・関心によって研究が行われるのは，この原則に反することになる。

2 住民・対象者がまもられること

公衆衛生看護に限らず，研究的な活動を行う際には，対象者への倫理的な配慮が不可欠である。この倫理的な配慮を示したものが，**ヘルシンキ宣言**をはじめとする倫理指針である。研究を行う場合の倫理指針については本講座「別巻2　疫学・保健統計学」を参照されたい。倫理的な配慮として強く求められることは，研究の対象者に身体的・精神的・社会的な危害が及ばないようにすることである。社会的な危害の発生は，たとえば情報の漏洩などによっても生じることを考慮する。

3 関係者の理解が得られること

公衆衛生看護活動の多くは，保健師間だけではなく，他職種や他機関

プラス・ワン

ヘルシンキ宣言

ヘルシンキ宣言は，世界医師会(World Medical Association)が，1964年のヘルシンキにおける世界医師連合総会(World Medical Assembly)で採択したものである。この宣言は医学研究を行う場合の原則を示したものであり，採択後も改定が行われている。

との連携のなかで行われている。対象にしようとする事象に関して他職種などが関与している場合は，研究に対する理解を得たうえで実施する。

4 上司や所属する組織の承諾が得られること

上司の理解を得ることも当然必要である。また各組織において，研究や結果の公表を行う際の手順や規則が定められている場合も多いため，そのルールを遵守する。

b 研究（研究的な活動）を実施するために心がけること

研究（研究的な活動）は，急に思いたったからといって，すぐに開始できるものでもない。日常から研究に対する情報のアンテナをはりめぐらせておくことが大切である。具体的には，次に示すことを日ごろから心がけるようにするとたすけになる。

- 日ごろから公衆衛生看護・地域保健関連の雑誌などに目を通し，関連した情報がないか，みておく。
- 地方公共団体（自治体）であれば近隣の自治体，産業であれば他施設など，他所との情報交換を行う。
- インターネットで文献をさがしてみる＋。
- 地元の大学図書館を積極的に活用する。
- 所属内の研究経験がある人や分析のスキルをもっている人などを見つけておく。
- 所属組織内外で行われる学習会や関連の学会に参加し，研究の動きや自分が明らかにしたい事象に関する研究を行っている研究者について知っておく。

以上のほかに，地元の看護系大学と連携をとって活動を行うことなども，日ごろから心がけておくとよい方法の1つである。

＋ プラス・ワン

インターネットによる文献検索や入手

近年は個人が無料で文献検索できるサイトとして，たとえば次のものがある。

J-STAGE

科学技術振興機構（JST）が運営する電子ジャーナルの無料公開システム。（https://www.jstage.jst.go.jp/browse/-char/ja/）

CiNii Research

国立情報学研究所が運営するデータベースであり，論文・図書・雑誌・博士論文などの学術情報についての検索ができる。（https://cir.nii.ac.jp/），

Google Scholar

グーグル社が運営する学術文献の検索サイトで，多岐にわたる分野の論説・論文・書籍・要約・法律関係資料に対応する。（https://scholar.google.co.jp/）

（以上のURLはすべて2023-09-07に参照）

検索された学術論文は，PDF形式でダウンロード可能なものも多い。

5 公衆衛生看護活動と研究における課題

保健師が研究を行う際に，公衆衛生看護活動の特徴から注意しておくべき事項がある。研究計画との関連でいえば，保健師が対象とする人は，地域という広い空間に点在しているため把握自体が容易ではないこと，とくに地域介入を行う場合は成果が生じるまでの期間が長くかかること，対象とする現象に影響する要因が多く複雑であるため，影響要因の特定をするときの研究デザインが簡単にいかない場合が多いこと，などである。

また，研究に関する組織上の課題として，倫理審査がある。通常，研究活動を行う際は研究計画の倫理審査が求められるが，保健師が所属し

プラス・ワン

倫理審査の手順

倫理審査の手順は一般的に以下のとおりである。

①倫理審査委員会が求める書類(申請書，研究計画書，使用予定の調査表や説明文，同意書など)の作成。
②手順①で作成した書類を倫理審査委員会に提出。
③倫理審査委員会での検討(書面審査/対面審査)。
④審査結果報告(「承認」「要修正」「却下」)の受領。
「承認」であれば，研究の実施が可能。
「要修正」の場合は，指摘事項を修正し，再度倫理審査委員会に提出。
「却下」の場合は，倫理的に問題が大きいと考えられるため，計画の練り直しが必要。

ている自治体や企業にはそのしくみがないことも多い。その点を配慮し，保健師が研究を公表することが多い学会などでは，学会が倫理審査を行うしくみを有している場合もある[5)]。公表を想定して行う研究の場合は，事前に公表の際に求められる倫理審査についても確認しておきたい。

ほかの保健師が実施した研究成果を自分の活動の参考にするときには，その活動は地域や組織ごとに異なる特性をもつ環境のなかでの展開であるため，先行研究の結果が自分の地域や組織でも通用するとは限らないことに留意したい。そこが公衆衛生看護活動における研究のおもしろさでもあり，むずかしさでもある。

以上述べてきたように，公衆衛生看護活動において研究を行うときに考慮しなければならないことがいくつかある。専門職とは自律した活動を行う職種とされることから，専門職として保健師には最適な判断をするために研究的なアプローチが必要になる機会は多い。また，自治体の税収や企業の収益が年々厳しさを増している近年において，人々の健康をまもる責務を果たすためには，必要な保健師数の雇用や公衆衛生看護活動に対する予算を確保することが必要となる。このためには，保健師の活動を住民や労働者のほか，自治体の首長や企業の雇用主をはじめとする関係者に見えるようにすることや，効果的な活動展開を行うことが，いままで以上に求められる。研究を公衆衛生看護活動の目的達成に向けたツールとして効果的に活用できるようにしたい。

●引用・参考文献

1）厚生労働省：看護基礎教育検討会報告書．2019．(https://www.mhlw.go.jp/content/10805000/000557411.pdf)(参照 2022-08-31)
2）厚生労働省：保健師に係る研修のあり方等に関する検討会 最終とりまとめ——自治体保健師の人材育成体制構築の推進に向けて，2016．(https://www.mhlw.go.jp/file/04-Houdouhappyou-10901000-Kenkoukyoku-Soumuka/0000120158.pdf)(参照 2022-08-31)
3）American Nurses Association: Public Health Nursing Scope and Standards of Practice 2nd. pp.48-49, Silver Spring, 2013.
4）アイオワ大学病院看護研究 EBP 質改善部門編．松岡千代ほか監訳：看護実践の質を改善するための EBP ガイドブック——アウトカムを向上させ現場を変えていくために．p.v, ミネルヴァ書房，2018.
5）日本公衆衛生看護学会：研究倫理審査申請．(https://japhn.jp/ethics_inspect)(参照 2022-08-31)

9章

健康危機管理

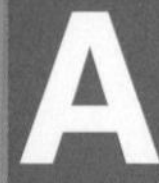

A 健康危機管理の基本

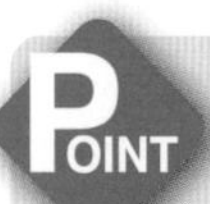

- 健康危機管理が重視されるようになった背景と理念を理解する。
- リスクマネジメントの考え方と，方法としての事業継続計画(BCP)とリスクコミュニケーションを理解する。

1 健康危機管理の理念と目的

1997(平成 9)年，厚生省(当時)は「厚生省健康危機管理基本指針」を策定し，日本ではじめて行政用語として「健康危機管理」が使用された。この背景には，厚生省所管である血液製剤による HIV 感染の問題への深い反省と，阪神・淡路大震災(1995〔平成 7〕年)や給食を原因とする腸管出血性大腸菌 O157 集団食中毒発生(1996〔平成 8〕年)など，複数の部局にまたがった対応が必要な健康の危機に対する，抜本的体制の見直しが強く求められたことがある。

その後，2001(平成 13)年に策定された「厚生労働省健康危機管理基本指針」によると，健康危機管理とは，「医薬品，食中毒，感染症，飲料水その他何らかの原因により生じる国民の生命，健康の安全を脅かす事態に対して行われる健康被害の発生予防，拡大防止，治療等に関する業務であって，厚生労働省の所管に属するもの」と示されている[1)]。この定義では，健康危機と健康危機管理の 2 つの意味が説明されている。

すなわち，健康危機とは，その原因が「医薬品，食中毒，感染症，飲料水」と，いわゆる厚生労働省が主管するものがはじめにあげられている。ただし，「その他何らかの原因」については，2001(平成 13)年の「地域健康危機管理ガイドライン」(以下，「ガイドライン」)⊞のなかで，「阪神・淡路大震災大震災や有珠山噴火のような自然災害，和歌山市毒物混入カレー事件のような犯罪，JCO による東海村臨界事故のような放射線事故」「コンピュータの西暦 2000 年問題」およびサリン事件のような「大量殺傷型テロ事件」などが示されている[2)]。つまり「ガイドライン」では，「不特定多数の国民に健康被害が発生または拡大する可能性がある場合」のすべてを健康危機に含めている。

一方，健康危機管理については，先述の「健康危機管理基本指針」で「健康被害の発生予防，拡大防止，治療等に関する業務」とあり，発生時の

⊞ プラス・ワン

地域健康危機管理ガイドライン

阪神・淡路大震災や，腸管出血性大腸菌 O157 の集団食中毒発生，放射能事故などの健康危機事例の頻発を受けて，2000(平成 12)年 3 月に地域保健法に基づく「地域保健対策の推進に関する基本的な指針」が改正され，地域における健康危機管理等の基本的な方針が示された。このなかでは地方公共団体が「地域における健康危機管理のための手引書」を作成するとされている。

これを受けて，手引書作成の参考になるよう，「地域における健康危機管理のあり方検討会」が 2001(平成 13)年 3 月に「地域健康危機管理ガイドライン」をまとめた。同ガイドラインでは，地域における健康危機管理の拠点である保健所の健康危機管理における役割・業務が具体的にあげられている。

対応のみでなく，平常時からの対策も含まれると明記している[1]。「ガイドライン」によると，健康危機管理の4つの側面として，①健康危機発生の未然防止，②健康危機発生時に備えた準備，③健康危機への対応，④健康危機による被害の回復があげられている[2]。

こうした経緯を経て地域における健康危機管理のあり方を検討した地域保健対策検討会の中間報告では，「健康危機管理対策の目的は，国民の健康危機の発生及び拡大の防止とともに，風評被害や精神的な不安による被害の拡大の防止」であるとされている[3]。また，「ガイドライン」では，地域における健康危機管理の拠点は保健所であるとし，保健所には，平常時における健康危機の未然防止や健康危機管理のためのシステム構築，発生時における健康危機への対応のため，関係機関を有機的に機能させる主体となることを期待されている。

2 健康危機の分野

前述の「地域保健対策検討会中間報告」では，保健所における健康危機対応の対象分野として，医薬品・食中毒・感染症・飲料水を原因とした安全をおびやかす事態のほか，生活環境安全(原子力災害・環境汚染など)，災害有事・重大健康危機(自然災害・生物テロ・新型インフルエンザなど)，医療・介護等安全(医療機関や施設内での有害事象，施設内感染や高齢者虐待を含む)，精神保健医療，児童虐待が示されている。加えて，初動時に原因が特定できない事例についても，迅速な対応と早急な原因の解明のため保健所が積極的に健康危機事例の調査を行うとされている。

3 リスクマネジメント

危機管理・リスクマネジメントという概念は，経営学の分野で注目されてきた。亀井[4]はリスクマネジメントを「組織をとりまくリスクを発見し，現実の事故につながればどうなるかを予測し，そのリスクにどのように対応するかを決断する」ことであるとしている。亀井のいうリスクとは，「事故発生の可能性」であり，その源泉は，「自然や環境の変化と人間との係わり」と意思決定の拙劣や決断の失敗にある[5]としている。

亀井は，リスクマネジメントを「事前のリスクマネジメント」と「渦中・事後の危機管理」とに分け，次のように区別している。事前のリスクマネジメントには，リスク発見，リスク予測(リスクアセスメント)からリスク対応(リスクトリートメント)の過程と，リスク処理計画・事業継続計画(business continuity plan：BCP)✚および平常時からの訓練をあげている。渦中・事後の危機管理には，発生直後の渦中におけるリーダーシップや決断，コミュニケーションと，事後における教訓化(失敗に学ぶ)

✚ プラス・ワン

事業継続計画(BCP)

災害にあったとき，損失をできるだけ軽減し，企業にとっての中核事業を早期に再開，継続させるという事業継続管理(business continuity management)をいかに実践するかを計画にしたものがBCPである。

をあげている。次項では，事前のリスクマネジメントにおける事業継続計画と，リスクコミュニケーションを取り上げる。

a 事業継続計画(BCP)

企業は，災害や事故で被害を受けても，重要な事業が中断しないこと，あるいは中断したとしても可能な限り短い期間で再開することが望まれる。なぜなら，災害や事故による事業の中断は，顧客の他社への流出，マーケットシェアの低下，企業評価の低下がおこり，企業にとって多大な損失となるからである。

地震や風水害などの記録的な災害が相つぐなか，中央防災会議は，2004(平成16)年に，「災害に強い国」の実現のため，企業関係者，有識者および地方公共団体間などによる「民間と市場の力を活かした防災力向上に関する専門調査会」を設置した。この専門調査会により，「民間と市場の力を活かした防災戦略の基本的提言」が取りまとめられ，そのなかで，事業継続計画(BCP)の指針や企業防災力の評価方法などの具体的な検討が必要とされた。これを受けて内閣府は，2005(平成17)年にBCPを策定するための「事業継続ガイドライン(第1版)」[6]を策定した。この事業継続の取り組みは，従来の防災対策と異なる特徴を有している(表9-1)[7]。

内閣府では，2007(平成19)年度より企業または団体におけるBCP策定に関する進捗状況の実態調査を行っている。「令和3年度企業の事業継続及び防災の取組に関する実態調査」[9]では，BCPを策定した企業は大企業70.8%，中堅企業40.2%と，策定中を含めると大企業は約85%，中堅企業は約52%となっている。

一方，災害時に重要な役割を果たすこととなる，①指定公共機関，②指定地方公共機関，③事業継続の観点から国民の関心が高い法人(特定

プラス・ワン

中央防災会議
中央防災会議は，災害対策基本法に基づき，内閣府に設置されている。防災基本計画の作成と，その実施・推進，さらには内閣総理大臣の諮問に応じて防災に関する重要事項を審議し，これに基づく意見具申を行う。中央防災会議の組織は，内閣総理大臣をはじめとする全閣僚，防災基本計画における指定公共機関の代表者および学識経験者により構成されている。

事業継続ガイドライン
内閣府の事業継続ガイドラインは更新され，現在は2023(令和5)年3月発行の最新版が内閣府の「防災情報のページ」に掲載されている[8]。

表9-1　事業継続の取り組みの特徴

(1)事業に著しいダメージを与えかねない重大被害を想定して計画を作成する。
(2)災害後に活用できる資源に制限があると認識し，継続すべき重要業務を絞り込む。
(3)各重要業務の担当ごとに，どのような被害が生じるとその重要業務の継続があやうくなるかを抽出して検討を進める。結果としてあらゆる災害が想定される。
(4)重要業務の継続に不可欠で，再調達や復旧に時間・手間がかかり，復旧の制約となりかねない重要な要素(ボトルネック)を洗い出し，重点的に対処する。
(5)重要業務の目標復旧時間を設定し，その達成に向け知恵を結集し事前準備をする。
(6)緊急時の経営や意思決定，管理などのマネジメント手法の1つに位置づけられ，指揮命令系統の維持，情報の発信・共有，災害時の経営判断の重要性など，危機管理や緊急時対応の要素を含んでいる。

(企業等の事業継続・防災評価検討委員会，内閣府防災担当：事業継続ガイドライン第1版解説書——わが国企業の減災と災害対応の向上のために．p.2，2007をもとに作表)

分野にかかる一般の法人)を対象に,「特定分野における事業継続に関する実態調査(2012〔平成24〕年度)」を実施した結果,医療・福祉分野の施設において,BCPの「策定済み」は1割を切り,BCPとはなにかを「知らなかった」という回答の割合も他分野と比較して高かったと報告されている[10]。令和3年度介護報酬改定(厚生労働省)において,感染症や災害発生時の業務継続の取り組み強化に向けてBCPの策定などが義務づけられた。

記録的な大雨による土砂災害などにより,老人福祉施設で多数の死者が発生する事例もおこっており,医療・福祉分野においてもBCPの手法を参考に,さまざまな災害への危機管理対策が積極的にとられることが望まれる。

b リスクコミュニケーション

地震による津波,およびこれによる原発事故を含む,広域かつ重大な被害を生じさせた東日本大震災の経験をふまえまとめられた「地域保健対策検討会報告書」[11]を受けて,2015(平成27)年3月「地域保健対策の推進に関する基本的な指針」が改正された。上記報告書のなかで,住民に対して健康リスクの正しい情報を提供し,リスク認知を促すリスクコミュニケーションの重要性が言及されている。

「リスクコミュニケーション」とは,リスク評価(リスクアセスメント)やリスクへの対応の過程で,専門家・政策決定者・消費者・事業者・研究者,その他の関係者の間でリスクに関する情報,意見を交換すること(相互作用的過程)である。その目的は,リスクにかかわる問題・行為について相互の理解を深めることや,互いの信頼のレベルを向上させることなどがあげられる。平川によると[12],必ずしも合意にいたらずとも,信頼し合えるようになったり,場合によってはまかせてもよいともいえる関係になったりすることがリスクコミュニケーションにおいて重要となる。

東日本大震災では放射線リスクが大きな問題となり,放射線リスクコミュニケーションは,帰還が進む福島においていまもなお継続する課題である。復興庁は,2013(平成25)年8月に原発事故による避難指示区域の見直し完了に伴い,「帰還に向けた放射線リスクコミュニケーションに関する施策パッケージ」[13]として,関係府省庁や市町村などが取り組む施策をまとめている。そのなかでは,個人個人の不安に対応したきめ細かなリスクコミュニケーションを強化する施策として,①正確でわかりやすい情報の発信,②少人数によるリスクコミュニケーションの強化,③地元に密着した専門人材の育成強化,④住民を身近で支える相談員によるリスクコミュニケーションの充実をあげている。

福島県飯舘村は,村全体が福島第一原子力発電所から50km圏内に入り，2011(平成23)年3月の当該原発事故により全村域が避難を余儀なくされた。県内外に避難した村民とのリスクコミュニケーションを推進する目的で，2012(平成24)年10月に，村は健康・教育・除染・広報など各課横断による「健康リスクコミュニケーション推進委員会」を組織し，飯舘村広報誌「かわら版道しるべ」[14]を作成，定期的に住民全員に戸別配布した(この広報誌は2016〔平成28〕年第19号まで発行)。この広報誌では，村民との直接対話で把握した放射線への不安の声を取り上げ，正確でていねいな情報提供をQ & A方式で提供している。また，村から離れてさまざまな避難生活を送る人々の暮らしが，写真や生の声とともに掲載されている。このような村独自の広報誌は，自治体と村民相互のコミュニケーションツールとなっており，相互の信頼を深めるリスクコミュニケーションのよいモデルといえよう。

●引用・参考文献

1）厚生労働省：厚生労働省健康危機管理基本指針. 2001.（http://www.mhlw.go.jp/general/seido/kousei/kenkou/sisin/）(参照 2021-08-24)
2）地域における健康危機管理のあり方検討会：地域における健康危機管理について――地域健康危機管理ガイドライン．2001.（http://www.mhlw.go.jp/general/seido/kousei/kenkou/ guideline/）(参照 2021-08-24)
3）地域保健対策検討会：地域保健対策検討会中間報告．2005.（http://www.mhlw.go.jp/shingi/2005/05/dl/s0523-4b.pdf）(参照 2021-08-24)
4）亀井克之：リスクマネジメントの基本的な考え方．亀井利明・亀井克之：危機管理とリーダーシップ――Crisis Management and Leadership．pp.3-14，同文舘出版，2013.
5）亀井利明：危機管理とリスクマネジメント．pp.25-40，同文舘出版，1997.
6）民間と市場の力を活かした防災力向上に関する専門調査会ほか：事業継続ガイドライン，第1版．2005.（http://www.bousai.go.jp/kyoiku/kigyou/keizoku/pdf/guideline01.pdf）(参照 2021-08-24)
7）企業等の事業継続・防災評価検討委員会，内閣府 防災担当：事業継続ガイドライン第1版解説書――わが国企業の減災と災害対応の向上のために．2007.（http://www.bousai.go.jp/kyoiku/kigyou/keizoku/pdf/guideline01_und.pdf）(参照 2021-08-24)
8）内閣府防災担当：事業継続ガイドライン――あらゆる危機的事象を乗り越えるための戦略と対応．2023.（https://www.bousai.go.jp/kyoiku/kigyou/pdf/guideline202303.pdf）(参照 2023-09-17)
9）内閣府防災担当：令和3年度企業の事業継続及び防災の取組に関する実態調査．2022.（https://www.bousai.go.jp/kyoiku/kigyou/pdf/chosa_210516.pdf）(参照 2023-12-14)
10）内閣府 防災担当：特定分野における事業継続に関する実態調査〈参考〉医療施設・福祉施設．2013.（http://www.bousai.go.jp/kyoiku/kigyou/topics/pdf/jigyou_keizoku_03.pdf）(参照 2021-08-24)
11）地域保健対策検討会：地域保健対策検討会報告書――今後の地域保健対策のあり方について．2012.（https://www.mhlw.go.jp/stf/shingi/2r98520000028ufa-att/2r98520000028uja.pdf）(参照 2021-10-13)
12）平川秀幸：リスクガバナンスの考え方――リスクコミュニケーションを中心に．平川秀幸ほか：リスクコミュニケーション論．pp.1-57，大阪大学出版会，2011.
13）復興庁ほか：帰還に向けた放射線リスクコミュニケーションに関する施策パッケージ．2014.（http://www.reconstruction.go.jp/topics/main-cat1/sub-cat1-1/20140218_risk_communication_package_all.pdf）(参照 2021-08-24)
14）飯舘村：かわら版みちしるべ．（http://www.vill.iitate.fukushima.jp/life/5/19/75/）(参照 2021-08-24)

B 災害保健活動

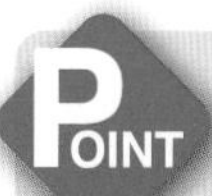

- 災害への社会的対応において主要な法律や関係機関を理解する。
- 災害保健活動の基本を理解する。
- 災害のサイクルに応じた保健師の活動を理解する。

1 災害とは

a 災害の定義

災害対策基本法(第2条)では，災害を暴風，豪雨，豪雪，洪水，崖崩れ，土石流，高潮，地震，津波，噴火，地滑りその他の異常な自然現象または大規模な火事もしくは爆発，その他の原因により生ずる被害であると定義している。この定義は，災害の原因に基づいている。

一方で公衆衛生看護活動において災害とはなにかを論ずるとき，原因以外に考慮すべきもう1つの側面がある。それはその被害の内容・程度である。DMAT養成の標準テキストでは，災害を「突然発生した異常な自然現象や人為的な原因により，人間の社会的生活や生命と健康に受ける被害」「災害で生じた対応必要量の増加が，通常の対応能力を上回った状態」と示している[1]。つまり，被害の内容は，生命と健康のみではなく社会生活への影響が含まれること，そして通常の対応能力では応じきれない程度ということである。災害支援を担う多くの国際機関も，災害の被害の内容には「社会機能の重篤な崩壊」「広範囲に広がる深刻な損害」などのように，社会が受ける被害を含めており，「影響を受けたコミュニティだけでは対応しきれない」程度としている[2]。

災害が人の生命・健康にとどまらず地域社会全体に被害を及ぼすものであり，そして通常の対応能力をこえる被害であるならば，当然災害に対して保健医療部門のみでは対応しきれず，社会機能を担うすべての部門が連携・協力すること，すなわち組織的な対応が求められるのである。

プラス・ワン

DMAT

DMATとは，Disaster Medical Assistance Teamの略で，災害派遣医療チームのことである。DMATは，災害急性期の被災地で救命措置などの活動を実施できる専門的なトレーニングを受け機動性を備えた医療チームのことをいう。医師，看護師，業務調整員からなる。大規模災害発生時において，迅速に被災地へ入り，医療活動や重症者の広域搬送などを担う。国が策定する防災基本計画でも，広域災害における救急・医療体制の整備とDMATの充実・活用推進があげられている。

b 災害の分類

災害を分類するとき，原因と特性の2つの側面があげられる。

表 9-2　原因による災害の分類

分類	自然災害	人為災害
災害	集中豪雨，台風，洪水，高潮，暴風，豪雪，地震，津波，火山噴火など	大規模な火事・爆発，放射性物質の大量の放出，大型交通災害(列車，飛行機，船舶)など

1 原因による分類

大きくは，原因が人間の力が及ばない自然の力によるものか，人為的な原因によるものかによって，表 9-2 のように分けられる。たとえば，感染力・致死力の強い感染症(新型インフルエンザ，SARS など)の集団発生は，自然災害の分類に入るが，これが人為的に用いられるテロは，人為災害に含まれる。また，自然災害と人為災害が複合的に発生する場合もある。東日本大震災においては，地震による津波とその津波による原子力発電施設の破壊によって放射性物質が流出し，広範囲に長期的な被害を及ぼした。

2 特性による分類

特性による分類として，①災害のおこり方と継続する期間，②被害の範囲，③発生した地域の特性がある。この分類では，災害の特徴をつかむ手がかりとなり，対応を考えるうえで重要となる。

■災害のおこり方と継続する期間

第一に災害のおこり方が，地震や火山噴火などのように急激なものであるか，台風などのように，しばらく前から発生の予測が可能なものであるのかという特性があげられる。発生後に災害が継続する期間の観点では，大規模な地震や火山噴火などの場合は復旧までに数年の期間を要するが，爆発事故や交通災害，小規模の洪水などは数日から数週間で平常に戻ることが多い。

■被害の範囲

被害の範囲という特性の分類もある。阪神・淡路大震災や新潟県中越地震における重大被害の範囲はおおよそ1つの県にとどまったが，東日本大震災では複数の県に及んだ。新型インフルエンザなど感染症のパンデミックなどは，国境までもこえた広域の被害となる。一方，列車事故や毒物混入事件などの場合は，限局された地域の局所的被害である。

■発生した地域の特性

発生した地域が，人口の密集している都市部か，あるいは過疎化が進む地方かなど，発生した地域の特性によって，被害の内容が異なり，対応にも影響を及ぼす。ほぼ同じ強さの地震であっても，阪神・淡路大震災と新潟県中越地震では，建物被害数，死者・負傷者数が大きく異なり，問題となった事項も異なった。

c 災害サイクル

災害を，対策を講じる立場から考えるとき，重要な概念が災害サイクルである。災害対策基本法も，①災害予防・事前対策，②災害応急対策，③災害復旧・復興対策と各期において講じるべき対策が記述されている。この背景にあるのが，災害発生時の緊急事態は永遠に続くものではなく，必ず災害応急対策期から災害復旧・復興対策期，そして静穏期（災害予防・事前対策期）へとサイクルが推移するというとらえ方である。

災害サイクルのとらえ方に則し，事前に対応を計画しておくこと，すなわち，平常時における災害への備えとして，発生した場合の対応計画を立案しておき，被害軽減策を講じておくことが重要となる。

2 災害に対する社会的対応システム

a 災害対策基本法と災害救助法

1 災害対策基本法

日本における災害対策の基本となる法律が，災害対策基本法である。この法律では，国・都道府県・市町村・指定公共機関・地方指定公共機関および住民などの防災への責務を明記している。一般住民の責務としては，食品などの備蓄などにより災害に備えること，防災訓練への参加などにより防災への寄与に努めることが明記されている。都道府県・市町村には，防災計画（地域防災計画）を作成・実施することが義務づけられている。

2 災害救助法

災害救助法は，災害発生時に，応急的な救助を行うことを規定した法律である。

b 災害時の保健医療

1 災害拠点病院

災害拠点病院は，災害時において，①重篤救急患者の救命医療を行うための高度の診療機能，②傷病者の受け入れおよび搬出を行う広域搬送への対応機能，③自己完結型の医療救護チームの派遣機能，④地域の医療機関への応急用医療資器財の貸し出し機能，⑤要員の訓練・研修機能を有する病院である。災害拠点病院は都道府県が指定する。

プラス・ワン

災害対策基本法の目的

「この法律は，国土並びに国民の生命，身体及び財産を災害から保護するため，防災に関し，基本理念を定め，国，地方公共団体及びその他の公共機関を通じて必要な体制を確立し，責任の所在を明確にするとともに，防災計画の作成，災害予防，災害応急対策，災害復旧及び防災に関する財政金融措置その他必要な災害対策の基本を定めることにより，総合的かつ計画的な防災行政の整備及び推進を図り，もつて社会の秩序の維持と公共の福祉の確保に資することを目的とする。」（法第１条）

災害救助法（第４条）が規定する救助

- 避難所および応急仮設住宅の供与
- 炊き出しその他による食品の給与および飲料水の供給
- 被服，寝具その他生活必需品の給与・貸与
- 医療および助産
- 被災者の救出
- 被災した住宅の応急修理
- 生業に必要な資金，器具または資料の給与または貸与
- 学用品の給与
- 埋葬

災害拠点病院は，基幹災害拠点病院を各都道府県に1か所整備し，地域災害拠点病院を原則として各二次医療圏に1か所指定する。前述した災害拠点病院の機能のうち，①〜④については「基幹」「地域」の両者に共通の機能，⑤の訓練・研修機能については基幹災害拠点病院のみの機能としている。

2 保健所

「地域保健対策の推進に関する基本的な指針」および「地域健康危機管理ガイドライン」において，保健所は地域における健康危機管理の拠点として位置づけられている。保健所は，平常時には，監視業務などを通じて健康危機の発生を未然に防止するとともに，所管区域全体で健康危機管理を総合的に行うシステムを構築する役割を担う。また，健康危機発生時にはその規模を把握し，地域に存在する保健医療資源を調整して，関連機関を有機的に機能させる役割が期待されている。

東日本大震災では，広範囲にわたる甚大な被害により，被災地の行政機能が壊滅状態に陥り，本来，地方公共団体や保健所が担う調整機能に大きな混乱をきたした。これを受けて厚生労働省医政局長通知「災害時における医療体制の充実強化について」[3]が発令された。この通知は，阪神・淡路大震災を契機に整備してきた災害時医療体制などについて，東日本大震災で明らかになった課題を整理し今後の方向性を整理したものである。

さらに，2016(平成28)年の熊本地震への対応についての検証を受けて，各都道府県において大規模災害時の保健医療活動にかかる体制の整備のため，保健医療調整本部を設置することとされた。またこの年は大規模災害発生時に，保健医療調整本部や保健所などの指揮命令機能が円滑に実施されるよう応援するチームとして，**災害時健康危機管理支援チーム**(Disaster Health Emergency Assisstance Team：**DHEAT**)が制度化された。

プラス・ワン

「災害時における医療体制の充実強化について」

この通知では，次の事業を積極的に推進し，災害時における医療体制の充実強化をはかるとされている。

①地方防災会議などへの医療関係者の参加の促進
②災害時に備えた応援協定の締結
③広域災害・救急医療情報システム(EMIS)の整備
④災害拠点病院の整備
⑤災害医療にかかる保健所機能の強化
⑥災害医療に関する普及・啓発，研修，訓練の実施

保健医療調整本部

保健医療活動チームの派遣調整，保健医療活動に関する情報の連携・整理・分析などの保健医療活動の総合調整を行う本部である。

3 災害保健活動の基本

ここでは，市町村あるいは保健所に所属する保健師の立場から，双方に共通する，災害に対する保健師活動の基本を述べる。

a 組織の一員として保健師機能を発揮

災害は，災害が発生した地域社会全体に，その地域社会がもつ対応能力で対処しきれないほどの重大な被害をもたらすものである。そのような災害に対し，保健医療分野，ましてや保健師だけで対応できるものではないことは明白である。社会機能を担うすべての部門による組織的な

対応が必要とされる。おもに自然災害の場合は，対策を担う第一線機関は市町村となり，市町村保健師は地方公共団体の職員として対応にあたる。この場合，保健所は，保健医療体制を整備・調整する機能を担う立場から市町村と連携する。具体的に保健所保健師は，保健所の業務として市町村保健師をサポートする役割を担う。

一方，大規模事故あるいはテロなどの健康危機で医療的対応が主となる場合，発生地域の保健所には，地域医療機関が多数の外傷患者などの受け入れに対応しているかを把握し，調整機能を発揮することが求められる。もちろん市町村も住民の健康被害への対応を保健所保健師と連携しながら行う。

いずれにしても保健師は，保健所あるいは市町村という組織の一員であり，災害に対し自分の所属する組織がもつ機能や役割に則して対応する。災害に対し自組織(保健所・市町村)はどのような役割を求められているのか，災害発生時に行う活動についてどのように取り決められているのかを，平常時から把握しておくことが必要である。

b ニーズ把握とマネジメントによるケアシステムの整備・再構築

市町村あるいは保健所の組織内において最大の保健医療職集団であり看護専門職である保健師には，被災者への直接的な健康支援の提供と，そのための調整を行うことが第一に求められる。とくに災害発生から中・長期の期間に避難所・仮設住宅で被災者と直接かかわる保健師には，被災者の医療や健康のニーズの背景にある，家族・仕事・住まいなど多様な問題を把握することが求められる。医療・健康のニーズに対応するためには，これらの問題も含めた対応を求められる場合も多々あり，保健師はさまざまな関係者との調整，ケアマネジメントを担う。

被災者がかかえる問題は，一個人にとどまらない可能性がある。被災者に共通するニーズに対応できるような地域ケアシステムを整備あるいは再構築していくことも，被災地の保健所･市町村保健師に求められる。

c 住民の自助・共助の支援による地域づくり

大規模災害が発生した場合には，「公助」による支援だけでは限界があるため，防災の取り組みは，災害を「他人ごと」ではなく「自分ごと」としてとらえ，国民１人ひとりが防災意識を高め，具体的な行動をおこすこと(自助・共助)が重要といわれる[4)]。

災害で重大な被害を受けたコミュニティへは，災害発生直後からしばらくは，多くの外部支援者(専門職および非専門職)が支援に入り，被災自治体はその支援を受けてたて直しをはかる。それらの外部支援者は時間の経過とともに引き上げていくため，長期的に地域社会の再生をはかるには，地域社会自体，つまり被災地の住民自身の力がカギとなる。防災の取り組みにおいても，災害発生後の対応においても，つねに住民自身とコミュニティがもつ力に着目し，災害をのりこえていける地域づくりが必要である。

4 災害発生時から災害復旧・復興対策期の保健活動

おもに自然災害を想定し，被災地における市町村・政令市保健師の活動について述べる。

a 災害発生直後～応急対策期

1 災害発生直後の活動

発災直後の初動対応において，まず第一に保健師に求められるのは，中・長期にわたり被災者への保健活動の担い手となることを視野に入れて，①活動拠点となる場(マンパワー・物品含む)を整備・確立すること，②被災状況に関する情報を集約することである。同時に，③平時の活動から把握していた避難行動要支援者(災害時要援護者)へ対応することも求められる。

しかし，看護専門職である保健師は，大規模災害の発生直後から災害で負傷した住民などへの直接的な救護活動が期待され，被災者全体を視野に入れた活動体制を確立する役割を果たすことがままならない場合もある。東日本大震災における南三陸町の事例では，保健師は自身も避難した避難所で，被災者の救護活動の担い手となって活動している。

発災直後においては，保健師は救護所や救護班がどのように設置されることになるかを予測し，医師などと協力し最大限の救護活動にあたる一方で，災害被害が中・長期に及ぶことを予測し，おかれた状況のなかで被災者への直接的な対応を委譲できるマンパワーを検討し，自身は被災自治体の保健師として中・長期的な保健活動の調整役を担えるよう，活動を移行していく必要がある。

2 応急対策期

応急対策期における保健活動は，被災地域の全住民の健康問題に対する支援を実施する。この場合，避難所への避難者のみでなく，避難所へ避難しない，あるいはできない自宅被災者への対応も含まれる。原則として支援の必要性の高い対象者を把握し，必要なケアマネジメントを行い，避難所など被災したコミュニティ単位の健康問題を把握し対応する。

避難所生活者への支援は，健康を維持するための生活環境整備，適切な栄養の確保，感染症対策など，看護アセスメントに基づき行う。避難

プラス・ワン

要配慮者・避難行動要支援者

東日本大震災の教訓をふまえ実効性の高い避難支援のため，2013(平成25)年に改正された災害対策基本法において，要配慮者・災害時行動要支援者についての災害から保護するための措置などが明記された。**要配慮者**は，「高齢者，障害者，乳幼児その他の特に配慮を要する者」である(災害対策基本法第8条第2項15号)。**避難行動要支援者**とは，「要配慮者のうち，災害が発生し，又は災害が発生するおそれがある場合に自ら避難することが困難な者であって，その円滑かつ迅速な避難の確保を図るため特に支援を要するもの」とされている(第49条の10)。

要配慮者・避難行動要支援者の規定が定められるまでは，「災害時要援護者の避難支援ガイドライン」(2006〔平成18〕年)により，災害時要援護者対策がとられていた。

東日本大震災発災当日の南三陸町における保健師の活動[5)]

2011(平成23)年3月11日，南三陸町では役場および2か所の保健センターが東日本大震災による津波で被災し，拠点となる建物および物品のすべてが消失した。保健センターにいた町保健師は，近くの高台にある小学校に避難した。町役場職員の多くが被災し，訪問中の保健師の安否も不明で，指揮命令系統もないまま，避難所で活動を開始した。

避難所では，水も食べ物もなく，毛布もなかったので横断幕やカーテンを避難者の防寒に使用した。避難していた認知症の高齢者など介助が必要な高齢者を保健師は休むことなく介助した。地元開業医，歯科医，看護師，ヘルパー，介護施設職員とともに臨時救護所をたち上げて，救護活動を開始した。避難してきた慢性疾患患者の症状悪化などに対応した。

所における問題への対応は，避難者の代表や避難所管理責任者，ボランティアと協議してすすめる。

この時期に重要な支援課題は，避難所での集団生活に伴い発生する二次的健康障害の予防と対策，また被災による心理面への影響の把握と対応である。**二次的健康障害**の例としては，避難所生活で高齢者が不活発になることによる生活機能の低下，慢性疾患の内服中断による悪化などがあげられる。

被災による心理面への影響は，さまざまな反応としてあらわれるが，それは災害という異常な事態への正常な反応といえる。しかしその反応が1か月以上続くときは，**心的外傷後ストレス障害**(post-taraumatic stress disorder；**PTSD**)の可能性が考えられ，専門的なケアが必要である。災害後の心理面への支援は，被災者にかかわるあらゆる支援者が心理面に配慮した活動を行うこと，保健師は身体的な健康管理や生活面へのアプローチを通して，被災者の心理状態を把握し，必要に応じ心のケアチームなどと連携した支援を行うことが求められる。

被害が甚大な災害の場合，多数の被災者に対し，被災市町村の保健師の数は限られる。したがって，応急対策期の活動は，管轄保健所の保健師や，外部自治体などからの派遣保健師の応援を受けて展開することとなる。被災地市町村の保健師は，それらの応援保健師の活動を調整する役割をとる。

b 災害復旧・復興対策期

避難所は一時的な生活の場であることから，災害で自宅を喪失した被災者は，この時期に応急仮設住宅などへ住まいを移行することになる。応急仮設住宅へと移行するこの時期は，外部からの応援保健師が引き上げていく時期，そして当該市町村の保健師の通常業務(乳幼児健康診査など)を再開する時期と重なる。

1 避難所から応急仮設住宅への移行に伴う支援

応急仮設住宅への移行は，自宅をなくした被災者にとってストレスの大きなできごとである。応急仮設住宅へと移行することによって，数週間～数か月の暮らしのなかでなじんだ避難所の人間関係がなくなり，新しく人間関係を構築しなければならないことも被災者の心理的葛藤を引きおこす。避難所で把握している要支援者については，応急仮設住宅移行後の支援へ確実に引き継いだり，応急仮設住宅入居後に全戸訪問を実施し，入居住民全体の健康実態を把握することが重要である。

2 通常事業の再開

災害復旧・復興対策期に入ると，発災以降中止していた通常の保健活

プラス・ワン

応急仮設住宅へ移行する被災者のストレス

仕事や学校へのアクセスや通院・買い物に便利な地区，あるいはなじみの地区にある応急仮設住宅に入居できるかどうかは被災者にとって重大な問題である。自身や身近な人の応急仮設住宅の当選結果に一喜一憂し，精神的に不安定になることもある。ひとり暮らし高齢者，高齢者夫婦世帯，障害者や要介護者をかかえる世帯にとって，応急仮設住宅の入居申し込み手続きが複雑で不安の大きなものであることもある。

動を再開する。通常の事業を再開し緊急時から平穏期の体制へと戻すなかで，被災者のニーズに対応していくことも重要である。

具体例として東日本大震災後の福島県南相馬市のケースを紹介する。同市は，2011（平成 23）年 3 月 11 日の東日本大震災の発災による福島第一原子力発電所の事故後，多くの住民が市外に避難した。2011 年 4 月に原発事故の避難区域が見直され，徐々に避難した住民が戻ったため，同年 6 月には，乳幼児健康診査や予防接種などの事業を一部地域から再開した。事業の再開が，放射線への母親の不安を受けとめる機会となり，放射線量を測定するバッジを配布し個々人の不安に対応することや，ストレスフルな母親を支援する事業を企画することにつながった[6)]。放射線被害により畑仕事やゲートボールなどの生活活動が制限される高齢者の健康に対しては，同年 11 月から介護予防事業を開始している。

3 コミュニティの再構築

復興期においては，地域の自治組織やボランティア，関係機関との連携により，コミュニティの再構築を目ざすことが重要である。

たとえば陸前高田市では，東日本大震災の津波で市役所庁舎が流され，9 名の保健師のうち 6 名がなくなった。同市では外部から派遣された保健師らの応援を受けて，2011 年度内に通常業務の多くを復活させている。震災から 2 年が経過した時期には，メンタルヘルスが課題となり，住民どうしが集まって話すことができる場づくりに力を入れた。生活のなかで住民が自然と集まりふだんの会話をすることで，住民間のつながりができ，それが支え合う関係に発展するような，コミュニティづくりを目ざしたのである[7)]。また，ボランティアが主催する茶話会と合わせて保健師が健康教育や健康相談を行い，住民が集まりやすい工夫や，地域内の集会所などで体操などの健康づくり事業を行うなど，コミュニティの再構築を目ざして活動が行われた。

4 職員および支援者の心身の健康管理

被災市町村の職員は，発災直後から復旧・復興にいたる対応を第一線で担う。職員自身も被災しているなかで被災者から怒りや非難の感情をぶつけられたり，また外部からの批判にさらされたりすることもあり，その負担ははかりしれない。前述の南相馬市の保健師は，震災後はじめて泣いたのが 2〜3 か月後，笑ってもよいと思ったのは半年後であったと語っている[6)]。

強いストレス下で災害業務に従事するなかで，職務中の事故の多発や最悪の場合の自死など不幸な結果も発生する。被災地自治体職員を災害による二次的健康被害のハイリスク者と位置づけ，災害後の早い段階で，休日や休養を確保する体制づくり，ストレスチェックなど心身の変化を早期に把握する対策を講じる必要がある。外部支援者については，派遣プログラムの企画段階で，過重労働にならない勤務体制など心身の健康管理に配慮しておく。

5 平常時からの保健活動

a 平常時における災害対策の動向

1 災害時の保健活動推進マニュアル

東日本大震災を受けて全国保健師長会は，「大規模災害における保健師の活動マニュアル」[8]を改訂し，各地方公共団体で行うべき公衆衛生看護活動における大規模災害対策の体制整備の方向性を示した。さらに同会は，2019(令和元)年に「災害時の保健活動推進マニュアル」と改題して大幅に改訂した[9]。改訂版では，地震だけでなく豪雨災害などの自然災害が全国に頻発する状況や災害関係法令・通知の改正に対応し，被災地自治体職員が災害(中規模の豪雨災害も含む)の発生直後から中長期的に医療・保健・福祉・生活支援などの多様な支援チームと連携・協働し，時期・ニーズに応じた公衆衛生活動を実践することや，避難行動要支援者への支援などの平常時の活動＋も視野に入れてまとめられている。

2 避難行動要支援者の把握・情報共有

東日本大震災では，被災地全体の死者数のうち65歳以上の高齢者は約6割を占め，障害者の死亡率は被災住民全体の死亡率の約2倍であった。他方では多数の消防職員・消防団員や民生委員などの支援者も犠牲となった[10]。こうした経験から，2013(平成25)年の災害対策基本法改正において次の点が規定された。

①避難行動要支援者名簿の作成を市町村に義務づける。
②避難行動要支援者本人からの同意を得て，平常時から消防機関や民生委員などの関係者に情報提供する。
③災害が発生した場合には，本人の同意の有無にかかわらず，名簿情報を避難支援などの関係者に提供できる。
④名簿情報の提供を受けた者には，守秘義務を課すとともに，市町村においては名簿情報の漏洩の防止のため必要な措置を講ずる。

この改正により，市町村は避難行動に支援を要する者(要介護認定を受けている者や身体障害者手帳所持者，難病患者などから市町村が判断基準を決めることとなっている)を平常時から把握しておくことが義務づけられた。避難行動要支援者名簿は約99%の市町村で作成され普及が進んだが，災害で多くの高齢者が被害を受ける実態があり，避難の実効性の確保が課題とされた。

そこで2021(令和3)年の災害対策基本法の改正により，避難行動要支

＋ プラス・ワン

平常時の活動

災害時の保健活動推進マニュアルでは平常時の活動として，各地方公共団体において災害時保健活動マニュアルなどを作成しておくことや，人材育成として「実務者」「統括保健師・管理者」の災害対応能力向上のための研修，受援準備などについて触れている。

災害を想定した保健活動のあり方を次の事項にまとめている。

①都道府県・保健所・市町村の関係性および関係機関との連携の強化
②地域住民の災害対応力の向上
③災害時要配慮者などの支援体制の整備
④地域診断

援者の円滑かつ迅速な避難をはかるため，市町村には個別避難計画の作成が努力義務化された。保健師は，平常時の保健師活動においてこれらの者とかかわる立場にあることから，この取り組みに主体的にかかわることが求められる。

プラス・ワン

避難行動要支援者への平時からの支援体制づくり

福井市のある地区では，住民が地域包括支援センターなどと連携し地区独自の災害避難マニュアルを作成した[13]。施設入所や入院など状況が変化する高齢者の状態をつねに把握することは困難であるため，この地区では民生児童委員，福祉委員，自治会長と地域包括支援センターの四者が定期的に打ち合わせ会を開催するしくみをつくりマニュアルを完成させ配布した。また地区によっては，「向こう三軒両隣」のグループをつくり，災害発生時避難のために相互にたすけ合う「グループ避難方式」を採用している。

b 避難行動要支援者への災害時における支援体制整備

人工呼吸器装着など医療依存度の高い難病患者は，災害が発生しライフラインが途絶えるとたちまち生命にかかわる事態となる。保健所の立場から，災害発生時にいち早く該当する対象者を把握し，個別に避難支援計画立案をサポートする取り組みが各地で行われている[11, 12]。医療依存度の高い難病患者の災害への備えにおいては，日常からかかわりのある医療機関や訪問看護ステーションなどの関係職種との連携体制づくりが重要である。同時に，要介護高齢者・障害者も含む，地域で生活している避難行動要支援者の災害への備え＋では，近隣住民とともに住民主体の取り組みとなるように支援し，平常時から支え合い，たすけ合う地域づくりを進めておくことが求められる。

●引用・参考文献

1）日本集団災害医学会 DMAT テキスト編集委員会編：DMAT 標準テキスト，第 2 版．p.2，へるす出版，2015.

2）増野園恵：災害の定義と分類．南裕子・山本あい子 編：災害看護学習テキスト——概論編．p.4，日本看護協会出版会，2007.

3）厚生労働省医政局長：災害時における医療体制の充実強化について（医政発 0321 第 2 号，平成 24 年 3 月 21 日）．2012.（https://www.mhlw.go.jp/file/06-Seisakujouhou-10800000-Iseikyoku/0000089039.pdf）（参照 2021-08-26）

4）内閣府：令和 3 年版防災白書．2021.（http://www.bousai.go.jp/kaigirep/hakusho/r3.html）（参照 2021-08-26）

5）東北大学大学院医学系研究科地域ケアシステム看護学分野編：平成二四年度三・一一宮城県災害時保健活動の連携検証事業報告書．p.165，2013.

6）東日本大震災から 2 年　保健師たちが見つめた復興のあゆみ——福島県南相馬市．週刊保健衛生ニュース第 1704 号，2013.

7）東日本大震災から 2 年　保健師たちが見つめた復興のあゆみ——岩手県陸前高田市．週刊保健衛生ニュース第 1705 号，2013.

8）全国保健師長会・日本公衆衛生協会：大規模災害における保健師の活動マニュアル．2013.

9）全国保健師長会：災害時の保健活動推進マニュアル．2019.（http://www.nacphn.jp/02/saigai/pdf/manual_2019.pdf）（参照 2021-08-31）

10）内閣府防災担当：避難行動要支援者の避難行動支援に関する取組指針，2021.

11）田中由紀子ほか：神戸市における災害時要援護者支援と保健師活動．保健師ジャーナル 70(9)：769-775，2014.

12）高橋宏子ほか：難病療養者への平時からの支援——長野県の災害時個別支援計画作成の取り組みから見えてきた保健所保健師の変化と課題．保健師ジャーナル 70(9)：782-786，2014.

13）長谷川理：要援護者避難支援に必要な地域の「共助力」を高める——住民による地区独自の災害時避難マニュアル作成．保健師ジャーナル 70(9)：776-781，2014.

C 感染症集団発生への保健活動

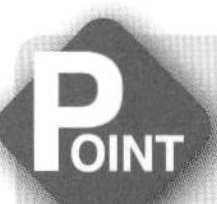

- 感染症の疫学調査の種類と特徴について学ぶ。
- 事前および発生時の対応について学ぶ。
- 感染症の種類や対象となる施設によって対策が異なる。

1 感染症調査の基本

感染症の流行を把握する動向調査(サーベイランス)として，**感染症発生動向調査**が実施されている。この調査では，感染症の予防及び感染症の患者に対する医療に関する法律(感染症法)第12条および第14条で規定されている感染症を診断した医師や医療機関が届出を行う。

このサーベイランスは受動的疫学調査ともいわれ，平常時における個々の感染症発生のベースラインを知ることにより，いち早く**アウトブレイク**⊞を検出することが目的である。アウトブレイク発生時には，感染源や感染経路を明らかにするために**積極的疫学調査**を行う。また，患者や接触者，病原体を媒介するような環境を対象に**患者調査**，**接触者調査**，**環境調査**を行う。

a 積極的疫学調査

積極的疫学調査とはアウトブレイク発生時に感染症の発生状況・動向および原因を明らかにするため，調査者が主体的に行う調査のことをいう。受動的疫学調査は，情報提供側の医師や病院といった機関が主体的に行うため，届出のもれや遅れなどがおこる可能性がある。一方，積極的疫学調査は，調査者のマンパワーや検査のコストなどが受動的疫学調査よりもかかるものの，症例の報告もれをなくすことができる。

積極的疫学調査は，感染症法第15条に規定されており，①都道府県知事が，感染症の発生を予防，または感染症の発生の状況，動向および原因を明らかにするため必要があると認めるとき，②厚生労働大臣が，感染症の発生を予防，またはその蔓延を防止するため緊急の必要があると認めるときに，一類感染症・二類感染症・三類感染症・四類感染症・五類感染症・新型インフルエンザ等感染症の患者や疑似症患者などを対

⊞ プラス・ワン

アウトブレイク

感染症の流行のことで，通常想定されている発生数よりも多くの患者がみられることをいう。想定されている発生数は同じ疾患であっても季節や地域，施設などによって大きく異なり，サーベイランスによって把握される。

象に調査を行う。

b 患者調査，接触者調査，環境調査

1 患者調査

アウトブレイクの原因をさぐるためには，患者に共通する特徴をさがし出すことが必要となり，患者調査を実施する。患者調査では報告や届出，カルテなどから，また患者自身や医療従事者への聞きとりによって情報を得る。情報は場あたり的に集めるのではなく，疾患にかかわる因子，曝露機会や病因となるものを系統だてて収集する。また，対象者の選定も同様で，疾患の定義を統一してから調査しなくてはならない。

2 接触者調査

感染症の多くが人から人へ伝染する。よって患者となんらかの接点がある者(接触者)を調査・追跡し，感染の連鎖を断ち切ることが最終的な目的となる。対象者の選定においては，疾患の潜伏期間や病原体の排出期間，また疾患の感染様式を考慮しなくてはならない。接触者について感染可能性の評価や経過観察を実施し，行動の制限，治療薬の予防投与などを行う場合もある。

COVID-19 のパンデミック宣言

パンデミックとは一般的に国境や大陸をこえ，世界各地で感染症が流行している状態のことをいう。

2020年1月5日にWHOは，中国武漢市において2019年12月より原因不明の肺炎が発生していることについて注意喚起を行った。のちにWHOは「肺炎患者の検体から，遺伝子配列解析により新種のコロナウイルスが同定されており，本疾患に関係している可能性がある」との声明を発表した。

日本国内では，2020(令和2)年1月6日に武漢市から帰国した日本人が，1月15日に国内はじめての新型コロナウイルス患者と判定された。さらに2月13日には新型コロナウイルスによる国内初の感染者死亡が確認された。

WHOは1月30日に国際保健規則に基づき，「国際的に懸念される公衆衛生上の緊急事態」を宣言した。これによりWHO加盟国にはコロナウイルスを検知してから24時間以内に通告することが義務づけられた。3月11日になるとWHOのテドロス事務局長は「過去2週間に，中国以外の地域で患者数は13倍に増え，国や地域の数は3倍になった。今後もさらに増えるとみられる」と指摘し，パンデミック宣言を行った。

プラス・ワン

環境表面

環境表面とは，病室内でいうと床や壁，天井，ドアといったものの表面のことで，人の身のまわりにある環境の表面のことをさす。

環境表面に病原体が付着し，汚染された部分を触ることで感染が広がっていく。

感染を予防するために人がよく触るところ，たとえばベッド柵，ドアノブ，ナースコールのスイッチなどは，より頻回に清掃や消毒をしなくてはならない。

3 環境調査

感染症には，人から人へと広がっていくものだけではなく，環境中の病原体から伝播するものや環境を媒介して伝播する外因性のものもある。環境調査では環境表面，水や空気といったところからサンプルを採取し病原体の検出を行う。目に見えない病原体の存在と分布を明らかにし，感染経路を把握することによって感染を制御することが目的となる。

環境調査では対象疾患を引きおこす病原体の特徴にあわせたサンプルが必要である。汚染の場所や程度を知るためには，統一された方法でのサンプル採取が求められる。

c 疫学解析

調査をすれば即アウトブレイクの原因や感染経路がわかるというわけではない。

調査を行いデータを集め仮説をたてて，検証しなくてはならない。時，場所，対象者について，感染症の特性をふまえたうえで，たとえば食中毒であれば「いつ，どこで，なにを食べたか」というように適切な情報を集めて感染源や感染経路を明らかにしていく。

2 事前対策，発生時の対応

感染症の集団発生がおきてから，どのような対応をするか検討しはじめていたら，検討している間に感染症が蔓延してしまう。そこで，事前対策として，過去の事例を参考にしながらマニュアルやガイドラインを作成し，発生時にすばやく対応できるような体制を整備しておかなくてはならない。施設によっては感染対策委員会などの組織を設置し感染対策の方針や計画を定めて活動する。また集団発生をおこさないように，平常時から集団発生がおこりそうな問題点があれば改善していかなくてはならない。

a 感染経路別の予防対策

感染が成立するのに必要な要因として，①病原体，②感染経路，③宿主の感受性の３つがあげられる。この３つのうちどれか１つでも欠けていると感染は成立しない。感染経路とは，病原体が感受性のある宿主に伝播される経路のことであり，感染症を引きおこす病原体はその特性により異なる感染経路で伝播していく。したがって，想定される疾患に応じた予防対策が必要とされる。感染経路には，①空気感染，②飛沫感染，③接触感染，④水系感染，⑤節足動物媒介感染などがある。感染経路に合わせた予防対策を標準予防策に加えて実施する。

1 空気感染

感染者が咳やくしゃみ，会話などをした際に病原体を含む飛沫が放出される。飛沫から水分が蒸発して直径5μm未満の飛沫核という粒子となる。病原体を含む飛沫核は長時間空気中を浮遊し，鼻や口から吸い込むことにより感染する。結核，麻疹，水痘が空気感染する感染症である。対策としては，感染者を陰圧管理の個室に隔離し周囲への伝播を防ぐ。また感受性のある非感染者は，N95マスクなどの防護具を着用し，病原体への曝露を防ぐ。

2 飛沫感染

感染者が咳やくしゃみ，会話などをした際に放出される直径5μm以上の飛沫を吸い込み，鼻やのどなどから感染する。くしゃみでは飛沫は1～1.5m程度飛び散るが，長く空中を浮遊することはない。インフルエンザ，百日咳，風疹などが飛沫感染で感染する。感受性のある非感染者はサージカルマスクなどの防護具を着用し，病原体への曝露を防ぐ。感染者は個室への収容，集団隔離(同じ感染者のみを集め隔離する)により感染を防止することが望ましい。

3 接触感染

直接接触感染と間接接触感染がある。**直接接触感染**は感染している人と接触することで感染することをいい，**間接接触感染**は，感染した人が触ったものなど微生物に汚染されたものや人を介して感染することをいう。MRSA，疥癬，流行性結膜炎などが接触感染で感染する。患者のケアをする際にはグローブ，ガウンなどの防護具を使用する。また患者に使用する器具は患者専用が望ましいが，ほかの患者と共用する場合は使用後に洗浄，消毒を行う。

4 水系感染

病原体を含んだ飲料水を介して感染するため，対策には安全な水の供給が不可欠である。水系感染は発生が爆発的で，飲料水使用区域に一致し，男女・年齢を問わず感染者がみられるのが特徴である。コレラ，赤痢，病原性大腸菌感染症，ノロウイルス感染症などが水系感染で感染する。一度感染者が発生すると，接触感染などにより新たな感染者が生じるので，二次感染予防も重要となる。

5 節足動物媒介感染

昆虫やダニが病原体を媒介して感染する。日本脳炎，デング熱，マラリア，つつが虫病などがある。媒介生物の駆除や昆虫忌避剤の使用などが予防対策となる。

b 初動対応

感染症発生時の初動では，疾患の特徴に応じた対応が求められる。本項では，結核への対応を例として執筆する。

結核は感染症法の2類感染症に位置づけられている。結核を診断した医師はただちに保健所への届出をすることになっており（感染症法第12条），届出を受けた保健所はすみやかに医療機関（患者の主治医）に連絡し，届出内容についての確認や情報収集，患者との面談などの初発患者調査を行う。

1 感染状況の把握と感染経路の特定

■発症者への対処

発症者の状況に応じた対処をする。初発患者調査により，患者が他者を感染させる可能性が高いと判断された場合は，必要に応じて入院勧告（感染症法第19条，20条）や就業制限（感染症法第18条）を行う。

■接触者の把握と感染源・感染経路の特定

初発患者調査において，体調に関することをはじめ，活動や環境，接触者に関することなどの情報を収集する。正確な情報収集のためにも患者の人権に十分に配慮し信頼関係を築くことが重要となる。初発患者の感染性が高い期間を推定し，その期間中に初発患者と接触のあった者を接触者健診の対象とする。同時に初発患者と接触者の接触程度についても明らかにする。

また，初発患者への面談や初発患者の職場・学校・福祉施設などへの訪問調査，接触者健診などにより，感染源・感染経路を探索し，特定する。

2 感染拡大の防止

■接触者の感染リスク・発病リスクの評価と二次感染の予防

接触者健診の目的は感染連鎖を断つことにより，感染の拡大を防ぐことである。接触者のうち，より感染の可能性が高い者（同居者や濃厚接触者など）や，感染した場合に発症リスクが高い者（免疫不全疾患や免疫抑制薬を使用している者など）の優先度を高く設定し，接触者健診の優先順位を決定する。

■感染拡大防止体制の整備

連携する必要がある機関への連絡をとり，感染拡大を防止するための体制を整える。たとえば患者の通う学校や職場，接触者の居住地などが保健所の管轄外である場合はその地域を管轄する保健所に連絡をとり対応を協議する。必要に応じ，患者の通う職場・学校・福祉施設などにおいての服薬支援の協力要請も検討する。

c 発生時の患者・接触者・関係者への保健指導

疾病の正しい知識と予防に関する健康教育や，今後の患者自身や接触者にどのような治療がなされるかについての保健指導を行う。二次感染予防のために必要があれば就業制限や旅行などの行動の制限を行う場合もあることを患者・接触者に伝え，それらの蔓延防止対策についての理解も促す。

集団発生があった場合には，デマやうわさなどが流れ，感染者・接触者やその家族は不安な気持ちをもつこともありうる。安心して日常生活を取り戻せるよう支援し，寄り添う姿勢も重要である。

3 感染拡大防止

a 予防接種による感染予防

予防接種は病原体に対する免疫をもたせ感染を防ぐために行われる。予防接種に関することは**予防接種法**によって定められている。具体的には，厚生労働大臣が定める予防接種基本計画をはじめ，定期予防接種および臨時予防接種や，予防接種による健康被害がおきた際の救済措置などが規定されている。この法律は，戦後間もない1948(昭和23)年に制定されたのち，予防接種における医学的エビデンスや社会情勢の変化に対応して何度か改正されて，現在にいたっている。

1 定期予防接種

定期予防接種は市町村長が保健所長の指示を受けて行うこととなっており，集団予防目的のA類疾病，個人予防目的のB類疾病に分類されている。A類疾病の対象者は予防接種を受ける努力義務があり，B類疾病については対象者が接種を希望する場合に実施する。

2 臨時予防接種

A類疾病およびB類疾病のうち厚生労働大臣が定める疾病に対して蔓延防止のため緊急の必要がある場合，予防接種法に基づき対象者や期間などを指定して臨時予防接種を行う。臨時予防接種は都道府県知事が行い，または市町村長に行うように指示することができることとなっている。接種対象者には接種の努力義務があり，接種に際して接種対象者に費用の負担はない。

また，定期接種・臨時接種ともに，健康被害が発生した場合には健康被害救済制度が適用される。

b 集団・施設の種類に応じた対策

集団で生活している施設などでは感染症が広まりやすい。そこで，集団の特性に合わせた感染症対策が必要となる。

1 保育所・幼稚園・認定こども園など

保育所，幼稚園，認定こども園などは0歳〜就学前の乳幼児が在籍している。これらの乳幼児は予防接種法に定められた定期予防接種をすべて完了しておらず，免疫機能が弱いため，感染症にかかりやすい。感染症の種類によっては合併症や後遺症を伴うこともある。

これらの施設における感染症の対策は，学校保健安全法に準拠して次のように行われている。学校保健安全法施行規則により，学校において予防すべき感染症は感染性や重篤度などにより第一種〜第三種の3種類に分類されている。園児がこれらの感染症に罹患したり，罹患した疑いのある場合，学校長(この場合は保育所長・幼稚園長・認定こども園長など)は出席を停止することができる。出席停止期間は感染症により決められている。学校の設置者は感染症蔓延防止のため，学級閉鎖や学校閉鎖などの臨時休業を行うことができる。

平常時の対応として，遊具の消毒，登園時の健康状態のチェック，職員の手洗いなどがある。

2 高齢者施設

高齢者は加齢とともに体力や免疫が落ちていたり，基礎疾患をもっている場合があり，感染症にかかりやすく，重篤化しやすい。集団で生活する高齢者がかかりやすい感染症として，インフルエンザやノロウイルス感染症などがあげられる。また，抵抗力が低下しているため，健康な人では感染をおこすことが少ないMRSAなどの薬剤耐性菌の感染症が問題となる。

平常時の対策として入所時の健康状態の把握，入所中の健康管理，予防接種，環境の整備や清掃などの対策を行う。保育所や幼稚園と同様に，ケアをする人が感染症を媒介する可能性があるため，予防接種などによる職員の健康管理や感染症対策の教育などが重要である。

3 医療機関

糖尿病や腎不全などの基礎疾患があったり，副腎皮質ステロイド薬・抗がん薬・免疫抑制薬の投与や，放射線治療を受けたりしている患者は，感染リスクの高い易感染状態にあるうえ，健常人には感染をおこさない病原性の弱い病原菌による感染(日和見感染)を生じやすい。患者は抵抗力が低下しており，一度感染をおこすと重篤化しやすい状態にある。
　医療機関には医師・看護師をはじめとして，そのほかの医療職，事務，清掃など多くの職種が勤務しているうえ，見舞いに訪れた人や物品納入業者といった医療従事者以外の人も出入りしている。そのため，職員に対する予防接種や入館前の発熱チェックなどの対策が有効である。

コロナ禍における保健師の活動

　2020（令和2）年に新型コロナウイルス感染症が国内で確認されたのち，各地の保健所などに「帰国者・接触者相談センター」（その後，自治体により受診・相談センターなどに名称変更）が設置され，保健師は発熱時の相談や受診の判断などについて対応にあたっている。自治体によっては24時間体制をとっているところもある。具体的に保健師は接触者調査では，接触者が差別などの対象にならないよう人権に十分に配慮しながら行っている。検査の結果，陽性と診断されたものの軽症の患者は宿泊療養や自宅で療養することとなっているが，療養患者が外出していないか，急変することはないかなどのフォローを行い，入院が必要と判断された場合は，受け入れできる医療機関をさがすなどの業務も保健師により行われている。
　保健師は以上のような行政の場のみならず，職域においても重要な役割を担っている。事業所内では，社員間の感染防止，また取引先や顧客など会社に出入りする人に対して感染防止策（手指衛生の励行，環境の消毒，整備や換気など），また感染者が発生したときの対応などを行わなくてはならない。また同時にハイリスク者（高齢者や基礎疾患のある者）に対する配慮も必要とされる。さらに，在宅勤務のようないままでになかった新しい環境で業務をする従業員のメンタルヘルスにおけるサポートも重要となっている。

10章

公衆衛生看護の歴史

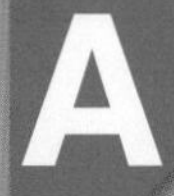

A 日本における公衆衛生看護の歴史

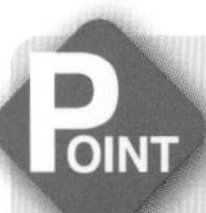

- 保健師たちが活動した時代の特徴をとらえながら，公衆衛生看護の歴史を概観する。
- 各時期の保健師たちが，なぜそのような活動を展開したのかを考え，公衆衛生看護活動の特徴をさぐる。
- 現代の公衆衛生看護の課題を考える。

1 日本における公衆衛生看護活動の創成期

日本における公衆衛生看護活動の始まりは，明治後期から大正時代といわれている。殖産興業・富国強兵政策のもとで繰り返される戦争や世界恐慌などの影響を受け，国民の生活は窮乏をきわめていた。とくに東北地方の農村では凶作も重なり悲惨な状況だった。当時の健康課題は，貧困者の救済とトラコーマ・寄生虫・結核などの蔓延防止だった✚。

1 各地で見られた公衆衛生看護活動の開始

社会事業家の生江孝之(1867－1957)は英国や米国の巡回看護婦事業を紹介し，その必要性を示した。その著作のなかで1886(明治19)年に新島襄(1843－1890)と宣教医ベリー（Berry, J. C. 1847－1936)らが設立した京都看病婦学校や巡回看護婦事業についてふれている。

1916(大正5)年，青年と乳幼児の高い死亡率に危機感をもった政府は，内務省の諮問機関として**保健衛生調査会**を設置し，乳幼児・結核・花柳病(性病)・らいなどの実態を調査した。1926(大正15)年に「小児保健所設置案」が答申され，同年内務省が発表した**小児保健所計画**のなかではじめて「**保健婦**」の名称が用いられた。1928(昭和3)年に日本初の小児保健所✚が大阪に設置された。保健婦として採用された日本女子大学社会事業部出身の黒須節子や本多ちゑらは，1か月間の小児看護講習を受けたのち，妊婦や乳幼児の家庭訪問，健康相談を行った。支援の対象は貧困家庭の者が中心で，その内容は生活全般にわたっていた。

聖路加国際病院は，1927(昭和2)年に**公衆衛生看護部**をつくり，米国から招いた**ヌノ**(Nuno, C. M.，滞日1925－1941年)を指導者として，乳幼児の健康相談や訪問指導を行った。のちに米国で公衆衛生看護を学び，活動経験をもつ平野みどり(1898－1983)も加わった。

✚ プラス・ワン

大正～昭和初期の保健衛生状態

	乳児死亡率(出生1,000対)	結核死亡率(人口10万対)
1918(大正7)年	188.6	257.1
1920(大正9)年	165.7	223.7
1936(昭和11)年	116.7	207.0

小児保健所

当時の大阪は乳児死亡率が高く，1919(大正8)年に大阪市立児童相談所が設置され，1921(大正10)年には堀川乳児院の活動が始まった。1927(昭和2)年，大阪乳幼児保護協会が設立され，その施設第1号として，1928(昭和3)年，大賀小児保健所ができた。小児保健所には嘱託医1名，保健婦2名が配属された。

1923(大正 12)年，**済生会**が関東大震災の被災者に対し**巡回看護事業**を行った。翌年この活動は終了したが継続の要望が強く，巡回訪問を中心に療養者の看護や妊産婦，乳幼児の保健指導，方面委員(現在の民生委員)の紹介，身の上相談など生活全般にわたる活動は継続された。

大阪朝日新聞社会事業団も，米国で公衆衛生看護を学び実践経験もある保良せき(1893－1980)を迎え，1930(昭和 5)年に**公衆衛生訪問婦協会**を設立した。この協会でも家庭訪問や専門医による健康相談，方面委員との連絡，経済的支援，子ども会や料理講習会の開催など，生活全般にわたる社会的事業的な活動が行われた。農村では**農村保健婦**が誕生した。その代表的なものが**東北更新会**であり，栄養改善，乳幼児保護，トラコーマ撲滅の活動が各地で行われ，成果をあげた。

プラス・ワン

北海道における済生会の活動

1935(昭和 10)年，済生会は北海道社会事業協会付属病院に巡回看護婦の養成を委託し，北海道の無医村・無医地区の対策に取り組んだ。

東北更新会

1935(昭和 10)年，東北地方出身の有志たちにより東北生活更新会として発足し，1936(昭和 11)年「財団法人東北更新会」となり，半官半民のかたちで活動した。東北 6 県に支部をおき，指定村を設置した。1939(昭和 14)年には指定村は 110 か所，保健婦設置は 22 か所に及んだ。

山形県では，この活動を県の事業として取り上げ，1939(昭和 14)年に高橋政子を日本ではじめて県の保健婦指導員として採用し，保健婦の養成を行った。

2 保健婦教育の開始

1928(昭和 3)年，**日本赤十字社**は看護教育修了者を対象に，**社会保健婦**の養成教育を開始した。1930(昭和 5)年，**聖路加女子専門学校**や**大阪朝日新聞社会事業団公衆衛生訪問婦協会**も 3 年課程の看護婦教育修了者に 1 年間の公衆衛生看護婦教育を始めた。

2 戦時体制下の公衆衛生看護活動

高い乳幼児死亡率や青少年の体力の低下，結核の蔓延は富国強兵政策の大きな問題だった。1937(昭和 12)年制定の**保健所法**において保健所は保健衛生の第一線機関として位置づけられ，「**保健婦**」が行政保健婦として明記された。保健婦は結核の早期発見・療養指導，妊産婦・乳幼児の保健指導を中心に活動した。1941(昭和 16)年には「**人口政策確立要綱**」が閣議決定され，保健所を中心とした保健指導網の確立や保健婦の設置が進められた。

1 保健婦の身分確立

1940(昭和 15)年とその翌年，大阪朝日新聞社の協力を得て全国社会保健婦大会が開催され，全国で活動していた者が多数集まった。その名称は保健婦・社会保健婦・巡回訪問婦など，当時 60 種類以上に及ぶといわれている。大会では，保健婦の資格水準と職能団体に関して熱心に論議されたが，結論は政府に一任された。

1941(昭和 16)年に**保健婦規則**が制定され，業務内容や資格取得要件が明記された。また職能団体としての**日本保健婦協会**が設立され，井上なつゑ(1898－1980)が初代会長に就任した。

2 国保保健婦の誕生

1938(昭和 13)年**国民健康保険法**が制定され，**国保保健婦**が誕生した。

プラス・ワン

戦時体制下の保健衛生状態

1940(昭和 15)年における死亡原因の第 1 位は結核であった。この年の結核の死亡率は 212.9(人口 10 万対)で，乳児死亡率は 90.0(出生 1,000 対)である。

人口政策確立要綱

兵力増強を目的としたもので，人口の増加および乳幼児死亡率・結核死亡率の低下のための対策である。

保健婦規則

第 1 条で，保健婦は「保健婦の名称を使用して疾病予防の指導，母性又は乳幼児の保健衛生指導，傷病者の療養補導，その他日常生活上必要なる保健指導上の業務を為す者」と定義された。

保健婦規則の附則で既得権が認められ，18 歳以上の女子で業務に携わっている全員に保健婦資格が与えられた。 (つづく)

プラス・ワン

保健婦規則(つづき)
免許取得の資格要件は「保健婦試験に合格した者で3か月以上の保健婦の業を修業したもの，または厚生大臣の指定した学校，講習所を卒業したもの」とされた。

国民健康保険の被保険者を対象に，結核や感染症の予防，妊産婦や乳幼児の健康相談，栄養講習会などが行われ，その活動は戦後も継続された。しかし，1958(昭和33)年の同法改正により，国保の実施義務が市町村に課せられると同時に，国保保健婦の身分は市町村職員になった。

3 戦時体制下の保健婦教育

1941(昭和16)年の私立保健婦学校保健婦講習所指定規則の制定により，保健婦教育は高等女学校卒業者・産婆または看護婦に実施され，1942(昭和17)年からは各県で検定試験が始まった。その後，政府は健兵健民政策の推進のため多くの保健婦を必要とし，保健所でも保健婦養成が行われた。その結果，保健婦は十分な教育を受けないまま戦時下の保健活動を担うこととなった。

3 占領下・復興期の公衆衛生看護活動

第二次世界大戦敗戦後，日本の社会情勢は極度に悪化し，引揚者や復員兵による外来感染症・結核などが蔓延した。占領政策に基づく衛生改革が進められ，連合国軍最高司令部(GHQ)は「公衆衛生対策に関する意見書」などを次々と発表した。

1946(昭和21)年に公布された**日本国憲法**では，基本的人権の尊重が掲げられ，第25条では国民の生存権の保障と国の責務について規定された。この時期には多くの保健医療福祉に関する法規が制定された。

1 保健所法の全面改正と保健婦の活動

1947(昭和22)年には，覚書「**保健所機能の拡充強化に関する件**」が出され，**保健所法**も全面改正された。保健所は人口おおむね10万人を基準として，都道府県・政令市に設置され，公衆衛生の第一線機関として位置づけられた。また保健婦も増員された。当時は母子保健や結核・感染症対策に重点がおかれ，保健婦は地区に出向き乳幼児の栄養指導，感染症予防対策，生活環境の改善などを行った。

2 看護制度の改革

1945(昭和20)年，GHQ公衆衛生福祉局に看護課が設置された。初代課長のオルト少佐(Alt, G. E.，1904－1978)は看護制度と看護教育の改革にも取り組み，1948(昭和23)年には**保健婦助産婦看護婦法**が制定された。また，厚生省には看護課，都道府県には看護課や係がおかれ，看護行政の体系が整備された。保健婦は公衆衛生看護活動に専念することが重要と考えられ，覚書「保健婦の業務制限について」が出された。

プラス・ワン

戦後の保健衛生状態
1947(昭和22)年～1949(昭和24)年は，出生数が年間約270万人，合計特殊出生率が4以上であった。この期間の死亡率(人口10万対)は結核が160以上，肺炎・気管支炎も174～198と高い値であった。
1947年の合計特殊出生率4.54で，同年の乳児死亡率76.7(出生1,000対)であった。同年の死亡率を見ると，結核187.2，肺炎130.1であった。

覚書「保健所機能の拡充強化に関する件」
1947(昭和22)年にGHQにより出された。保健所業務の取り扱うべき事項とその実施に必要な予算・施設・人員・機構整備が示された。

覚書「保健婦の業務制限について」(べからず集)
保健婦が保健婦独自の業務を行うために，お茶くみや掃除，X線写真撮影・検便・採血などの各種検査，予防接種などの業務を行ってはならないというもの。

3 看護教育の改革

1949(昭和24)年，**保健婦助産婦看護婦学校養成所指定規則**が制定され，保健婦教育は3年間の看護教育修了後に1年間で行うことになった。1951(昭和26)年には，期間が短縮され「6か月以上」となったが，徐々に1年間で養成を行う学校が増加した。

4 さまざまなかたちで展開された保健婦活動

■開拓保健婦

終戦直後の食糧増産，被災者や引揚者，復員兵の帰農促進を目的に，1945(昭和20)年11月「緊急開拓事業実施要領」が閣議決定され，1947(昭和22)年には「入植者文化厚生施設補助要項」「開拓医，開拓保健婦及び開拓助産婦設置規則」による**開拓保健婦制度**が開始された。開拓保健婦➕は開拓者の栄養指導・保健指導から生活環境整備・営農振興まで，生活全般にわたる支援を行った。僻地で無医地区が多い開拓地では，医療行為の代行をせざるをえない状況の開拓保健婦もいた。

昭和40年代に入り，開拓者への施策は一般農政に移行され，開拓保健婦も1970(昭和45)年に農林省から厚生省へと移管され，都道府県の保健婦となった。

■駐在保健婦の制度

1942(昭和17)年の「国民保健指導方策要綱」➕および厚生省通知「保健婦設置に関する件」➕により，乳幼児死亡率・結核死亡率が高い市町村に保健婦が駐在した。戦後は保健婦活動を普及させ，保健所の予防活動が公平に管内住民に浸透することを目的に，1948(昭和23)年，保健所保健婦を駐在させる制度➕が実施された。これは香川県・高知県で始まり，その後，沖縄県・和歌山県など18県で実施された。保健婦活動の浸透とともに，地域では保健婦の重要性が認められ，とくに住民に密着した活動は高く評価された。しかし，地域保健法の施行を機に駐在制は高知県や沖縄県でも廃止された。

➕ プラス・ワン

開拓保健婦
当初は180人だったが1962(昭和37)年ごろには317人となった。

「国民保健指導方策要綱」
1942(昭和17)年に閣議決定された。保健所を国民保健指導網の中枢として位置づけ，保健所の拡充と保健所を中心とする保健指導の徹底をはかることを目的とした。

「保健婦設置に関する件」
当時農山村における保健婦の確保は困難な状況にあった。そこで，1942(昭和17)年の通知「保健婦設置に関する件」により，道府県ならびに6大都市の職員である保健婦を，乳幼児死亡率・結核死亡率などが高く，保健指導を必要とする市町村に重点的に駐在させることとした。設置に関する補助金は保健婦の手当その他施設に要する費用(1人800円)の1/4以内。そして駐在保健婦に対する指導機関を保健所とした。
保健婦は保健所，健康相談所，市役所，町村役場，警察署などに駐在し，保健所その他指導機関，社会事業団体と密接な連絡をとり担当地区を巡回し，妊産婦および乳幼児などの指導に努めることとされた。

戦後の保健所保健婦駐在
1948(昭和23)年に香川県と高知県で実施された。香川県は町村で保健婦を採用することを基本としており，財政的に採用が不可能な場合に保健所保健師が一時的に代行するもので，他県とは異なる形式で1963(昭和38)年に廃止された。

4 大きな転換期を迎えた公衆衛生看護活動

戦後10年間で国民の健康水準は改善されたが，その一方で成人病➕が増加した。また昭和40年代は公害問題など新たな健康問題への対応が求められた時代であった。

1 公衆衛生活動の転換期

1951(昭和26)年にGHQが帰国すると，公衆衛生は停滞の時期を迎えた。町村合併➕により，担当地区の広域化や保健婦1人あたりの担当人口の増加が進んだ。保健所保健婦の家庭訪問延件数は1953(昭和28)年

➕ プラス・ワン

成人病
1996(平成8)年の公衆衛生審議会において「成人病」の名称にかえて「生活習慣病」とすることとした。成人病が生活習慣と大きく関与していることをふまえたものであった。

をピークに激減した。地域の課題に対応できない保健所に対し「保健所黄昏論」が広がり，公衆衛生活動の見直しが急務となった。

1960（昭和35）年の「保健所の運営について」「厚生省2局長4課長通知」や，その後の「基幹保健所構想」「保健所問題懇談会報告」以降，急速に保健所の再編成と対人保健サービスの縮小が進んだ。また対人保健サービスを中心に担う市町村の財政も厳しく，地区活動は停滞し，保健活動の充実はむずかしい状況にあった。

2 疾病構造の変化と保健婦活動

■結核・感染症対策

結核対策として健康診断・予防接種・患者管理・指導が行われ，1961（昭和36）年からは結核患者管理体制が全国的に整備された。保健婦は治療中断者や放置者への受診勧奨・服薬継続指導・X線間接撮影・予防接種などに従事した。また，地区役員の協力を得るなど，住民と力を合わせ検診の受診率の向上に努めた。

1959（昭和34）年，青森県でポリオの集団発生があった。全国的にワクチンの獲得運動が盛り上がり，ワクチンの一斉投与が実施された。これは母親たちの要求が基盤となった組織活動であった。

■母子保健対策

1965（昭和40）年に**母子保健法**が制定され，妊産婦と乳幼児および妊娠前の女性の健康管理も含めた総合的な母子保健対策が推進された。保健婦は，健康診査と事後支援，慢性疾患児・障害児の療育や家族支援，教室活動，自主活動の支援や地域づくりなどを行った。

■成人保健対策

1969（昭和44）年に脳卒中予防特別対策事業が始まり，その後，循環器疾患健康診断が行われた。保健婦は集団健康診査とその事後活動などを通して生活改善を推進した。また地区役員の協力を得て健康学習会を開催するなど，住民とともに活動を展開した。

■高齢者保健福祉対策

1963（昭和38）年の**老人福祉法**の制定により，高齢者福祉施策が体系化された。保健婦は，在宅脳卒中患者の実態調査や訪問看護活動の強化を行いながら，医療機関や地区組織の協力を得て機能訓練・家族看護教室・家族会を実施し，在宅ケアの体制づくりを行った。

■精神保健対策

ライシャワー事件を契機に精神障害者の在宅医療体制が問題となり，1965（昭和40）年に**精神衛生法**が改正された。保健所は精神保健行政の第一線機関として位置づけられ，技術的指導援助機関としては精神衛生センターが設置された。精神障害者が地域で暮らすことについて理解を得ることはむずかしい状況だったが，保健婦は繰り返し訪問を行い，患者・家族会の結成や作業所づくりに取り組んだ。

プラス・ワン

昭和の大合併
1953（昭和28）年の町村合併促進法により実施。1953年10月に9,868あった市町村数は，1961年6月には3,472と約1/3になった。

保健所の型別再編成：「保健所の運営について」
人口密度，産業構造その他の要素によって保健所を型別に類型化し，型別に応じた保健所の施設，設備，人員基準が定められた。

厚生省2局長4課長通知
保健所と国保保健婦の連携と効果的な業務の推進，保健婦の配置基準の変更，共同保健計画作成と，保健所・市町村・関係機関・団体などの協働と保健所の技術的な助言・指導について示された。

基幹保健所構想
1968（昭和43）年，厚生省が示した保健所の統廃合を目ざした構想。基幹保健所に管理など衛生行政機能，試験検査，環境衛生機能を集中し，その下部機構として一般保健所あるいはヘルスステーションをつくり対人保健を分散するというものだった。

保健所問題懇談会報告
1972（昭和47）年，ヘルスケアシステムを市町村レベル（地区），複数の市町村を合わせたレベル（地域），複数の地域をあわせたレベル（広域レベル）に分けて考え，対人保健サービスは市町村に移していくという方向が示された。

ライシャワー事件
1964（昭和39）年，米国のライシャワー（Reischauer, E. O.）駐日大使が精神障害者の青年によって傷害を受けた事件。

プラス・ワン

難病対策要綱

難病対策要綱は，①調査研究の推進，②医療施設の整備，③医療費の自己負担の軽減を3本柱とする。1989(平成元)年，難病対策の4本目の柱として，「地域における保健医療福祉の充実・連携」が加えられた。1997(平成9)年からは「障害者プラン」の一環として「QOLの向上をめざした福祉施策の推進」が5本目の柱として加わり，「難病患者等居宅生活支援事業」が行われた。

■難病保健対策

昭和40年代に入り全国規模でスモンが多発したことを契機に，難病に対する組織的な調査・研究の必要性が認識され，1972(昭和47)年に**難病対策要綱**が定められた。昭和50年代に入り在宅療養の体制整備が進められ，「難病患者医療相談モデル事業」「在宅難病患者訪問診療事業」が実施された。これらの事業は1991(平成3)年度以降，難病患者地域保健医療推進事業として実施された。

■公害対策

昭和40年代には公害に伴う健康問題が各地で顕在化した。1967(昭和42)年に**公害対策基本法**が成立したが，その後も公害問題は深刻化した。保健婦は健康調査や検診を行い，公害健康被害認定者と家族に対しては家庭訪問・健康相談・健康教室などをとおして支援した。

1969(昭和44)年の公衆衛生学会で，大阪の保健婦が森永ヒ素ミルク中毒事件の後遺症児への訪問調査結果を「14年目の訪問」として発表した。これを契機にそれまで放置されていた被害者や家族への対応が検討された。この活動は，実態を把握し国民とともに生活と命をまもる公衆衛生活動の本質を示したといわれている。

5 高齢化などの新たな問題への対応

1973(昭和48)年の第1次オイルショックや世界的不況・インフレの影響を受け，日本経済は低成長期を迎え，地方公共団体の財政も厳しい状況となった。また急速な高齢化による寝たきり老人の増加や老人医療費の高騰による行財政の圧迫という問題もかかえることとなった。

1 健康づくり対策

1978(昭和53)年の**第1次国民健康づくり対策**では，市町村保健センター設置の推進，国保保健婦の市町村保健婦への一元化など健康づくり体制の整備が進められた。1982(昭和57)年には**老人保健法**が制定され，40歳以上の成人保健対策として，市町村では健康教育・健康診査・がん検診・機能訓練・訪問指導などが行われた。1988(昭和63)年の**第2次国民健康づくり対策**では，生活習慣の改善による疾病予防や健康増進を目ざす健康づくり運動が進められた。

2 精神保健対策

昭和50年代後半に入ると，多くの保健所で精神障害者社会復帰相談事業が実施され，患者家族会の結成，共同住居や作業所づくりなど，地域の精神保健活動が活発に行われた。1984(昭和59)年の宇都宮病院事件を契機に，1987(昭和62)年には精神衛生法が**精神保健法**に改正され，精神障害者の人権擁護や適正な医療が重視されるようになった。

6 地域保健法の施行，さまざまな健康問題への対応

少子高齢化，要介護高齢者の増加，疾病構造の変化，住民のニーズの多様化などにより保健師が対応すべき課題はますます複雑化してきた。

1 保健婦活動のあり方

1994(平成6)年に**地域保健法**が制定され，母子保健サービスなど住民に身近で頻度の高い活動は市町村が実施主体となり，保健所には，広域的・専門的・技術的な機能の強化が求められた。市町村保健婦の増加がみられたが，市町村と保健所の重層的なかかわりや，両者が協働して地域づくりを進めることは少なくなった。

1998(平成10)年の厚生省保健医療局長通知「地域における保健婦及び保健士の保健活動について」では，総合的な地域保健関連施策に積極的に関与し，保健婦活動を充実・強化することが求められた。

2 さまざまな健康問題に対応する保健婦活動

■高齢者保健対策

要介護高齢者や家族には，訪問指導・機能訓練事業・家庭看護教室などの支援が行われた。1989(平成元)年の**高齢者保健福祉推進10か年戦略(ゴールドプラン)**および1994(平成6)年の**新・高齢者保健福祉推進10か年戦略(新ゴールドプラン)**では，「寝たきり老人ゼロ作戦」が進められ，保健婦には高齢者サービス調整チームなどでの円滑な地域ケア活動を推進させる役割が期待された。1999(平成11)年の**ゴールドプラン21**では，介護サービス基盤の整備や介護予防・生活支援が推進され，翌年には**介護保険法**が施行された。

■障害者対策

1993(平成5)年の**障害者基本法**により，精神障害者が障害者として位置づけられた。1995(平成7)年には精神保健法が**精神保健及び精神障害者福祉に関する法律(精神保健福祉法)**となった。1999(平成11)年の精神保健福祉法改正では，市町村が身近で利用頻度の高いサービスを提供することになった。

■危機管理体制の見直し

1995(平成7)年，阪神・淡路大震災が発生し，災害時の個別対応や長期化する被災者の対応だけでなく，平常時の対策も推進された。また，これを機に災害対策が見直され，防災・災害発生時のガイドライン作成も積極的に進められ，保健婦もその作成に携わった。

3 保健婦教育の大きな変化

保健婦教育においては，1996(平成8)年に大きな改正があった。保健

婦教育課程では「公衆衛生看護学」に継続看護の考え方を加え，「地域看護学」へと科目名が変更された。看護婦教育課程においても生活支援の視点が求められ，「在宅看護論」が新設された。

7 21世紀の健康問題への取り組み

バブル崩壊後，日本経済は停滞期を迎え，地方自治体においても財政的に厳しい時代が続き，市町村合併も進められた。2000(平成12)年にはヘルスプロモーションの理念を基盤とした健康日本21をはじめ，さまざまな保健計画が策定された。少子高齢対策と生活習慣病予防を中心に新たな健康問題の対応が求められている。

また，新潟県中越地震，東日本大震災など，いままで経験したことのない規模の災害が発生し，多くの保健師が住民の命と生活をまもりながら，復興に向けて活動してきた。

1 新たな健康問題と保健師活動

■健康づくり対策

第3次国民健康づくり対策として，2000(平成12)年に**健康日本21**が策定され，その推進と法的基盤として2003(平成15)年に**健康増進法**が施行された。その後2012(平成24)年に策定された**健康日本21(第二次)**では，健康寿命の延伸と健康格差の縮小が目標に示された。2008(平成20)年度から**特定健康診査・特定保健指導**が行われ，健康づくりにおける保健師の役割と責任の重要性が明らかにされた。

■少子化対策

少子化の進行や子ども・家庭を取り巻く環境の変化に対応するために，1994(平成6)年の**エンゼルプラン**をはじめ，さまざまな少子化対策がなされている。2000(平成12)年には**健やか親子21**の開始や**児童虐待の防止等に関する法律**の制定があった。2015(平成27)年には「すべての子どもが健やかに育つ社会」を目ざし**健やか親子21(第二次)**が開始された。保健・医療・福祉・教育・労働の各分野の協働と包括的支援が求められており，2018(平成30)年制定の**成育基本法**では，成育過程を通じた切れ目のない支援が総合的に推進されている。

■介護保険制度

2000(平成12)年の介護保険制度施行により，高齢介護部門にも保健師が配置された。2005(平成17)年の介護保険法改正で介護予防サービスが強化され，保健と福祉の統合は進み，福祉や介護保険担当部署への保健師の配属がさらに進んだ。保健師は介護保険に関する普及啓発や介護保険事業計画の策定に取り組んできた。

■障害者対策

2005(平成17)年の**障害者自立支援法**により，障害ごとに異なってい

プラス・ワン

平成の大合併

平成の大合併により，1999(平成11)年3月31日に3,232あった市町村数は，2010(平成22)年3月末には1,727まで減少している。

21世紀における国民健康づくり運動(健康日本21)

健やかで活力ある社会の実現のために，早世予防と健康寿命の延伸と生活の質の向上を目ざし，一次予防の重視と社会全体が健康づくり支援をしていくことを目ざした。

健康増進法

栄養改善，運動や飲酒，喫煙などの生活習慣の改善を通じた健康増進の概念を取り入れている。

21世紀における第2次国民健康づくり運動(健康日本21〔第二次〕)

健康日本21の最終評価で提起された課題などをふまえて策定された。生活習慣病の予防や心の健康などの目標が設定され，そのなかに健康寿命の延伸と健康格差の縮小などが目標として盛り込まれた。

少子化対策

1999(平成11)年：新エンゼルプラン策定
2003(平成15)年：少子化社会対策基本法と次世代育成支援対策推進法の制定
2004(平成16)年：子ども・子育て応援プラン策定
2010(平成22)年：子ども・子育てビジョン閣議決定
2012(平成24)年：子ども・子育て支援法制定

プラス・ワン

健やか親子21

21世紀の母子保健の取り組みの方向性について示したもので，国民運動計画として位置づけられている。当初2001年から2010年までの10年間を計画期間としていたが，2005(平成17)年に第1回中間評価を実施し，計画期間を2014年まで延長した。その後2009(平成21)年に第2回目中間評価，2013(平成25)年に最終評価を行った。

健やか親子21(第二次)

健やか親子21の評価をもと策定された。「すべての子どもが健やかに育つ社会」を10年後に目ざす姿とし，その達成のための3つの基盤課題と2つの重点課題が設定された。

た福祉サービスを共通の制度で提供，利用者の1割負担，サービス提供主体を市町村に一元化などが進められた。2004(平成16)年には**発達障害者支援法**が制定された。さらに2012(平成24)年制定の**障害者の日常生活及び社会生活を総合的に支援するための法律**(**障害者総合支援法**)では，新たに難病が障害者対策の対象として追加され，保健師は障害者の療養を支える地域ケア体制の改善に取り組んでいる。

■自殺・うつ病対策

1998(平成10)年に自殺者が3万人をこえ，2006(平成18)年に**自殺対策基本法**が制定された。保健師は，心の健康づくりや電話相談，関係者のネットワーク会議の開催，ゲートキーパーの養成など，社会とのつながりで自殺を予防する地域ぐるみの活動を展開してきた。2016(平成28)年，自治体に自殺対策計画の策定が義務づけられ，自殺対策を地域レベルの包括的な支援として拡充することを推進するため自殺対策基本法の改正も行われた。

■感染症対策

1999(平成11)年に**感染症の予防及び感染症の患者に対する医療に関する法律**(**感染症法**)が施行された。保健師は予防知識の普及や患者の早期発見と早期治療への支援を進めている。一方，結核については新規登録患者数・罹患率の上昇により，1999(平成11)年に**結核緊急事態宣言**が出された。結核予防法は2004(平成16)年に改正されたのち，2006(平成18)年に感染症法に統合された。

2020(令和2)年1月の新型コロナウィルス感染症陽性者の国内発見後，感染者は増えつづけ，政府・自治体もさまざまな対策を打ち出した。そのなかで保健師は「帰国者・接触者相談センター」での電話相談や，積極的疫学調査を行うなど感染症対策に奮闘している。

■災害への対応

2004(平成16)年に新潟県中越地震，2011(平成23)年には東日本大震災が発生し，多くの保健師が復興に向けて活動してきた。保健師はみずからも被災しながら被災者の家を一軒一軒訪問し，ケアを提供し住民のニーズをとらえ，地域の課題を明確にしてその解決に取り組んできた。

2 保健師活動の本質をとらえ，その専門性を明確化する

2003(平成15)年に「**地域における保健師の保健活動指針**」が改定され，保健医療福祉との連携・協働，保健施策の企画から評価までの一連のプロセスへの関与，市町村と保健所の保健師の活動の方向性が示された。しかし保健師の業務分担制や分散配置は進み，保健師が地域へ出向くことは少なくなった。

保健師活動のあり方を見直す契機の1つは，東日本大震災での保健師の活動だった。平常時からの地域全体の把握，地域や家族がかかえる課題の包括的な把握，そして家庭訪問や健康相談，健康教育，地区組織活

動などの平常時の地区活動の重要性が再認識された。そのことが地区分担制と地区活動を推進する力となった。

2013(平成25)年の「**地域における保健師の保健活動に関する指針**」では，保健師活動の本質として「地域を『みる』『つなぐ』『動かす』」「予防的介入の重視」「地区活動に立脚した地域特性に応じた活動の展開」などがあげられ，その機能を発揮するための体制整備とPDCAサイクルに基づく活動の展開，人材育成などの重要性が示された。

3 公衆衛生看護をコアとした保健師教育

2009(平成21)年，**保健師助産師看護師法**⊞が一部改正され，保健師教育は1年以上となった⊞。その結果，大学における保健師教育の選択制や大学院教育が可能となった。**保健師助産師看護師学校養成所指定規則**の改正は2008(平成20)年と2011(平成23)年に行われ，「地域看護学」は科目名が「公衆衛生看護学」になった。また単位数は実習5単位を含む28単位に増えた⊞。さらに，保健師教育の卒業時の到達目標も示された。

2021(令和3)年の改正では，地域アセスメントをもとにした支援能力や施策化の能力を強化することを目ざし，単位数も3単位増加した。

＊2002(平成14)年以前の記述については「保健婦」と表現した。

プラス・ワン

保健師助産師看護師法

2001(平成13)年，呼称改正が行われ，翌年「保健婦助産婦看護婦法」が「保健師助産師看護師法」となる。

保健師助産師看護師法及び看護師等の人材確保の促進に関する法律の一部を改正する法律

2009(平成21)年7月「保健師助産師看護師法及び看護師等の人材確保の促進に関する法律の一部を改正する法律」が成立し，翌年4月1日から施行された。これは保健師助産師看護師の資質の向上のために，教育や研修をより充実させることを目的としたものである。その内容は，①看護師の国家試験受験資格の一番目に「大学」を明記，②保健師助産師の教育年限を「6か月以上」から「1年以上」に延長，③免許を受けたあとも研修を受け資質の向上に努めること，である。

保健師助産師看護師学校養成所指定規則の一部改正

2008(平成20)年の改正では，在宅看護学が看護基礎教育課程の統合分野に位置づけられ，保健師教育課程の教育内容は公衆衛生看護活動に焦点があてられた。内容区分が「保健福祉行政論」「疫学」「保健統計」「地域看護学」となり「地域看護学実習」4単位を含む23単位とされた。これは2008(平成20)年4月1日からの施行で，2009(平成21)年度入学生からの適用である。

2011(平成23)年の改正では，「地域看護学」が「公衆衛生看護学」に変更され，公衆衛生看護学実習5単位を含めた28単位に増加した。これは2011(平成23)年4月1日からの施行で，2012(平成24)年度入学生からの適用となった。

●参考文献

・上田茂編著者代表：衛生行政大要，第23版．日本公衆衛生協会，2012.
・大国美智子：保健婦の歴史．医学書院，1973.
・大西若稲：さい果ての原野に生きて――開拓保健婦の記録．日本看護協会出版会，1985.
・奥山則子ほか編著：ふみしめて七十年．日本公衆衛生協会，2013.
・大嶺千枝子：占領期に行われた保健婦駐在の制度比較に関する史的考察．沖縄県立看護大学紀要：108-116，2001.
・小栗史朗ほか：保健婦の歩みと公衆衛生の歴史(公衆衛生実践シリーズ)．医学書院，1985.
・看護史研究会編：看護学生のための日本看護史．医学書院，1989.
・木村哲也：駐在保健婦の時代1942-1997．医学書院，2012.
・金城妙子：公衆衛生看護婦20年のあゆみ．看護技術18(6)：68-84，1972.
・厚生省健康政策局計画課：ふみしめて五十年――保健婦活動の歴史．日本公衆衛生協会，1993.
・自治体に働く保健婦のつどい編：公衆衛生を住民の手に――公衆衛生と「地域保健法」．やどかり出版，1995.
・自治体に働く保健婦のつどい編：地方分権と公衆衛生――住民本位の立場から市町村と保健所の今後を考える．やどかり出版，1997.
・杉田暉道ほか：看護史(系統看護学講座別巻)．医学書院，2005.
・高橋政子：写真でみる日本近代看護の歴史――先駆者を訪ねて．医学書院，1984.
・多田羅浩三：公衆衛生の思想――歴史からの教訓．医学書院，1999.
・中澤正夫ほか編：公衆衛生の心(公衆衛生実践シリーズ)．医学書院，1992.
・名原壽子：写真でみる保健婦活動の歴史．保健婦雑誌59(8)：746-761，2003.
・名原壽子：保健師ライセンスの背景――資格ができた歴史的経緯．保健師ジャーナル62(6)：456-461，2006.
・生江孝之：社会福祉古典叢書第2巻生江孝之集．日本図書センター，2010.
・日本看護歴史学会編：検証――戦後看護の50年．メヂカルフレンド社，1998.
・額賀せつ子：第二次世界大戦終戦前後の茨城県旧武田村における駐在保健婦の活動旧武田村役場文書から．日本看護歴史学会誌24：97-110，2011.
・平野かよ子：日本の保健師のあゆみ．からだの科学〔増刊〕：22-27，2006.
・母子衛生研究会編集協力：母子保健の主なる統計[2016]．母子保健事業団，2017.

日本の公衆衛生看護に関する歴史

年代	社会情勢	保健衛生行政の関連事項	保健師およびその教育の関連事項
1872(明治5)年		衛生行政機関「文部省医務課」設置	
1875(明治8)年		衛生行政は内務省衛生局に移管	
1893(明治26)年		地方衛生行政は警察行政に移管	
1894(明治27)年	日清戦争		
1897(明治30)年		伝染病予防法制定	
1904(明治37)年	日露戦争		
1914(大正3)年	第一次世界大戦勃発		
1916(大正5)年		内務省「保健衛生調査会」の設置	
1919(大正8)年		結核予防法制定，大阪市立児童相談所発足	
1920(大正9)年			大阪市立本庄病院での妊産婦相談，乳児家庭訪問
1921(大正10)年	世界恐慌		大阪市堀川乳児院の妊産婦相談・乳児の家庭訪問
1922(大正11)年		健康保険法制定	
1923(大正12)年	関東大震災		済生会の巡回訪問看護事業
1924(大正13)年			東京賛育会の巡回産婆事業
1926(大正15)年		保健衛生調査会「小児保健所設置案」答申 内務省「小児保健所計画」発表	専門職として「保健婦」の名称がはじめて使われた。
1927(昭和2)年	金融恐慌	大阪乳幼児保護協会の設立	聖路加国際病院の公衆衛生看護部の設置
1928(昭和3)年		大阪で最初の小児保健所を設置	本多ちゑ，黒須節子らが保健師として活動 日本赤十字社が「社会看護婦」の養成開始
1930(昭和5)年			聖路加国際病院が公衆衛生看護婦養成を開始 大阪朝日新聞社会事業団が公衆衛生訪問婦協会を設立，公衆衛生看護婦を養成(翌年から事業開始)
1931(昭和6)年	満州事変		
1935(昭和10)年			北海道済生会巡回看護婦養成・活動 東北生活更新会の発足
1937(昭和12)年	日中戦争	保健所法・母子保護法の制定	公的な身分として保健師が位置づけられた
1938(昭和13)年	国家総動員法	厚生省の設置，国立公衆衛生院の設立 国民健康保険法の制定	国保保健婦の誕生
1940(昭和15)年		国民体力法の制定	第1回全国社会保健婦大会の開催
1941(昭和16)年	太平洋戦争	保健婦規則の制定 人口政策確立要綱	第2回全国社会保健婦大会の開催 保健婦規則の制定，保健婦協会の設立
1942(昭和17)年		国民医療法の制定 国民保健指導方策要綱，保健婦の設置に件する件	保健師の駐在の実施開始
1945(昭和20)年	敗戦 日本国憲法の制定	公衆衛生対策に関する覚書 厚生省に公衆衛生保健，医務，予防の衛生3局確立 緊急開拓事業実施要綱の閣議決定	保健婦規則の改正 GHQに看護課を設置(初代課長はオルト)
1946(昭和21)年	日本国憲法の公布		
1947(昭和22)年	日本国憲法の施行 第1次ベビーブーム	保健所法の全面改正， 児童福祉法制定	開拓保健婦制度の開始(農林省)
1948(昭和23)年	WHO憲章	国民健康保険法の改正，優生保護法・性病予防法・予防接種法・旧薬事法の制定	保健婦助産婦看護婦法の制定 保健所保健婦の駐在制度の実施
1949(昭和24)年		身体障害者福祉法の制定	
1950(昭和25)年	朝鮮戦争	精神衛生法・生活保護法の制定	
1951(昭和26)年		結核予防法・児童福祉法の改正	
1958(昭和33)年		国民健康保険法の改正	
1959(昭和34)年	青森でポリオ集団発生	国民年金法の制定	
1960(昭和35)年	国民所得倍増計画 北海道でポリオ集団発生	厚生省2局長4課長通知	
1961(昭和36)年	ポリオワクチン一斉投与	国民皆保険制度の実現 児童福祉法・結核予防法・精神衛生法の改正	
1963(昭和38)年		老人福祉法の制定	
1964(昭和39)年	ライシャワー事件		
1965(昭和40)年		母子保健法の制定，精神衛生法の改正	保健婦の精神障害者への家庭訪問が急増
1967(昭和42)年		公害対策基本法の制定	
1968(昭和43)年		基幹保健所構想	

日本の公衆衛生看護に関する歴史(つづき)

年代	社会情勢	保健衛生行政の関連事項	保健師およびその教育の関連事項
1969(昭和 44)年		脳卒中予防特別対策事業開始	
1970(昭和 45)年		心身障害者対策基本法の制定	開拓保健婦の身分を保健所保健師に移管
1972(昭和 47)年		保健所問題懇談会報告，難病対策要綱	
1973(昭和 48)年	第 1 次オイルショック	老人福祉法改正(老人医療費の無料化)	
1978(昭和 53)年	アルマ-アタ宣言 (プライマリヘルスケア)	第 1 次国民健康づくり対策の開始	国保保健婦を市町村保健婦に一元化
1982(昭和 57)年	天然痘根絶宣言(WHO)	老人保健法の制定(翌年施行)	
1986(昭和 61)年	オタワ憲章 ヘルスプロモーション	老人保健法の改正	
1987(昭和 62)年		精神衛生法を精神保健法に改正	
1988(昭和 63)年		第 2 次国民健康づくり対策の開始	
1989(平成元)年		ゴールドプラン策定：寝たきり老人ゼロ作戦の展開	
1991(平成 3)年	バブル経済破綻	老人保健法の改正	
1992(平成 4)年			老人訪問看護制度の創設
1993(平成 5)年	北海道南西沖地震	障害者基本法(精神障害者も含む)	保助看法の一部改正(「保健士」制度の創設)
1994(平成 6)年		地域保健法制定(1997 年全面施行) 新ゴールドプラン・エンゼルプランの開始	
1995(平成 7)年	阪神・淡路大震災 地下鉄サリン事件	精神保健福祉法の制定(翌年施行)	
1996(平成 8)年	O157 食中毒被害	「成人病」が「生活習慣病」にかわる	保健婦助産婦看護婦学校養成所指定規則改正により，「地域看護学」と表現。統合カリキュラム
1997(平成 9)年		介護保険法の制定(2000 年全面施行)	
1998(平成 10)年			「地域における保健婦及び保健士の保健活動指針」
1999(平成 11)年	地方分権一括法	感染症法の制定，精神保健福祉法の改正 少子化対策基本方針・新エンゼルプランの策定 ゴールドプラン 21 の策定(翌年施行)	
2000(平成 12)年		第 3 次国民健康づくり対策(健康日本 21)の開始 健やか親子 21 策定，児童虐待防止法の制定	
2001(平成 13)年		厚生省が厚生労働省に名称変更	
2002(平成 14)年		健康増進法の制定(翌年施行)	保健婦助産婦看護婦法の改正で，「保健婦・保健士」から「保健師」に呼称変更
2003(平成 15)年	SARS 感染	少子化社会対策基本法の制定(2003 年施行) 次世代育成支援対策推進法の制定(2005 年施行) 結核予防法の改正	「地域における保健師の保健活動指針」の改正
2004(平成 16)年	新潟県中越地震	子ども・子育て応援プランの制定 発達障害者支援法の制定(翌年施行)	
2005(平成 17)年		障害者自立支援法・介護保険法の改正 高齢者虐待防止法の制定(翌年施行)	
2006(平成 18)年		高齢者の医療の確保に関する法律の制定 感染症法改正(結核含む)，がん対策基本法の制定 自殺対策基本法の制定(同年施行)	
2007(平成 19)年		こんにちは赤ちゃん事業の開始	
2008(平成 20)年		特定健康診査・特定保健指導の実施 後期高齢者医療制度の施行	保健師助産師看護師学校養成所指定規則の一部改正(2008 年 4 月 1 日施行　2009 年度入学生適用)
2009(平成 21)年			保健師助産師看護師法，看護師等の人材確保の推進に関する法律の一部改正(2010 年度施行)
2010(平成 22)年		子ども・子育てビジョンの閣議決定	
2011(平成 23)年	東日本大震災		保健師助産師看護師学校養成所指定規則の一部改正(2011 年 4 月 1 日施行　2012 年度入学生適用)
2012(平成 24)年		21 世紀における第 2 次国民健康づくり運動(健康日本 21〔第二次〕)の策定(翌年施行) 障害者総合支援法の制定(難病患者を追加) 子ども・子育て支援法の制定	
2013(平成 25)年			「地域における保健師の保健活動指針」の改正
2015(平成 27)年		健やか親子 21(第二次)策定	
2018(平成 30)年		成育基本法の公布(翌年施行) 自殺対策基本法の改正	
2020(令和 2)年			保健師助産師看護師学校養成所指定規則の一部改正(2021 年 4 月 1 日施行 2022 年度入学生適用)

B 米国と英国の公衆衛生の発達と公衆衛生看護活動の歴史

POINT

- 1893 年，訪問看護活動として，ウォルドがニューヨーク(米国)にヘンリー-ストリート-セツルメントを創設し，大きな組織に発展していった。
- 1912 年，合衆国公衆衛生サービスが設立され，公衆衛生局長官が任命された。
- 1848 年，英国の公衆衛生法は，チャドウィックにより起草された。
- 1862 年，リバプール王立病院に看護師学校が設立され，地区看護師の教育が開始された。

1 米国と英国の公衆衛生・公衆衛生看護活動からなにを学ぶか

公衆衛生・公衆衛生看護は，人々の暮らしに必要な社会的技術であり機能である。国が異なれば社会・文化・生活などの違いによって大きく影響を受ける。また歴史的にみることにより，国の保健医療福祉政策の変換による影響もみることができる。先進諸国のなかでも，日本の看護教育に影響を及ぼしてきた米国と英国の 2 大国に学ぶことは，相違点と共通点を知る機会となる。

米国からは，ウォルド(Wald, L. D.，後述)らの活動が，どのようにして公衆衛生看護の機能を目に見えるかたちで社会に示し，活動の場を広げていったか学ぶ点が多い。英国からは，自立的な地域社会の構築や医療の社会化への努力を学ぶことができる。両国とも，歴史的発展のなかにみられる課題について，原点にもどり吟味し再出発する時期にきている。

2 米国の公衆衛生の発達と公衆衛生看護活動の歴史

a 入植当時の地域と公衆衛生(17 ～ 18 世紀)

米国は 17 世紀に入植が始まった当初，ヨーロッパに比べて健康水準は比較的良好であった。人口密度が低く交通も発達していなかったことから，当時の最大の健康問題であった感染症の蔓延(まんえん)が阻止されたことが幸いしたといえる。しかし，人口増加に伴って，衛生や統計に関心が向けられはじめ，1639 年にはマサチューセッツとプリマス入植地において出生と死亡の統計が開始された。これが米国における基礎統計の始まりである。1647年にはボストン港の汚染規制に関する規則が制定されるなど，環境衛生にも関心が向けられたが，健康は個人の責任と考えられており，天然痘（痘そう）の流行などの問題が発生したときのみ臨時の保健局が開設され，感染症がおさまると解散していた。

当時の看護は，まだ家庭看護の機能にとどまり，家庭でのさまざまな対処法が工夫されていた。1813年に，サウスカロライナにおいて**婦人慈善協会**が米国で最初の在宅看護サービスを組織した。すでに人種差別は全国に広がっていたが，同協会は人種差別も宗教の違いによる差別も行わないことで知られており，黄熱病の流行に対処したことで有名であった。ケアの提供は，上流階級の女性たちが看護の専門教育もなく行っていたので，苦痛の緩和と補助具の提供などが中心であった。

1832年には「**貧しい女性の家に寄り添う**」**慈善事業**が創設され，上流階級の女性たちによって，貧しい女性の出産と育児を家庭訪問により支援するサービスが開始された。

b 産業革命（19世紀）

19世紀に入り，米国においても，産業革命により感染症蔓延のリスクが急速に高まった。地方と都市の間の移動が多くなり，都市では貧しい移民集団が狭い住居で密集して生活する環境をつくっていた。長時間労働や賃金不払いなどにより工場労働者らの生活状況はわるく栄養失調が多くみられ，とくに結核が問題となった。1850年の「**マサチューセッツ衛生委員会報告**」は，州と地域の保健局開設の必要性や，精神疾患の管理，アルコール依存症，結核，定期健康診断，公衆衛生に関する健康教育，有害物の管理などに言及している。同報告は，看護教育の充実と，医学校のカリキュラムに予防医学と衛生学を含むことも提言している。

c 訪問看護（19世紀後半～）

米国における訪問看護についてみると，訪問看護師が最初に雇用されたのは，1877年のニューヨーク市伝道所女性支部においてであった。1878年にはニューヨーク市の倫理文化協会が施療院に4人の看護師を採用し，巡回ケアを始めた。これらの看護師は，医師のスーパービジョンを得ながら，病気のケアだけでなく健康教育に力を入れていた。

その後，1885～1886年にバッファロー，ボストン，フィラデルフィアに**訪問看護協会**が設立された。フィラデルフィアの訪問看護協会では，はじめて制服を採用し，出来高払いのサービス料金体系や地域看護スーパーバイザー✚を導入した。また，ボストンの訪問看護協会では，現代日本の保健活動の特徴ともいえるヘルスプロモーションに力が注がれていた。

✚ プラス・ワン

スーパーバイザー

知識や経験が自分より豊富で，相談・助言を得られる人，技術上のアドバイスもする熟練した臨床家のことをいう。施設や病院などの監督指導者をさす場合もある。

プラス・ワン

ウォルド(Wald, L. D.)
世界ではじめて看護師によるセツルメント活動を行った。22歳でニューヨーク病院看護学校に学び，看護師となって働きはじめるが，1年で退職して医学校へ。医学生として学んでいたときに移民の生活を垣間見たのをきっかけに，ニューヨークのイーストサイドに住み込み，訪問看護活動を始めた。
1912年には全米公衆衛生看護協会を結成，初代会長を務めた。
(リリアン・ウォルド著，阿部里美訳：ヘンリー・ストリートの家．日本看護協会出版会，2004による)

セツルメント
宗教家や学生などが，都市の貧困地区に宿泊所・授産所・託児所その他の設備を設け，移民や住民の生活向上のために助力する社会事業である。

1890年までには全米の21都市において，訪問看護サービスが利用できるまでに普及し，全米公衆衛生看護協会が設立された1912年には，3,000人の訪問看護師を数えるまでになった。

1893年には，**ウォルド**(1867-1940)がニューヨークに**ヘンリー-ストリート-セツルメント**を創設した。看護に**セツルメント**の考えが導入されたことによって，ほかのセツルメントにはみられない訪問看護活動が組みこまれた。看護師が貧しい移民とともに生活し仕事をすることが，人々に健康をもたらす最も効率的な方法であると考えられた。

ヘンリー-ストリート-セツルメントは，近代的な公衆衛生看護の概念が導入されたことにより，米国最初の公衆衛生看護機関であると認識されている。看護師らは病人の家を訪問することに加えて，ヘルスプロモーションや疾病予防に力を注ぎ，社会の健康のために，社会の変革を促進するような政治的活動も熱心に行った。

d 公衆衛生看護の機能の拡大(20世紀～)

貧困者集団の病気や死亡の予防に，公衆衛生看護活動が効果をあげていることが社会に認識され，メトロポリタン生命保険会社では，訪問看護サービスを開始した。ウォルドらが会社役員に顧客への訪問看護の効果と会社経営へのメリットを提案し，1909年にヘンリー-ストリート-セツルメントの看護職が1人雇用された。

公衆衛生看護活動はその対象を，貧困者から母子・児童・労働者・僻地住民へとしだいに広げていった。当時の米国では，とくに母子保健のニーズが高く，母子保健に影響を及ぼす社会状況の改善のためにウォルドらは働き，1909年のホワイトハウスの第1回子どもカンファレンスの開催，1912年の子どもの健康促進を目ざす子ども局の設置にこぎつけた。

また，ウォルドは英国で始まっていた**学校看護師**を米国に導入し，1902年に最初の学校看護師を病気欠席の多い学校に配属した。学校看護師はすぐにその効果をあげたので，ニューヨーク市はさらに多くの学校看護師を採用した。また，1896年には最初の僻地看護サービスが開始されたが，ウォルドはここでもネットワークを広げた。アメリカ赤十字社にかけあい，平時の活動として**僻地看護活動**を拡大するよう提案した。1912年にアメリカ赤十字社は，僻地看護サービスを立ち上げた。

一方，産業看護では，1895年に最初の**産業看護師**がバーモント-マーブル社に採用され，従業員の居住地域の健康ニーズに対応した。1897年にはニューヨークの百貨店の従業員組合が，従業員の家庭を訪問する看護師を雇用した。これら産業の場における看護職らは，すぐにその役割を拡大し，応急処置から職場での負傷や病気の予防までを職務とした。産業看護師は，1910年には66人であったが，1919年には871人が雇用された。サイモン-カレッジでは，産業看護の専門的な内容を教授する産業看護コースを開設して産業看護師の認定証を発行した。

e 公衆衛生看護実践の標準化

公衆衛生看護実践の標準化は，**クリーブランド訪問看護協会**の全国統一ロゴの作成から始められた。これは標準化にみあった訪問看護機関であれば，どこでもこの統一ロゴやシールを使ってよいというものであった。また訪問看護機関誌としてニューズレターを発行し，標準化したケアの普及に努めた。1912年に**全米公衆衛生看護協会**が設立され，公衆衛生看護実践の標準化が推進された。1929年，同協会は現存する公衆衛生看護課程を基準と手順から評価し，教育機関としての認定を開始した。1952年には**全米看護連盟（NLN）**に併合された。

f 公衆衛生看護の教育

公衆衛生看護の教育は，看護師教育のあとに卒後教育として位置づけられたところから始まっている。1906年のボストン地区看護協会による卒後教育が最初であり，1910年にはコロンビア大学の高等教育機関に初の公衆衛生看護の卒後コースが開設された。

1920年代の看護教育はまだ手さぐりの段階であり，1923年に出版された**ゴールドマーク報告「米国における看護と看護教育」**では施設内看護師の教育の必要性と公衆衛生看護の高等教育の必要性が提言された。全米医学アカデミー（NAM）の「訓練された看護師」の委員会は，看護管理者や看護教育者は大学水準の教育が必要であるとした。1923年にはイエール大学看護学部と，ウェスタンリザーブ大学看護学部が開設された。これら看護大学のカリキュラムには，公衆衛生看護が含まれていた。

公衆衛生看護教育の整備と充実に伴って，公衆衛生看護師の就職先にも変化がみられ，当初は赤十字社などの民間団体が多かったが，1920年代以降は，州政府や地方の保健局などに広がっていった。1937年には，全公衆衛生看護師の67％が公的な公衆衛生機関に採用されていた。

1948年には**ブラウン報告「看護の将来」**が出版され，看護師は地域の健康ニーズに対応できるように高等教育機関で教育されることの必要性が強調された。1964年に米国看護協会により，公衆衛生看護師は看護学学士の資格取得を必要とすることが規定された。現在では，カリフォルニア州などいくつかの州で，看護学部卒業者に公衆衛生看護師の認定証を発行しており，さらに大学院での教育にも重点がおかれている。

g 米国の保健施策と公衆衛生看護

20世紀に入り米国政府は保健医療サービスに積極的に取り組んでい

プラス・ワン

全米看護連盟（NLN）

NLNはNational League for Nursingの略である。

1893年にNLNは米国最初の看護師の協会として始まった。看護師トレーニングの全国標準の確立と維持を目的に，1917年に初の看護学校における基準カリキュラムを発表した。日進月歩の医療提供システムにおいて，看護教育カリキュラムの認定など看護教育の改革を通して，看護の教育と実践の向上をリードしてきた。

全米医学アカデミー（NAM）

NAMはNational Academy of Medicineの略である。

NAMは，1970年の設立当初は米国医学研究所（Institute of Medicine: IOM）という名称であったが，2015年に全米医学アカデミー（NAM）に名称変更した。独立非営利の学術機関であり，研究会や報告書発行によって，看護に関する課題を含む健康や医療に関する議会や政府への助言を政府から独立して行っている。

公衆衛生看護師の認定証

米国の看護職の免許は登録看護師（RN）が基本であり，日本のような保健師という国家資格はない。免許交付は各州で行っているため，カリフォルニア州などでは，日本の保健師にあたる公衆衛生看護師の認定証を，看護大学卒業者に発行している。

るが，その時々の関心事に対応するかたちであったことは否めない。1912年，**米国公衆衛生サービス**が設立され，健康増進のために**公衆衛生局長官**が任命された。20世紀初期に公衆衛生上の関心が向けられた人口集団は，母子・貧困・性感染症・精神疾患などであった。母子保健に訪問看護サービスが活用され，1921年に妊産婦と乳児条例が成立すると，新たに母子保健専門の公衆衛生看護職が行政によって採用された。

1930年代の大恐慌を経て，米国政府は健康と福祉にさらに取り組み，失業者のために多くの雇用を生み出した。社会の健康ニーズに対応するために，看護職も多く雇用され，1934年には，米国公衆衛生サービスが初の**公衆衛生看護師**を採用した。高齢者の経済的困窮も認識され，1935年には**社会保障法**が制定された。1966年には**メディケア**⊞による高齢者保健医療への拠出，1967年には**メディケイド**⊞による困窮者保健医療への拠出が制定された。この2つの制度の導入により，保健医療に対する需要が高まり，その結果として医療費の急激な高騰が始まる。

第二次世界大戦も保健医療サービスの提供に影響した。約1500万人の従軍兵が，それまで受けたことのない質の高い保健医療サービスを経験したので，復員軍人らは自分と家族に同様な質の高い保健医療サービスを要求するようになった。そこで，保健医療に関する経済的な調整などに関心が集まり，医療保険会社の設立への流れを生み出した。また，僻地などにおける医療格差が問題となり，1946年に**ヒル-バートン法**⊞が成立し，病院調査と建築条例が制定された。各地における病院設立と病院における治療への保険料の支払いによって，政府の方針は予防から治療に重点が移動し，ベッドサイドの看護ケアと，ヘルスプロモーション・予防の看護活動の間に大きなギャップが生み出された。まさに病院時代の到来であり，病院が健康管理や治療の最重要拠点となった。

政府は，多様な保健医療ニーズと地域ごとの対応能力に差のあることから，1966年，**総合的健康計画**と**公衆衛生サービス法**を，また1974年に系統的ヘルスケア計画を目的とした**全米健康計画資源開発法**を成立させている。1974年の法律では，**ナースプラクティショナー**⊞が地域の健康水準向上に貢献していることが述べられており，これはナースプラクティショナーが始まった1965年から数えて9年後のことであった。

米国では，ヨーロッパを中心とした健康に影響する社会環境の整備というよりは，医療費の問題やサービス機関の改革のほうに重点がおかれた。メディケアでの前払い方式，**DRG**（診断科目別標準定額料金決定システム）⊞の導入が行われ，早期退院と在宅ケアおよび地域看護へのニーズが高まった。また，**看護実践分類**(Nursing Interventions Classification)の開発と導入が公衆衛生看護に与えた影響も大きい。看護実践分類を看護職が活用することによって，**マネジドケア**(管理医療)⊞という医療提供システムにおいて，看護実践に対して直接的に医療費が償還されることになった。マネジドケアの拡大によって，従来か

⊞ プラス・ワン

メディケア(Medicare)
米国の65歳以上の高齢者や年齢にかかわりなく身体障害者に対する政府の医療保険制度である。

メディケイド(Medicaid)
米国の医療扶助制度。連邦および州政府の財源で，低所得者に，入院による治療と医療保険を与える。

ヒル-バートン法
米国病院協会(AHA)の提案などが機運となり連邦政府が積極的に医療施設の建設・改善を行う目的で制定されたのが，ヒル-バートン法(Hill Burton Act)である。正式名は病院調査・建設法(Hospital Survey and Construction Act of 1946)である。

ナースプラクティショナー(Nurse Practitioner)
ナースプラクティショナーは米国の高度実践看護スペシャリストで，大学院でのコース選択による看護職であるが(制限や州による業務範囲の違いはある)，検査，薬剤の処方，治療ができる。

DRG(Diagnosis Related Groups)
医療費の高騰を抑えるために1983年，米国政府が老人保険を従来の出来高払い(行われた治療に対して支払う)方式から，平均医療費を支払う制度prospective payment systemにかえた。患者の診断名，年齢，手術の有無で同程度の医療費となるグループに分類され，その分類によって医療費を支払うものである。

マネジドケア(Managed Care)
管理医療。医療保険のグループが，プライマリケアの提供を管理する医療体制。具体的には，プライマリケアを提供する特定の医師を受診し，専門医の受診や入院は，この医師の許可がなければ医療費は償還されないしくみである。多重受診や入院を減らし，医療費を削減する目的で行われている。

ら公衆衛生看護職が担ってきたケースマネジメントの役割が再評価され，広く導入されてきている。

h 現在そして将来に向けた課題

米国の公衆衛生看護の実践は，個のケアとまちづくりを含むヘルスプロモーションの2つの方向を組み合わせて始まった。その後，公的機関が人口集団を対象にした検診や健康教育に重点をおいた時代には，行政に多くの公衆衛生看護職が雇用され，ヘルスプロモーションと疾病予防を中心に仕事がなされてきた。近年，公衆衛生看護職は，より臨床的，疾病中心の看護活動を担い，公的機関も直接的な臨床ケアを提供するようになってきている。このような変化は社会のニーズにもよるが，伝統的な公衆衛生サービスに対する批判のあらわれとも考えられている。

この事態に対応すべくワシントン州では，公衆衛生の中核的機能を特定し，公衆衛生専門職のトレーニングを行い，その能力開発に取り組んでいる。米国政府は「国民の健康目標」により「**健康な人々 2000**」以降「**健康な人々 2010**」「**健康な人々 2020**」「**健康な人々 2030**」を発表し，**公衆衛生改善法**を成立させて，州政府と地域機関の公衆衛生サービスの強化に取り組んでいる。

1988年に**NIH**（National Institute of Health）のなかに**看護研究センター**（1993年に**国立看護研究所**に改組）が開設され，ヘルスプロモーションと疾病予防を看護研究から推進する体制が整ってきている。米国の公衆衛生看護は，歴史的にも1世紀前の原点に返ってその実績と役割を吟味し，再出発する時期にきているといえよう。

公衆衛生看護におけるスペシャリストとして，ナースプラクティショナーに加えて，**クリニカルナーススペシャリスト**（Clinical Nurse Specialist：CNS）の教育と実践も期待されてきている。

■ DNP（the doctorate of nursing practice）

複雑で急速に変化する保健医療の環境にある高度実践看護職には，臨床家として博士レベルの教育が必要であるとのコンセンサスが得られ，2004年に米国看護系大学協議会（AACN）は，DNPを創設し，CNSやNPをDNPへ移行すべく，大学院改革を進めている。公衆衛生看護学・地域看護学のDNPコースも開設されている。

■看護の未来レポート

2010年に，米国医学研究所（IOM）から「看護の未来レポート」が発表された。IOMは看護の発展に関する重要なレポートを報告しているが，2010年のレポートに先だち，2003年のレポートで，保健医療サービスを提供する専門家は，患者中心のケア，多職種チームケア，EBP，質の向上，情報学の5領域に精通しなければならないとした。さらに2010年のレポートで，これらのチームにおいて看護職がリーダシップを担う

プラス・ワン

クリニカルナーススペシャリスト

クリニカルナーススペシャリストはナースプラクティショナーと同様に，大学院でのコース選択による看護職である。看護ケア，スタッフ教育，組織管理の3分野にわたる専門家である（下図参照）。

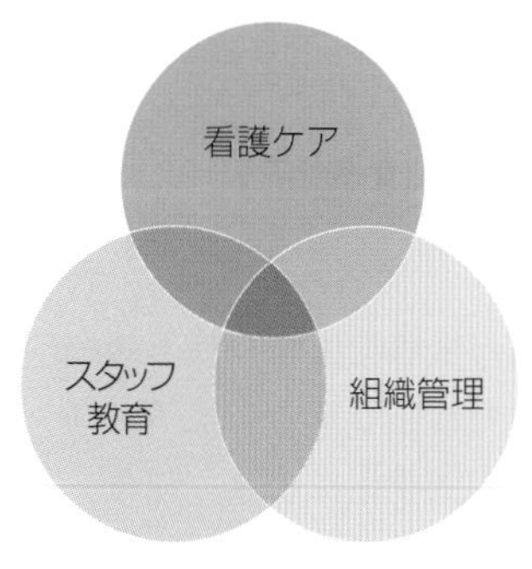

CNSの3分野

DNP

DNPは高度実践家が学ぶ最高峰の博士の学位。研究者の博士の学位（Ph.D）とは区別される。導入には多くの議論があったが，DNPプログラムは急増しており，2002年に2課程70名であったが，2010年には153課程7,034名が入学している。2015年には264課程に加えて60課程が導入段階にあり，全米に広がっている。2020年10月現在，357課程が全州に開設されており，入学者数は3万6,069名である。

看護の未来キャンペーン

「看護の未来レポート」で推奨された目標達成のためのキャンペーンが展開され，指標ごとの評価が行われている。

看護の未来2020-2030では，COVID-19に関するプロジェクトもたち上がっている。

ことで目的が遂行されるとして，キャンペーンを展開している。

■地域を基盤としたケアへの移行プログラム（Community-Based Care Transitions Program：CCTP）

急性期病院を退院するリスクの高い高齢者の再入院率を減らすために，病院と地域および多施設との連携を推進するモデル事業が，2011年より取り組まれ成果をあげた。米国では，メディケアの患者の退院者のうち，およそ1/5にあたる260万人に260億ドル（約2兆6千億円）のコストが支出されている。

そこで，地域を基盤としたケアへの移行プログラム（CCTP）により，病院内で予防できるエラーを減らし，再入院率の減少を目ざしている。全米の公衆衛生部門や地域を基盤とする組織と病院とのパートナーシップがカギとなっている。米国においても，地域包括ケアプログラムへの展開が進められている。

3 英国の公衆衛生の発達と公衆衛生看護活動の歴史

a 英国の公衆衛生の歴史的特徴（17～19世紀）

1601年，エリザベス朝期の英国で**救貧法（エリザベス救貧法）**が制定された。人類の社会保障の原点として，以前の宗教制度から地方制度に依拠した事業体制がつくられたが，地方教区の責任で貧者の救済を細々と行うものであった。その後，産業革命による工業化により，都市への人口集中と過密・非衛生的な生活環境，工業化による社会階層の激変，新しい貧民階層の発生，激増する医療需要などの社会問題が山積した。19世紀の英国社会はベンサム（Bentham, J.）の「最大多数の最大幸福」が主要な思潮であり，ベンサムの弟子であったチャドウィック（Chadwick, E.）が，1848年に社会救済として**公衆衛生法**を起草した。

英国の公衆衛生は，「社会防衛」やチャドウィックの全数対応を前提とした「疾病予防」に始まった。福祉体系に抑止的で排他的な傾向があったため，包括的で予防的な公衆衛生の機能は福祉体系から独立させなければならないと考えるラムゼイ（Rumsey, H.）が「福祉の体系から独立した位置」を主張した。1890年には長くロンドンの保健医官を務めたシモン（Simon, J.）が「人々の知恵による衛生の規則と地方当局の規則を両軸とした施策の推進」を主張し，制度として高めた。英国では，とくに，地方自治体が公衆衛生活動の最も重要な基盤であると考えられており，この考え方にそって英国流の公衆衛生の発展がみられる。

b 地域主義と国民保健サービス（NHS）（20世紀～）

英国の**国民保健サービス**（National Health Service：NHS）は，エリザ

プラス・ワン

ローパー・ローガン・ティアニー看護モデル(RLTモデル)

ローパー (Roper, N.)らにより開発されたヨーロッパ唯一の大理論である。12の生活行為に基づき，ヨーロッパ，オーストラリア，日本などで実践に活用されている。

ベス救貧法に始まる伝統のなかで，とくにチャドウィックの公衆衛生法以来100年の歴史を基盤に，1942年の**ベヴァリッジ報告**「**ゆりかごから墓場まで**」で，すべての人々の生活を国が保障する方式が示されたことから始まった。これは自立的な「地方社会」の構築を目ざした試行錯誤の歴史でもあった。医療サービスが一定の地域のなかで完結できるよう，一般医のサービスを基盤に，そのうえに病院医療が重層的に提供される体制が構築され，1948年に医療の社会化が完成した。医師が保健サービスに参加し，多くの篤志病院と地方自治体病院が保健省に移管され，地方(region)を単位として管理されることになった。こうして医療を中心に公衆衛生活動が加わった体制が整えられた。

英国で最初の**保健師**(health visitor)が任命されたのは，1903年であった。とくに母子保健の向上に活躍し，国民保健サービスでは自治体職員として保健医官とともに協働してきた。**地区看護師**(district nurse)の教育は，1862年，ラスボーン(Rathbone, W.)がナイチンゲールの助言によりリバプール王立病院に設立した看護学校で始められた。1887年，ヴィクトリア女王在位50年記念基金をもとに**女王看護協会**が発足し，地区看護師の活動の推進母体となった。NHSの実施に伴い，地区看護師も自治体職員となった。1960年にエディンバラ大学でヨーロッパにおける最初の看護課程が開始され，生活行為に基づく英国の看護モデルである**ローパー・ローガン・ティアニー看護モデル(RLTモデル)**がつくられた。

1974年のNHSの機構改革により，管理領域を行政と合致させるかわりに，機構そのものは自治体から独立させて地域の管理体制が確立した。保健師や地区看護師は改革を機に保健医官のもとを離れ，一般医(かかりつけ医)とのチームによりプライマリケアを担うことになった。

c 内部市場優先と地域ケア法

1940年代から労働党政府が育ててきた地域重視の社会福祉国家も，1979年のサッチャー政権では小さな政府の提言により，「内部市場」優先の政策に方向転換された。国庫赤字，病院医療の待機患者の増加などから，白書「患者のために働く」が発表され，最大の財政効果の確保が目ざされた。この白書を受けて，1990年に**国民保健サービス・地域ケア法**(National Health Service and Community Care Act)が成立し，病院だけでなく保健師や地区看護師らの地域保健サービスについても，地域と患者のために一定の範囲内のヘルスケアを自由に購入できる予算が配分された。地域ケア体制にはケースマネジャーが配置された。

d 新しい国民保健サービス(The new NHS)

1997年には，18年ぶりに誕生した労働党政権のブレア首相により，白書「新しい国民保健サービス(The new NHS)」が発表された。内容は内部市場を廃止し地域重視の統合ケアを進めること，24時間看護師のヘルプラインの設置，一般医の診療所と専門機関をつなぐ新技術の導入などである。約10万人の人口を「自然のコミュニティ」とし，これを500のプライマリケア-グループで責任をもつものである。このグループは一般医・公衆衛生看護師から構成され，サービス購入予算をもった。

英国では，赤字削減の手段としてスキルミックスが導入されている。近年，低コストということで無資格者の活用が増加し，看護職などの有資格者の削減の問題が指摘されている。質の高いサービスを効率よく提供するためにも，地域看護の専門性と，サービスの質の保証が課題としてあげられる。

この四半世紀において英国では保健医療政策の基本的変換が数回にわたり行われ，このことが公衆衛生看護実践に大きな影響を及ぼしてきた。地域重視の統合ケアが模索され，プライマリケア・トラスト(PCT)，ヘルスプロテクション・エージェンシー（HPA)が，さらに，2013年に公衆衛生イングランド(Public Health England：PHE)がNHSから独立し誕生した。PHE看護次官のウォーターオール(Waterall, J.)博士は，2020年はWHOの国際看護の年であり，ナイチンゲール生誕200年にあたり，看護職がSDGsの推進に重要な役割を果たすうえで，データに基づいた看護と政策立案へはたらきかける重要性を述べている。英国の看護職能団体であるロイヤル・カレッジ・オブ・ナーシングは，公衆衛生看護についてのデータをとりまとめた。

こうした歴史的背景から，公衆衛生看護の研究と実践の向上のために，**国際地域看護学会**(International Collaboration Community Health Nursing Research：ICCHNR)が設立され，英国に本部がおかれている。

プラス・ワン

自然のコミュニティ

10万人の自然のコミュニティは，日本の旧保健所法で人口10万人あたり1か所の保健所設置が決められていたコミュニティの規模にあたる。

スキルミックス

スキルミックスとは，有資格者と無資格者や，管理職員とスタッフ職員などを組み合わせて，チームとして標準的サービスをいかに低いコストで提供できるかを検討し導入するしくみである。

公衆衛生イングランド(Public Health England：PHE)

英国のNHSの再編により，保健・社会福祉省の執行機関として2013年に誕生した。PHEの使命は「国の健康をまもり，改善し，不平等に対処すること」である。国務長官により公衆衛生のための総予算が設定され，PHEと地方自治体の間でどのように割りあてられるか決定される。PHEのスタッフは約5,000人である。

ロイヤル・カレッジ・オブ・ナーシング(Royal College of Nursing)

英国の看護専門職のための登録労働組合(ユニオン)で，1916年に設立された。会員はおよそ45万人で，その使命は看護師と看護を代表し，実践の卓越性を促進し，健康政策を形成する。2016年に「Nurses 4 Public Health」のプロジェクトにより，看護の公衆衛生への価値と貢献を，事例検討，Web調査，インタビューによるデータに基づいてまとめた。(https://www.rcn.org.uk/clinical-topics/public-health)(参照2022-08-29)

●引用・参考文献

- Clark, M. J.：Community Health Nursing Advocacy for Population Health, 5th ed. Prentice Hall, 2008.
- Littlewood, J., Cumberlege, B.：Current Issues in Community Nursing. Churchill Livingstone, 1999.
- Roper, N.ほか著，久間圭子訳：ローパー・ローガン・ティアニー看護モデル――生活行為に基づくイギリスの看護．日本看護協会出版会，2006.
- Waterall, J.：The lady with the lamp or the lady with the pie chart?. *British Journal of Nursing*：29(1), 2020.
- 近藤克則：「医療クライシス」を超えて――イギリスと日本の医療・福祉のゆくえ．医学書院，2012.
- 多田羅浩三：公衆衛生の思想――歴史からの教訓．医学書院，1999.
- 田中恒男：社会医学の考え方(NHKブックス144)．日本放送協会，1979.
- 野地有子：時代の要請に応える看護職としてのプロフェッショナリズムを発揮できる人を育てる――看護教育の質保証から．保健の科学58(5)：301-306，2016.
- 野地有子・山崎久美子編著：看護という営み．現代のエスプリ，No.510，2010.
- 久間圭子：ローパー・ローガン・ティアニー看護モデルの実践．生活行為に基づく看護過程，メディカ出版，2007.
- リリアン・ウォルド著，阿部里美訳：ヘンリー・ストリートの家――リリアン・ウォルド～地域看護の母～自伝．日本看護協会出版会，2004.

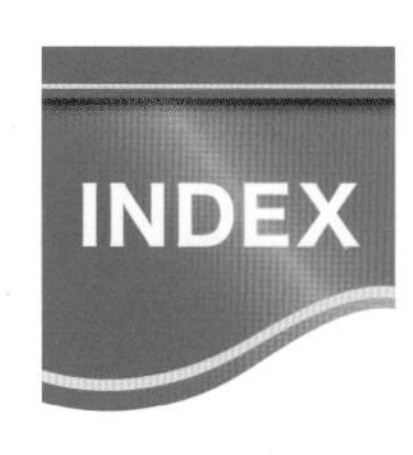

数字・欧文・略語

あ

い

う

え

お

か

す

せ

そ

た

へ

ほ

ま

み・む

め

も

や・ゆ

よ

ら

り

ろ

わ